V. PAUCHET, P. SOURDAT, J. LABOURÉ

L'Anesthésie

Régionale

DEUXIÈME ÉDITION CORRIGÉE ET AUGMENTÉE

Avec 220 figures dans le texte.

PARIS, O. Doin et Fils, Éditeurs, 1917.

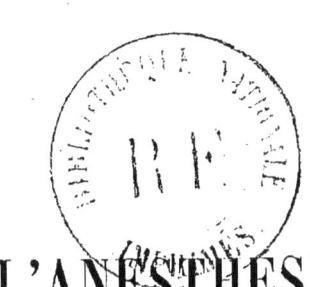

L'ANESTHÉSIE RÉGIONALE

A LA MÊME LIBRAIRIE

L'ANESTHÉSIE
RÉGIONALE

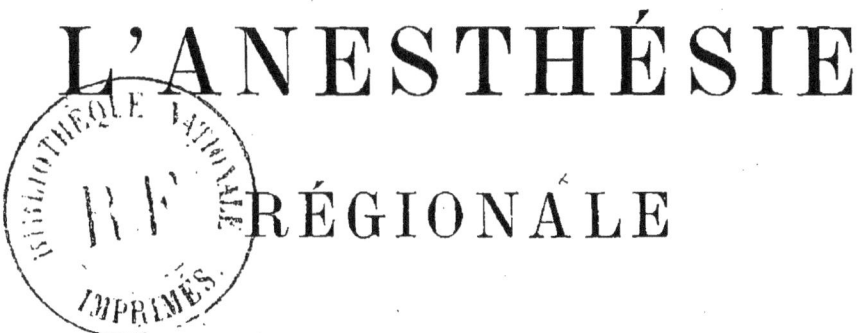

PAR

VICTOR PAUCHET,
Professeur à l'École de Médecine
d'Amiens.

PAUL SOURDAT,
Ancien Interne des Hôpitaux de Paris,
Chirurgien des Hôpitaux d'Amiens.

ET

JULES LABOURÉ, d'Amiens.
(Anesthésie de la face et du cou.)

DEUXIÈME ÉDITION, CORRIGÉE ET AUGMENTÉE
Avec 220 figures dans le texte.

PARIS

OCTAVE DOIN ET FILS, ÉDITEURS

8, PLACE DE L'ODÉON, 8

—

1917

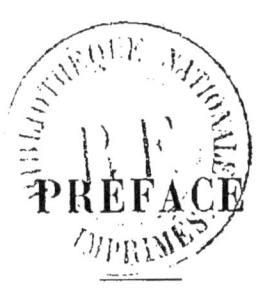

PRÉFACE

La première édition de ce livre parut en 1914, quelques mois avant la guerre. Au début de 1916, elle était épuisée. Ce rapide succès prouve que ce travail répondait à une nécessité chirurgicale. Si nous avons pu, malgré les circonstances actuelles, compléter la première édition et l'augmenter, cela tient à ce que, depuis le commencement des hostilités, nous n'avons jamais cessé d'exercer une chirurgie active et d'appliquer l'anesthésie régionale.

Le 6 août 1914, je partis sur le front comme chef d'ambulance ; mon personnel médical se composait, sur cinq aides-majors, de trois collaborateurs du temps de paix à Amiens : SOURDAT, mon habile et consciencieux adjoint ; Jules LABOURÉ, laryngologiste, qui fut mon assistant pendant six ans ; ROUVILLAIN de Villers-Bretonneux, mon ancien interne, et prosecteur, RÉAL, stomatologiste des hôpitaux de Paris ; BRICOU (de Cambrai). Pour donner au lecteur une idée de l'activité de notre ambulance en Argonne, je signalerai que du 14 septembre au 7 février (cinq mois), nous soignâmes près de 10.000 (exactement 9.672) blessés, et exécutâmes près de 1.600 opérations (1.592) dont 170 trépanations. A mon retour du front, la direction du service de Santé de Paris me nomma à l'hôpital de la Pitié, adjoint du Prof. WALTHER, chargé, comme médecin-principal, d'un second service Vau al-de-Grâce. Je fus heureux de travailler dans les salles de ce chirurgien habile, consciencieux, expérimenté, pour lequel j'avais toujours éprouvé une vive sympathie et une grande admiration. Ce service de la Pitié était admirablement organisé, tant au point de vue du personnel, du matériel, que du mouvement des malades civils et militaires. J'eus donc l'occasion, sur le grand nombre d'opérations que j'y ai pratiquées, de faire souvent usage de « l'anesthésie régionale ». Les trois internes du service : MM. DU ROSELLE, GRESSET, Mlle DONS-KAUFMANN, appliquèrent la méthode avec succès, pendant les trop courts loisirs que leur laissaient leurs occupations chirurgicales. Les externes s'y appliquèrent et réussirent : Mlle Germaine PHILIPPE et M. Pierre GEORGES publièrent, dans la *Gazette médicale* de Paris, une série d'articles sur l'anesthésie régionale : ce dernier exécuta pour ce livre de nombreux dessins, dont je le remercie. Mlle ANGLADA, externe à la Pitié et M. SANTONI, interne à l'hôpital militaire du Louvre, ont fait une série de recherches cadavériques et ont vérifié les détails techniques relatifs à l'anesthésie para-vertébrale et sacrée.

Cette méthode d'anesthésie, comme tout acte chi-

rurgical, ne vaut que par l'homme qui l'applique ;
or, un opérateur de profession, absorbé par ses
occupations chirurgicales, n'a pas le temps d'anesthésier lui-même ses opérés ; il doit éduquer, parmi
ses assistants, quelques aides pour appliquer spécialement ce mode d'anesthésie ; et c'est seulement
quand ceux-ci ont acquis l'expérience nécessaire,
qu'ils obtiennent des résultats complets.

Le chirurgien qui veut « essayer » l'usage de l'anesthésie régionale, ne continuera pas à l'employer ;
il faut appliquer la méthode avec persévérance pendant plusieurs mois, quitte à compléter par l'anesthésie générale, si l'insensibilisation est incomplète.
Il n'est pas suffisant d'essayer cette méthode pour
l'adopter ; il faut la pratiquer souvent et observer un
grand nombre de malades pour se rendre compte
de sa supériorité très grande, sur la narcose, dans
les cas bénins ou graves.

VICTOR PAUCHET.

ANESTHÉSIE RÉGIONALE

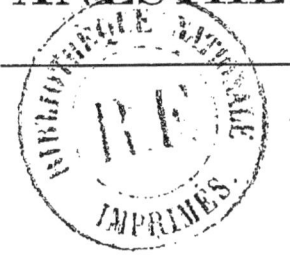

I

GÉNÉRALITÉS

Reclus pratiqua pendant trente ans l'anesthésie locale. Sa méthode, dite d'infiltration, consistait à injecter une solution faible de cocaïne dans les tissus mêmes qu'il sectionnait ensuite ; sa méthode, bien connue et décrite partout, est très employée en France : elle joue depuis longtemps, dans notre pays, un rôle appréciable dans les interventions de faible importance.

L'anesthésie régionale diffère totalement de la méthode de Reclus : l'anesthésique est porté, non point sur les *terminaisons* nerveuses par infiltration du champ opératoire, mais sur les *branches* des nerfs qui commandent le champ opératoire, *à distance de ce dernier.*

Avantages de l'anesthésie régionale.

A) Comparée à l'anesthésie *générale* par *narcose*, les avantages sont ceux de l'anesthésie *locale* et d'autres encore sur lesquels l'attention mérite d'être attirée.

1° Suppression des chances de mort immédiate

Depuis qu'à la cocaïne en solutions concentrées ont été substituées définitivement des solutions étendues et

des agents moins toxiques (stovaïne, novocaïne, néocaïne), les cas de mort dus à l'anesthésie locale ont disparu de la pratique chirurgicale. Nous ne connaissons
pas, quant à présent, de mort due à l'anesthésie locale
ou régionale.

La rareté extrême des morts par narcose (chloroforme :
1 p. 2000 ; éther : 1 p. 5000) peut faire paraître négli-
geable cet avantage. Il suffit pourtant d'avoir perdu un
opéré par narcose au cours d'une intervention insignifiante pour changer d'avis.

2° Moindres dangers de mort consécutive

Indépendamment des morts immédiates, la narcose
entraîne des accidents tardifs qui doivent entrer en con-
sidération plus que la mort immédiate, parce que plus
fréquents : complications pulmonaires causées ou
favorisées par l'éthérisation ; altération du foie ou des
reins par l'éther, et surtout par le chloroforme. La
dégénérescence aiguë du foie et des reins est souvent
confondue avec le shock ou l'infection post-opératoire.
Ces accidents sont *supprimés* avec l'anesthésie locale,
et la supériorité de la méthode apparaît écrasante à
quiconque a opéré, grâce à l'anesthésie régionale, un
malade hépatique en état d'ictère chronique, un urinaire
dont les reins sont insuffisants.

3° Diminution du shock

La souffrance inconsciemment perçue, même pendant
la narcose, et transmise aux centres nerveux, y provoque des commotions qui, répétées, entraînent des

altérations des neurones : ces altérations constituent le *shock*.

L'anesthésie locale ou régionale, réalise une véritable *section physiologique* des nerfs, et supprime cette influence sur les centres nerveux. Cette vérité est si nette que CRILE (Cleveland) fait l'anesthésie locale et régionale chez tous ses opérés même quand il les soumet à la narcose (méthode de l'*anoci-association*). Si vous comparez une série de cancers gastriques opérés sous narcose, à une autre série anesthésiée localement, l'état des divers opérés offre un contraste frappant.

4° MOINDRES CHANCES D'ASPHYXIE

Les opérations portant sur les voies respiratoires ou dans leur voisinage sont très simplifiées, le patient prend, au commandement, la position requise puisqu'il reste conscient, il peut à volonté s'arrêter de respirer, tousser, cracher, etc... Ceci est précieux pour les opérations sur la *plèvre*, le *larynx*, le *cou* : dans ce dernier cas (goitre) il est utile que l'opérateur, en faisant parler l'opéré, s'assure ainsi s'il touche le récurrent.

5° PLUS GRANDE COMMODITÉ DE CERTAINES OPÉRATIONS

La position que peut prendre le patient, l'absence du chloroformisateur, facilitent les opérations sur le crâne, la face, le cou, le thorax.

B) Comparée à la méthode par infiltration de RECLUS, l'anesthésie régionale ajoute aux avantages de cette méthode les supériorités suivantes :

1° L'anesthésie est bien distincte de l'acte opératoire

lui-même, elle se fait avant ce dernier, si possible par un aide, dans une salle voisine, par conséquent l'opération n'est ni prolongée, ni interrompue.

2° Le champ opératoire n'est pas infiltré, déformé, les organes délicats ne sont pas altérés, la réunion des tissus n'est pas entravée.

Parfois avec infiltration simple, surtout si la dose de surrénine est un peu forte, et si le pédicule d'un lambeau anesthésié est étroit, il peut se produire une élimination d'une partie du derme. Nous l'avons observé sur deux malades de l'hôpital de la Pitié après une suture de la rotule : 3 ou 4 centimètres de derme sur toute la largeur du lambeau se sont éliminés après avoir formé eschare. L'accident d'ailleurs, n'a présenté aucune suite fâcheuse ; le tissu sous-cutané est resté intact, la perte de substance a été comblée par une greffe dermo-épidermique taillée dans un lambeau cutané provenant d'un autre malade.

3° Grâce à la distribution en éventail du nerf, on peut anesthésier un *champ étendu* avec des piqûres assez espacées.

Ainsi on peut pratiquer de *grandes opérations* : on enlève un branchiome malin du cou, des ganglions cervicaux, un *goitre ;* on fait une *laryngectomie* totale, une *œsophagotomie* externe après avoir infiltré les nerfs du plexus cervical, etc. Le cou d'ailleurs est un des organes les plus favorables à cette anesthésie.

La *néphrectomie* est indolore après infiltration *paravertébrale* de six troncs intercostaux et deux lombaires ; non seulement la paroi est insensible, mais le rein et son pédicule peuvent être libérés et liés sans douleur. Mêmes avantages pour le *foie*, l'*estomac*. Le *rectum* peut être enlevé après injection d'une solution forte dans les trous sacrés.

Inconvénients de l'anesthésie régionale.

On peut faire à cette méthode les critiques suivantes auxquelles nous répondrons :

A) *Elle nécessite une éducation spéciale.* — Il est certain que l'opérateur doit s'astreindre à une certaine ÉDUCATION pour réussir à coup sûr l'anesthésie; mais pas plus qu'une autre la technique chirurgicale ne s'acquiert sans exercice.

POUR FAIRE CETTE ÉDUCATION, nous conseillons, après avoir lu la description de la technique, de s'exercer sur le squelette à repérer avec une aiguille les nerfs craniens, rachidiens, intercostaux et sacrés. Après une heure de cet exercice sur le squelette, il est bon de répéter les ponctions sur le cadavre avec une aiguille à chapeaux, de faire des injections péri-nerveuses avec de l'encre de Chine; puis le chirurgien peut se mettre délibérément à opérer en suivant exactement les préceptes de ce livre. Au début, il lui suffira d'injecter une dose un peu plus forte d'anesthésique, et de pousser les infiltrations plus largement.

B) *Elle nécessite une technique opératoire plus douce.* — Il est évident qu'il faut éviter, et supprimer de l'acte opératoire, toute traction violente, toute action brutale, qui s'exerçant sur les nerfs, au delà de la zone anesthésiée, y provoque, à distance, une sensation qui sera désagréablement perçue par l'opéré.

Chacun peut remarquer, en observant des opérateurs

différents, que les uns traumatisent les plaies, en se servant à profusion des écarteurs, d'instruments mousses, des doigts, tandis que d'autres se servent surtout du bistouri. Ces derniers contusionnent et maltraitent très peu les plaies : celles-ci bien traitées sont plus nettes, et se réparent mieux. Eh bien, les premiers, sous anesthésie régionale, feront souffrir les opérés en tiraillant les tissus, alors qu'entre les mains des opérateurs doux l'intervention est indolore. Cette délicatesse obligatoire des doigts n'est donc pas un inconvénient ; il y a au contraire tout avantage à user d'un procédé qui *contraindra l'opérateur* à une technique douce et méthodique.

C) *L'anesthésie partielle est inconstante, infidèle.* — Il est certain que la *moitié des opérés se plaignent* à un moment donné de l'opération : l'un se plaint que la table est trop dure, l'autre demande si l'opération ne va pas être bientôt finie, beaucoup se plaignent de « sentir » car ils confondent le tact avec la douleur ; un de nos opérés poussa un cri en entendant son fragment de côte tomber dans le seau ! Ce sont des inconvénients minimes qu'il est bon de connaître pour y remédier par quelques précautions : table mieux rembourrée, *bandeau* noir sur les yeux du patient, silence absolu dans la *salle* d'opérations, injection d'un hypnotique avant l'anesthésie[1], qui n'entachent pas la méthode.

Il faut à l'opérateur une éducation qui sera plus ou moins longue, plus ou moins parfaite. Mais on en peut dire autant de l'anesthésie générale. Le nombre des sujets qui dorment mal, qui « poussent » au cours d'une laparotomie ou qui, au contraire, prennent trop d'éther

---

[1] Avant toute opération faire une injection de *scopolamime-morphine*, bander les yeux, boucher les oreilles du sujet.

ou de chloroforme, est considérable ; nous connaissons très peu d'anesthésistes qui endorment les malades à fond avec très peu de toxique : le bon anesthésiste général est une rareté. Est-ce donc trop demander que de réclamer, de celui qui prétend faire l'anesthésie régionale, une éducation réelle et un effort de persévérance ?

Moyennant ces conditions, les insuccès deviendront de plus en plus rares, surtout si l'on tient compte du peu d'ancienneté de la méthode et des progrès rapides qu'elle a réalisés.

L'anesthésie partielle ne supprime pas la sensation de contact, c'est vrai. Il peut arriver qu'elle ne supprime pas totalement la douleur, surtout si on est amené à dépasser le champ d'opération prévu et préparé. Sur 20 opérations, 12 anesthésies sont absolument parfaites, 7 sont suffisantes pour que l'opération soit achevée sans narcose : ici le patient se plaint un peu, tout en se déclarant finalement satisfait ; une fois sur 20, l'anesthésie est très insuffisante et il faut s'aider de quelques gouttes d'éther, de chloroforme ou de chlorure d'éthyle.

Encore dans ce cas fâcheux, la dose de narcotique nécessaire est-elle en général très faible.

Il faut tenir compte aussi de la psychologie du patient ; les nerveux, mal disposés, anxieux, ont une grande prévention contre l'anesthésie locale, ils ne l'acceptent qu'à contre-cœur ; ce sont évidemment de « mauvais » sujets, parmi lesquels pourtant un grand nombre se déclarent satisfaits du résultat, une fois qu'on a conquis leur confiance. Au contraire, d'autres sujets veulent l'anesthésie locale et craignent la narcose, dont ils connaissent les inconvénients. Ce facteur intervient dans le succès au même titre que l'adresse et l'expérience de celui qui est chargé de pratiquer l'anesthésie.

Enfin, nous prions le lecteur de tenir compte des *sensations pénibles qui accompagnent le début d'une narcose et le réveil* de l'opéré ; il devra reconnaître qu'il n'y a aucune comparaison entre les deux méthodes. Sans parler des vomissements qui suivent si souvent la narcose, les *douleurs* dans la journée et la nuit qui suivent l'opération, sont habituellement très diminuées par l'anesthésie régionale. Après les néphrectomies, les laparotomies, les opérations sur la face, nous avons très souvent constaté une hypo-esthésie si durable, que la piqûre de morphine est inutile pendant la journée et la nuit suivante.

D) *L'anesthésie fait perdre du temps.* — Il faut compter de cinq à quinze minutes pour faire l'anesthésie partielle ; il faut attendre de cinq à quinze minutes pour qu'elle ait le temps d'agir ; par conséquent c'est un quart d'heure ou une demi-heure après que l'anesthésie a été commencée que le chirurgien interviendra.

Nous ferons remarquer que si l'opérateur est à la tête d'un grand service de chirurgie, il doit faire exécuter ses anesthésies par un assistant entraîné, dans une salle voisine, absolument comme s'il s'agissait de la narcose ; la narcose d'ailleurs, demande à peu près autant de temps pour être complète.

Si, au contraire, le chirurgien ne doit exécuter qu'une ou deux opérations, le fait de perdre dix minutes ou un quart d'heure avant d'opérer est un inconvénient minime, en proportion des avantages qu'il donne au patient.

La douceur des manœuvres allonge *certaines* opérations mais pas toutes. L'appendicectomie avec narcose demande sept à huit minutes ; après anesthésie locale, l'opération réclame un quart d'heure c'est-à-dire deux fois plus de temps. Mais, par contre, nous faisons ainsi une gastrectomie pour cancer en quarante-cinq minutes. L'ablation des hémorroïdes est plus courte parce qu'il n'y a pas d'hémostase à faire. Il y a donc compensation d'une opération allongée par l'autre raccourcie.

E) *Toutes les opérations ne sont pas également favorables* à l'anesthésie locale : il y en a qui sont pour elle un véritable triomphe, par exemple : les trépanations, les extirpations de goitre, les laryngectomies totales, la prostatectomie, les opérations pour hémorroïdes, la cure radicale de la hernie, les résections costales. Il est vraisemblable que toutes les autres, pourtant faisables dès maintenant, seront faites avec une indolence aussi absolue le jour où l'opérateur aura acquis l'expérience suffisante.

Le chirurgien qui débute dans la pratique de l'anesthésie partielle pourra la compléter par l'administration de chlorure d'éthyle ou d'éther si le malade souffre. Les anesthésies mixtes, théoriquement peu séduisantes, donnent moins de shock que la narcose seule. Si vous administrez à un opéré une injection préalable de morphine-scopolamine, si vous injectez 100 ou 200 grammes de solution anesthésique et si vous complétez par l'éther, le protoxyde d'azote, le chloroforme ou le chloréthyle, vous le *touchez* moins qu'avec la narcose seule : il est moins éprouvé par ces trois toxiques que par un seul. Pourquoi ? Nous pourrions donner des explications théoriques mais peu nous importe : nous le disons par *expérience* et *les faits valent mieux que les raisonnements.*

II

MATÉRIEL

Technique générale.

SERINGUES. — L'opérateur doit posséder la *seringue à morphine* de Lüer, de 1 ou 2 centimètres cubes toute en verre, plus une *seringue spéciale*, de 10 centimètres cubes. Nous avons débuté avec celle de Gentile (fig. 4),

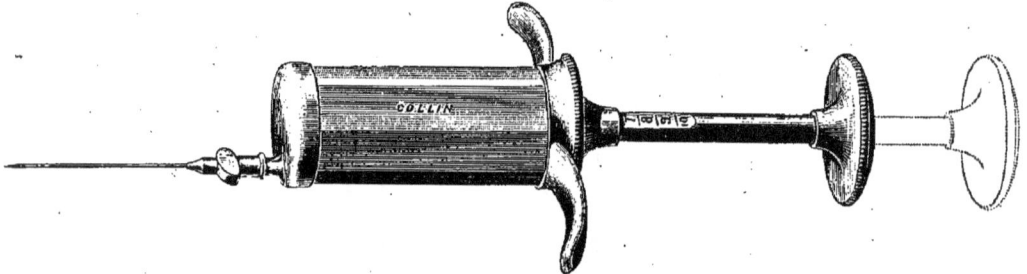

FIG. 1.

Seringue Cóllin de 10 centimètres cubes, tout en métal, puissante, courte, maniable, incassable, avec graduation sur la tige du piston. L'embout latéral permet d'injecter parallèlement à la surface de la plaie, avec une aiguille droite.

qui est très bonne ; puis nous avons utilisé celle de Collin, tout en métal et que nous utilisons en ce moment, parce que puissante, courte et incassable.

Il faut que la seringue soit parfaitement *étanche*, que le corps de l'instrument soit muni d'ailettes solides permettant de l'avoir bien en main avec une force suffisante.

Aiguilles. — Elles doivent être *très fines* et à *biseau court;* plus une aiguille est fine, moins elle est douloureuse; ç'est la raison pour laquelle il faut que les *petites aiguilles* qui servent à infiltrer les « boutons » soient excessivement fines et bien pointues.

Les aiguilles de platine sont chères et s'émoussent vite. Les aiguilles d'acier sont plus piquantes mais d'un entretien délicat : elles rouillent, peuvent se briser.

Nous employons actuellement les aiguilles de Collin *très fines*, en acier ou celles de Gentile en nickel ; elles possèdent un mandrin, piquent très bien et cassent relativement peu (v. fig. 2). — Il est indispensable que le pavillon de l'aiguille et l'embout de la seringue réalisent une adaptation absolument étanche pour éviter les fuites. La nécessité de séparer un grand nombre de fois la seringue

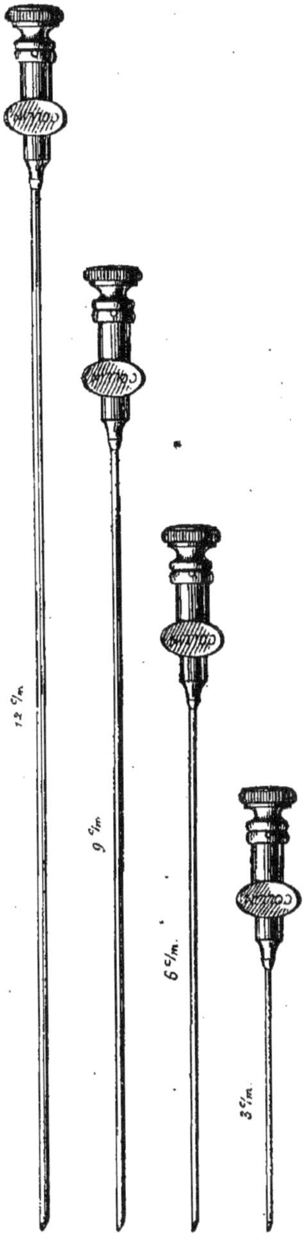

Fig. 2. — Les quatre aiguilles d'acier de 3, 6, 9, 12 centimètres. Chaque aiguille contient un mandrin (Collin). En réalité, elles sont deux fois plus fines que sur ces dessins.

de son aiguille au cours de l'infiltration nous fait reje-
ter les ajustages à vis et à baïonnette. Les aiguilles
coudées et les aiguilles courbes sont d'un maniement
délicat. L'aiguille droite est suffisante ; elle coûte moins
cher, se trouve facilement et peut servir à tous les cas.

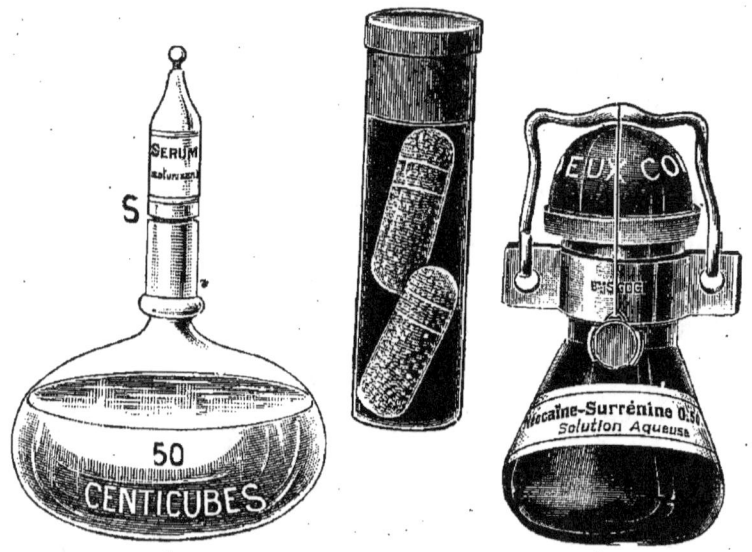

Fig. 3. — *Matériel. Produits anesthésiques.*

a. Ampoule de sérum pour dissoudre la néocaïne. — *b.* Tube contenant 2 sphérules de néocaïne en poudre. — *c.* Flacon scellé contenant
150 grammes de solution à 1/200.

Il faut des aiguilles de quatre longueurs : 3, 6, 9,
12 centimètres. Celle de 3 centimètres sert à faire des
« boutons » : elle doit piquer parfaitement. Celle de
12 centimètres sert d'une façon exceptionnelle, pour
l'anesthésie présacrée, par exemple. Les aiguilles de 6
et 9 centimètres suffiraient dans presque tous les cas.

S'il est utile de repérer d'avance la longueur d'aiguille à faire pénétrer dans les tissus, l'index le plus
simple est un petit morceau de liège bouilli, ou de
caoutchouc, enfilé sur l'aiguille.

Seringues et aiguilles, ainsi que les capsules dans

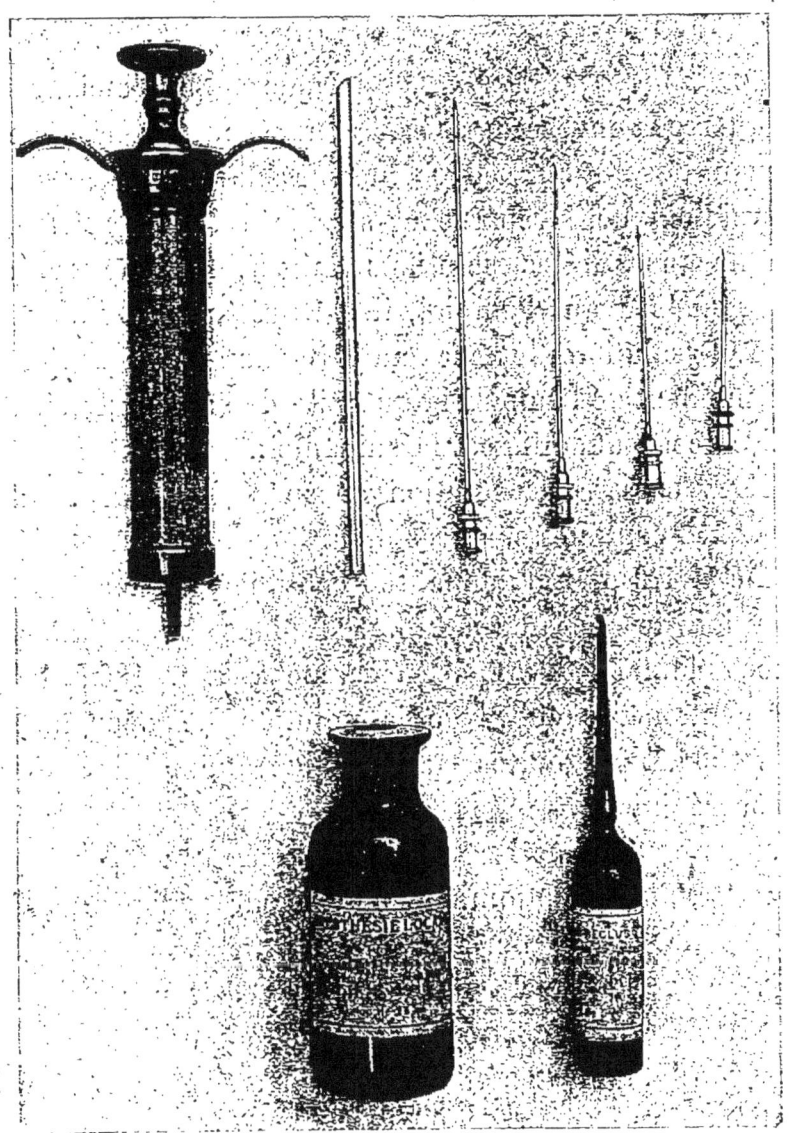

Fɪɢ. 4. — *Seringue de 5 centimètres cubes (Gentile) et les 4 aiguilles.*
(Le tout réduit de moitié.)

lesquelles sont versées les solutions, sont stérilisées
par l'ébullition. Il faut les cuire dans *l'eau simple*, et

non dans l'eau carbonatée, car la soude décompose le médicament.

Solutions anesthésiques. — Nous employions avant la guerre la novocaïne « Creil » ; nous employons actuellement la solution de néocaïne-surrénine dans le sérum physiologique, préparée et stérilisée industriellement en flacons. Si les solutions doivent être conservées longtemps avant l'emploi, il est préférable de n'avoir que des solutions de néocaïne pure, auxquelles on ajoute au moment de l'emploi la quantité de surrénine nécessaire ; cette quantité est la suivante :.

XXV GOUTTES de solution de surrénine à 1 p. 1000 dans 200 centimètres cubes de la solution faible de néocaïne à 1/2 p. 100 ; dans 100 centimètres cubes de la solution de néocaïne à 1 p. 100 ; dans 50 centimètres cubes de la solution de néocaïne à 2 p. 100 ; dans 25 centimètres cubes de la solution de néocaïne à 4 p. 100 ; XXV gouttes correspondent à un milligramme de surrénine.

Nous employons les solutions suivantes :

4 p. 100 (exceptionnellement), pour quelques rares troncs nerveux : nerfs craniens et plexus brachial ; 2 p. 100 fréquemment pour les troncs nerveux ; 1 p. 100 et surtout 1/2 p. 100 ; c'est presque toujours 1/2 p. 100 que nous employons, elle sert uniquement pour les infiltrations.

Dans un but d'économie nous préférons fabriquer nos solutions nous-mêmes, elles sont préparées la veille ou le jour même de l'opération. Il faut employer des *sphérules* contenant le mélange de la surrénine et de néocaïne ; celles-ci sont dissoutes dans du sérum bouillant. On peut encore employer, et c'est là ce qu'il y a de plus économique, des *comprimés* de néocaïne ; on les dissout dans du sérum bouillant, et au moment de s'en servir on ajoute quelques gouttes de surrénine. Il vaut mieux ne pas faire stériliser de nouveau la solution ; il suffit de mettre la néocaïne surrénine dans du sérum stérilisé et très chaud, simplement pour la dissoudre.

Les solutions doivent être employées *chaudes* à 35° environ. Il faut injecter très lentement les doses concentrées, et ne pas dépasser 20 à 40 centimètres cubes. Avec la dose 1/2 p. 100, nous employons couramment 250 à 300 centimètres cubes sans inconvénient. Pour une amputation de sein pour cancer, par exemple, on peut injecter 250 et même 300 centimètres cubes ; une grande partie de la solution est éliminée au moment de l'incision [1].

Pour anesthésier les viscères, surtout les ligaments péritonéaux, l'épiploon, le méso-appendice, le mésentère, les pédicules séro-vasculaires, nous employons — suivant le conseil de CRILE (de Cleveland), — la solution au 1/100° de chlorhydrate de quinine et d'urée (que CORBIÈRE appelle *urocaïne*) ; nous en injectons facilement 100 grammes sans préjudice de la solution de néocaïne déjà absorbée.

ABRÉVIATIONS : NS : Néocaïne surrénine
    signifie solution anesthésiante qui variera avec la préférence de l'opérateur.
    QU : chlorhydrate de quinine et d'urée ou urocaïne.

---

[1] Avec du sérum hypertonique la dose d'anesthésique pourrait être diminuée.

Nécessité d'asepsie parfaite pour faire l'anesthésie locale.

L'opérateur agira les mains nues mais bien désinfectées, comme pour une véritable opération. Le matériel et la solution seront stériles. Prendre soin de ne pas tremper la seringue dans le récipient qui contient la solution, surtout si cette seringue a eu un contact répété avec les doigts de l'opérateur et la peau du patient, mais avoir une aiguille spéciale pour aspirer le liquide. Ne pas oublier que jamais les mains nues ne sont vraiment stériles, pas plus que la peau du patient.

Technique générale.

L'anesthésie régionale et l'anesthésie par infiltration suivant le procédé de Reclus sont deux méthodes *différentes;* pratiquement elles ne s'excluent pas; bien au contraire elles s'allient et sont souvent employées simultanément.

Le principe de l'anesthésie régionale est de ne pas infiltrer le champ opératoire ou les tissus pathologiquement modifiés, mais d'en obtenir l'insensibilité en infiltrant soit directement les nerfs qui commandent ce territoire, soit les plans de tissus que traversent ces nerfs; le champ opératoire est ainsi anesthésié, au-dessous des plans injectés.

Il y a donc pour chaque région une technique spéciale en rapport avec l'*innervation sensible* de cette région, innervation que l'opérateur doit connaître pour réussir.

Sauf quelques cas exceptionnels (anesthésie avec l'urocaïne du méso-appendice avant sa section, ou anesthésie de l'épiploon) l'anesthésie doit précéder totalement l'opération, aucune injection ne doit plus être faite au cours de l'opération qui s'exécute comme sur le patient endormi ; quand l'opéré est amené au chirurgien, l'anesthésie doit être complète, et il ne doit plus en être question au cours de l'intervention. La méthode n'allonge donc guère la durée de celle-ci, n'expose pas à laisser plus longtemps le champ opératoire ouvert et les plaies à l'air ; elle n'oblige pas à des manœuvres accessoires, ni à des traumatismes répétés des tissus opérés.

PRÉPARATION DU CHAMP OPÉRATOIRE. — Avant de commencer les injections, la peau du champ opératoire sera désinfectée à la teinture d'iode à 5 p. 100 ; une fois les injections terminées, la région sera frictionnée à l'alcool qui enlèvera les quelques gouttes de liquide d'injection, l'excès de teinture d'iode ; puis viendra la dernière préparation du malade, la couverture du champ opératoire, la préparation de l'opérateur et de son assistant ; pendant ce temps l'anesthésie atteint le maximum voulu.

INJECTIONS. — Les règles sont, à peu de chose près, celles qu'a si précisément formulées RECLUS. La seringue est tenue avec le pouce et les deuxième et troisième doigts de la main droite (fig. 5) ; la souplesse du poignet évitera toute pression en dehors de l'axe longitudinal de l'aiguille, qui briserait celle-ci ; l'aiguille ne doit jamais être enfoncée jusqu'à la garde. Le piston doit être poussé *pendant* la progression ou le retrait de l'aiguille, *les deux actes doivent être simultanés* (injection continue de Reclus). La quantité moyenne de solution à 1/2 p. 100 à injecter est 1 centimètre cube

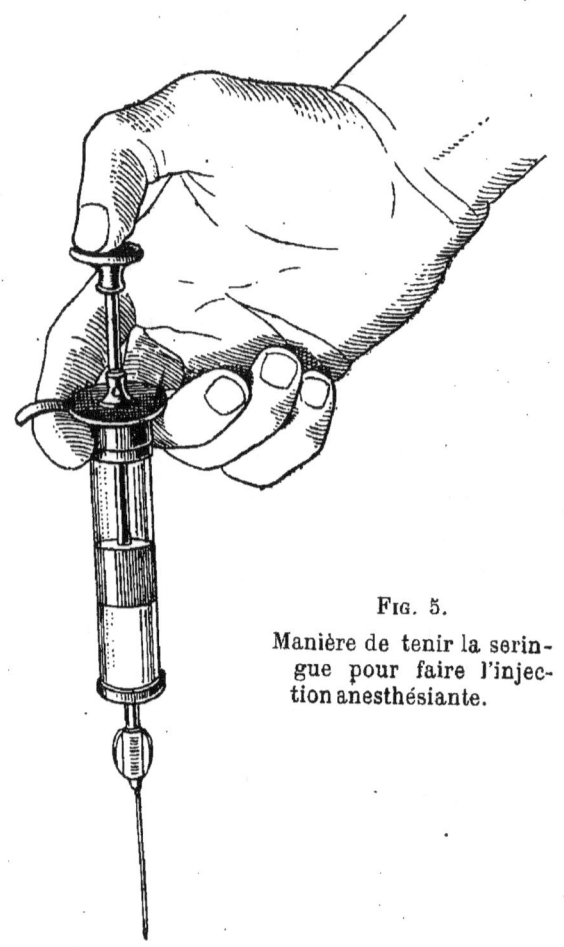

Fig. 5.

Manière de tenir la seringue pour faire l'injection anesthésiante.

pour 1 centimètre de longueur, un peu moins avec la solution à 1 p. 100. Un léger œdème soulève la peau après l'injection sous-cutanée, mais le territoire injecté, ischémié par la surrénine, garde une teinte blafarde. Pour n'être pas gêné par cet œdème des plans superfi-

ciels, *on commencera par infiltrer les couches profondes.*

BOUTONS DERMIQUES. — Pour infiltrer une région, il
faut souvent piquer successivement des aiguilles de
longueur progressivement croissante, aussi est-il indispensable de marquer d'avance la place de ces piqûres

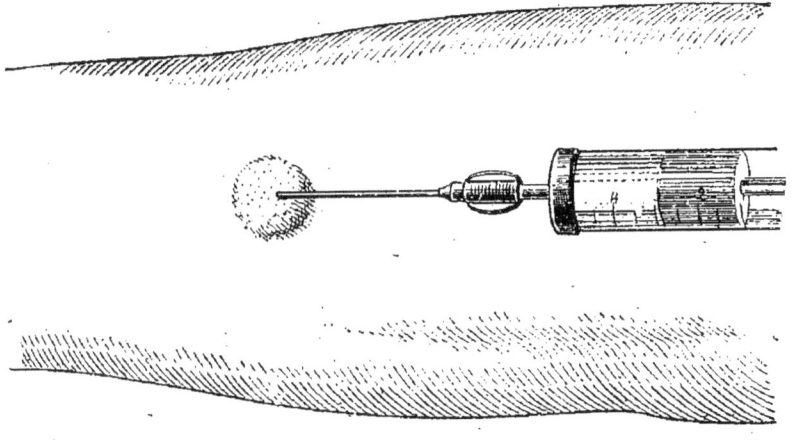

FIG. 6. — *Injection d'un bouton dermique (peau d'orange).*
Le biseau de la pointe est dirigé vers l'opérateur et doit disparaître
entièrement dans le derme avant que l'injection intra-dermique soit
poussée.

par des plaques de « peau d'orange » ou « boutons », qui
insensibilisent le derme. Le « bouton » de peau d'orange
est un placard d'*infiltration intradermique* de petit diamètre, fait à la manière de Reclus (fig. 6). L'aiguille
courte et fine montée sur la seringue chargée de solution à 1/2 p. 100, est piquée presque parallèlement à la
surface de la peau, l'ouverture biseautée tournée vers le
haut, et enfoncée dans l'épaisseur du derme. Dès que
l'ouverture de l'aiguille a disparu dans le derme, on
pousse le piston pour chasser un peu de solution ; une

boursouflure blafarde se forme aussitôt sur la peau, au niveau de laquelle l'épiderme prend un aspect capitonné de « peau de porc ou d'orange ». On marque ainsi, suivant les cas, un ou plusieurs « boutons » *par lesquels devront passer ensuite toutes les piqûres nécessaires.*

L'injection doit être poussée *en plein derme*, sans passer dans le tissu cellulaire sous-cutané, ce dont on serait averti par la disparition de la résistance de l'aiguille et du piston, et sans faire sortir l'aiguille, de dedans en dehors, à travers l'épiderme. Si la peau de la région est mince et mobile, on en soulève un pli, entre le pouce et l'index gauches, et c'est au sommet du pli, ainsi bien fixé, qu'on pique l'aiguille. La douleur, insignifiante, est du reste passagère puisqu'elle disparaît dès que la N. S.[1] arrive dans le derme.

INJECTION RECTILIGNE. — Désire-t-on faire une incision rectiligne de la peau et de la graisse sous-cutanée, *comme pour la transfusion du sang*, l'injection traçante intradermique de Reclus est superflue, car l'injection *sous-cutanée* suffit à anesthésier la peau sus-jacente. On fait un « bouton » intradermique à l'un des bouts de l'incision, puis, la seringue armée d'une aiguille longue, on enfonce celle-ci au point précédent *sous la peau*, et on pousse parallèlement à la surface, dans le tissu sous-cutané, aussi loin que l'incision doit s'étendre, ou que la longueur de l'aiguille le permet. Si le pannicule est très épais, et si la pointe de l'aiguille se perd facilement dans la profondeur, on y fait un pli tandis que

---

[1] N. S. = (néocaïne-surrénine) signifie solution anesthésique.

l'index de la main gauche repère la pointe ; mais il faut éviter l'issue involontaire de la pointe de l'aiguille de dedans en dehors, ce qui est plus douloureux que d'enfoncer l'aiguille de dehors en dedans.

Au bout de quelques minutes, la bande de peau recouvrant le tissu injecté devient insensible ; car la solution a non seulement anesthésié le tissu sous-cutané,

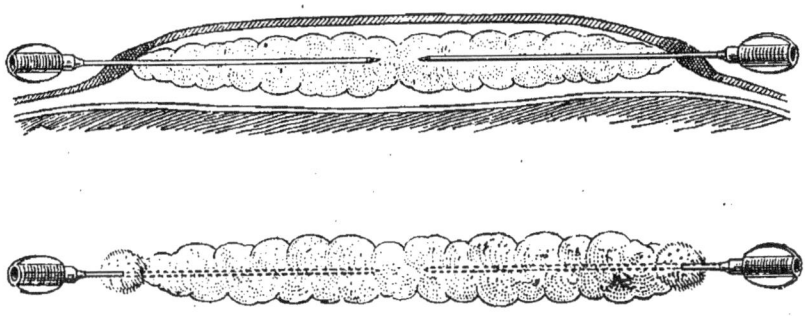

Fig. 7. — *Infiltration sous-cutanée d'une bande rectiligne par deux « boutons » infiltrés (en gris) aux deux extrémités de la bande.*

L'aiguille pénètre sans douleur à travers les boutons dermiques. L'injection est alors poussée sous la peau, lentement, à raison de 1 centimètre cube de N-S par centimètre de longueur.

La même manœuvre est montrée de face et en coupe.

mais aussi les filets nerveux qui vont à la peau sus-jacente : c'est la forme la plus simple de l'anesthésie régionale.

Si une piqûre ou une longueur d'aiguille ne suffit pas, il faut marquer deux « boutons » aux extrémités du champ opératoire, ou au milieu de celui-ci, et infiltrer par les deux côtés (fig. 7). Les incisions courbes ou angulaires nécessitent une piqûre au sommet de l'angle ou de la courbe, ou deux piqûres (fig. 8). De même la courbure de la surface du corps empêche la pénétration d'une aiguille rectiligne sous la peau par une piqûre unique. Par exemple, pour infiltrer circulaire-

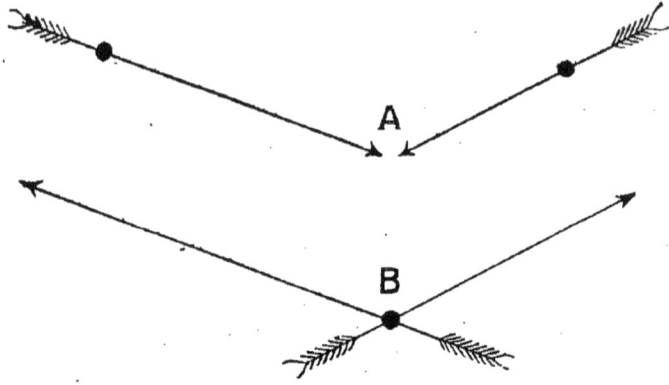

FIG. 8. — *Incision courbe ou angulaire.*

Par le « bouton » unique B, l'opérateur pousse les deux injections dans le sens des flèches, sans douleur. Plus haut, il fait deux « boutons » et les deux injections sous-cutanées se rencontrent en A.

ment le tissu sous-cutané autour de l'avant-bras, il faut

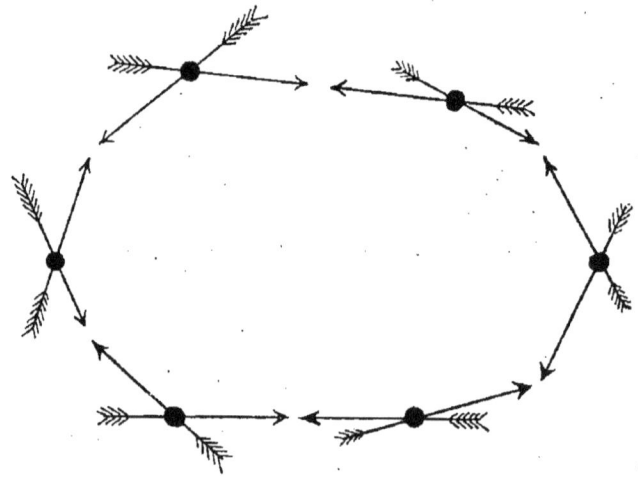

FIG. 9.

Champ opératoire ovalaire dont la surface sous-cutanée est circonscrite par six boutons dermiques. Les six boutons sont réunis par des bandes d'infiltration. Les flèches indiquent le sens dans lequel les aiguilles seront enfoncées.

quatre piqûres par chacune desquelles les aiguilles sont

enfoncées des deux côtés (fig. 10). L'infiltration d'une
bande sous-cutanée perpendiculaire à l'axe du membre

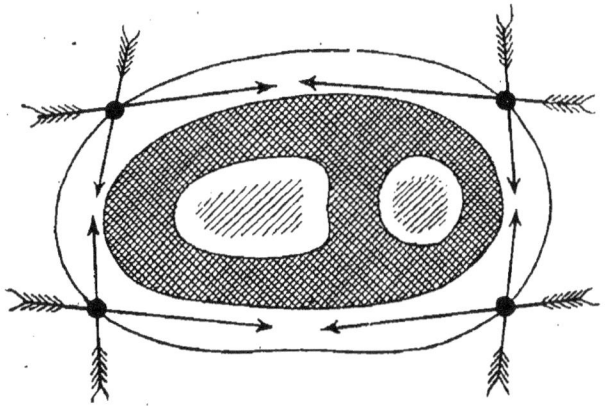

FIG. 10. — *Infiltration d'une surface courbe (téguments de l'avant-bras)
par quatre paires d'injections divergentes, partant de quatre boutons.
Chaque bouton situé au sommet de la courbe.*

anesthésie non seulement la peau qui recouvre immédiatement le tissu infiltré, mais encore tout le territoire

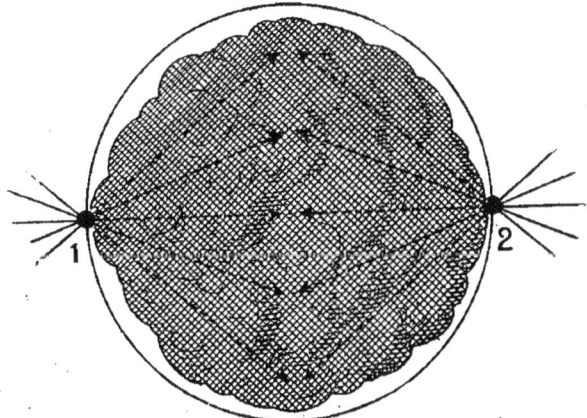

FIG. 11. — *Infiltration d'une nappe sous-cutanée par injections rayon-
nantes parties des boutons 1 et 2.*

(Prélèvement de copeaux épidermiques pour greffe, ablation d'un cancroïde, etc.).

cutané situé en dessous du trait infiltré (anesthésie circulaire).

INFILTRATION EN SURFACE. — L'infiltration, par un, deux « boutons » ou davantage, d'une couche de tissu sous-cutané, en glissant, par chacun des points, une longue aiguille dans toutes les directions, anesthésie une surface cutanée de même étendue, ce qui permet de traiter des affections larges *de la peau*. Ce procédé convient pour le prélèvement des greffes de Thiersch (fig. 11).

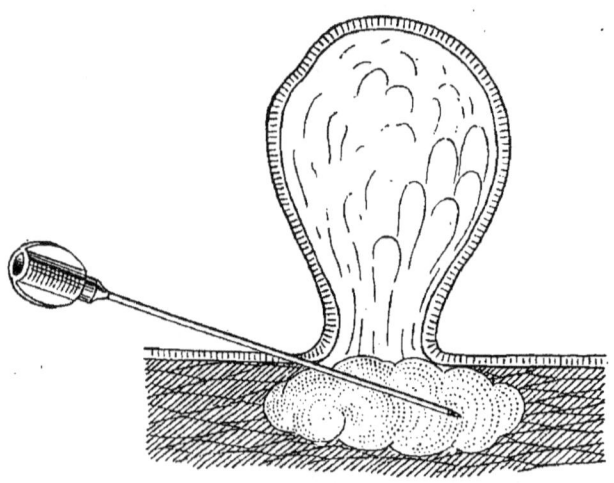

FIG. 12. — *Infiltration du pédicule d'une tumeur cutanée (molluscum).*

Pour l'ablation de tumeurs cutanées pédiculées, l'infiltration sous-cutanée du point (fig. 12) d'implantation du néoplasme suffit, sans infiltrer la tumeur elle-même.

ANESTHÉSIE DES MUQUEUSES. — Les mêmes règles président à l'anesthésie des muqueuses, mais les « boutons » sont inutiles. On se contente de l'injection sous-muqueuse qui rend insensible la muqueuse sus-jacente.

INJECTIONS CIRCONFÉRENTIELLES. — Les nerfs sensitifs de la peau et de l'aponévrose suivent en certains points du corps, par exemple au cuir chevelu, un long trajet sous-cutané. De grandes parties de la surface du corps ne reçoivent pas de nerfs des plans sous-aponévrotiques ; c'est pourquoi il n'est pas toujours nécessaire, pour anesthésier la peau et le tissu sous-cutané, d'infiltrer le tissu cellulaire propre de ce champ opératoire, mais très souvent l'*injection sous-cutanée circonscrivant ce dernier* suffit. C'est l'*injection circonférentielle* (fig. 13). Par 1 et 2, deux piqûres sont faites, le tissu sous-cutané est infiltré, de 1 à 3, 1 à 4, 2 à 3, et finalement 2 à 4, de sorte que le champ opératoire est entouré par un rempart d'infiltration sous-cutanée en forme de losange allongé. Le plus grand diamètre du losange correspond à la direction de la future incision. Les piqûres peuvent être aussi faites en 3 et 4, si c'est plus commode. Au rempart circonscrivant le champ opératoire on peut donner à volonté la forme d'un carré, d'un cercle, etc... Le

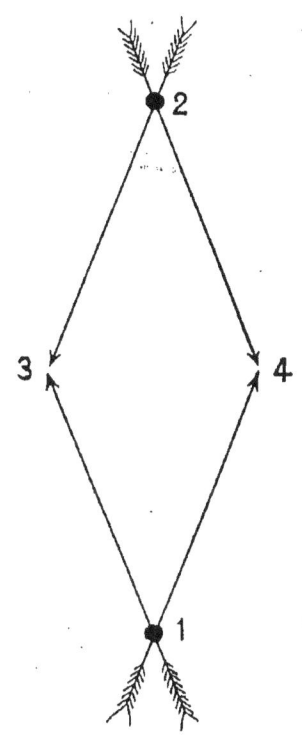

Fig. 13. — *Injection sous-cutanée, quadrilatère par 2 boutons : 1 et 2.*

L'aiguille décrit quatre mouvements dans le sens des flèches et infiltre un losange 1, 2, 3, 4.

nombre et la place des piqûres dépendent de la forme et des dimensions du champ opératoire (fig. 9).

En quelques parties du corps, les nerfs sensitifs, non seulement ont un long trajet sous-cutané, mais aussi proviennent, pour les parties profondes, *exclusivement* du tissu sous-cutané. A la VOUTE DU CRANE les nerfs sensitifs de la peau, du péricrâne, du périoste et de l'os, passent *tous*, à proximité de la base du crâne ou du front, dans le tissu sous-cutané. Une simple injection

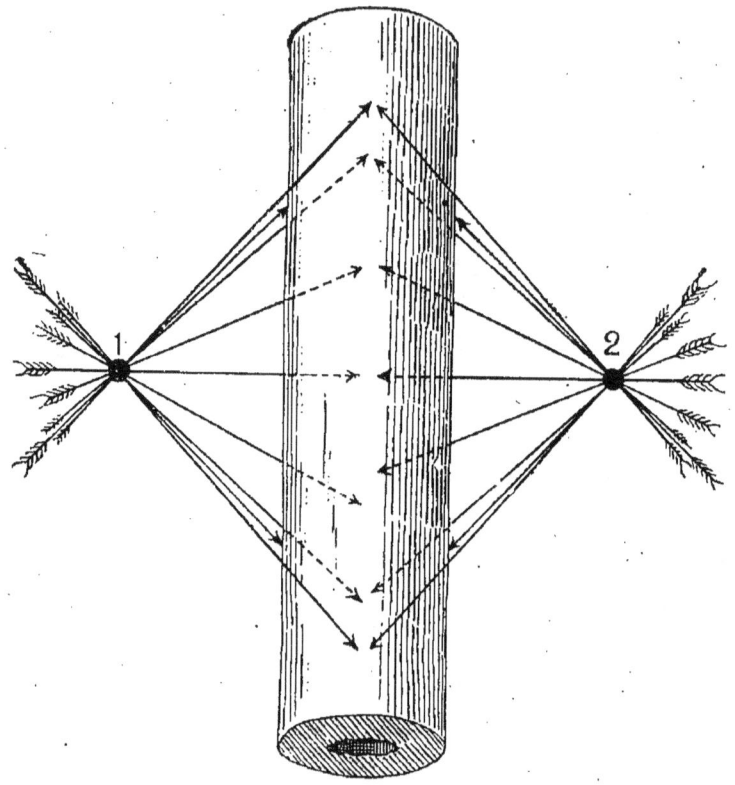

FIG. 14: — *Ostéotomie du fémur. Anesthésie de la diaphyse.*

Faites deux boutons : 1 et 2 ; envoyez l'aiguille dans le sens des flèches et vous infiltrerez une gaine liquide de NS autour du périoste. Si vous bouchez les oreilles du sujet pendant la section osseuse vous pourrez couper ou fracturer le fémur sans douleur et sans émotion.

circulaire sous-cutanée insensibilise donc au crâne des champs opératoires étendus, y compris les os. L'anesthésie d'un doigt repose sur le même principe. Le tissu sous-cutané de la première phalange contient tous les filets nerveux du doigt. Si l'on infiltre d'une

bague la base du doigt, tout le doigt (panaris) est insensibilisé.

INFILTRATION PROFONDE. — L'injection circonférentielle
sous-cutanée seule n'est utilisable que dans les parties
du corps innervées d'après
le type précédent. Elle ne
suffit pas quand l'innervation vient de la profondeur.
Par exemple, au menton,
l'injection circonférentielle
d'un champ opératoire au
milieu duquel se trouve
l'émergence du nerf men-
tonnier, donne une anes-
thésie incomplète. Une des
manœuvres élémentaires
essentielles pour obtenir
l'anesthésie régionale est
l'infiltration systématique
d'une couche épaisse de tissus composée de plans différents. Sa forme la plus simple est l'anesthésie du trajet

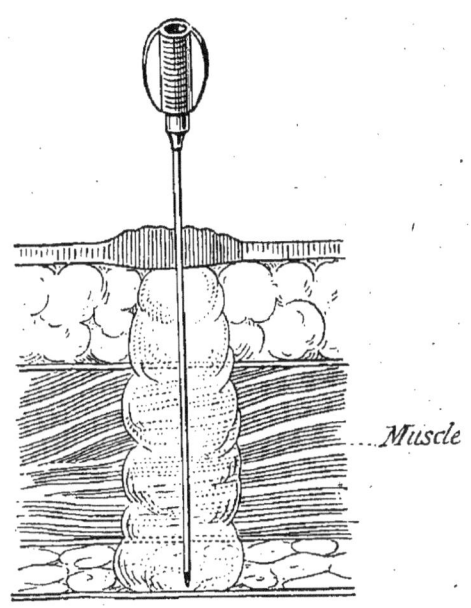

FIG. 15. — *Anesthésie pour une ponction.*

(Ascite, pleurésie, introduction d'un tube de radium dans une tumeur.)

de ponction pour l'ascite ou la pleurésie séro-fibrineuse
(fig. 15). On marque le point de piqûre par un « bouton », et on pousse une aiguille de longueur conve-
nable en injectant, sans discontinuer, jusqu'au tissu
sous-pleural ou sous-péritonéal. La plèvre et le péritoine n'ont jamais besoin d'une infiltration directe, parce
qu'ils reçoivent leurs nerfs des tissus sous-pleural ou
sous-péritonéal.

INFILTRATION PAR TRANCHES. — L'infiltration systématique d'un plan, d'une tranche de tissus, agit sur tous
les nerfs qui traversent cette tranche (fig. 16). On commence par injecter les couches les plus profondes, et
on termine par l'injection sous-cutanée. L'aiguille, par
un « bouton », est enfoncée perpendiculairement

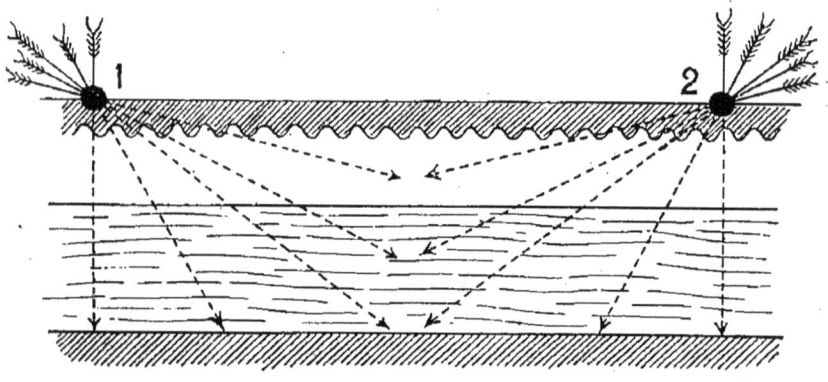

Fig. 16. — *Infiltration d'une tranche de parties molles.*

L'aiguille pénètre par les boutons 1 et 2, et pique jusqu'à l'os ou
au péritoine, puis pique obliquement pour se rapprocher de plus en
plus de l'horizontale ; elle finit par l'injection du tissu cellulaire sous-
cutané.

jusqu'au point le plus profond, au péritoine, par
exemple, etc., puis cette aiguille est ramenée dans
le tissu sous-cutané, puis elle est enfoncée de nouveau
en injectant, *obliquement,* vers le milieu du plan à
infiltrer, et ainsi de suite. La dernière injection est
faite parallèlement sous la peau. Pendant la pénétration et le retrait de l'aiguille il faut injecter conti-
nuellement. Si la longueur de l'aiguille le permet,
un seul « bouton » à l'une des extrémités ou au milieu
suffit.

En aucun point du corps des injections sous-périostées
ne sont nécessaires pour *insensibiliser le périoste,* qui

reçoit ses nerfs de l'extérieur, et se trouve insensibilisé par l'infiltration des tissus qui le recouvrent.

L'infiltration de couches épaisses, ci-dessus décrite, demande une certaine pratique. Il faut apprendre à « *tâter* » de la pointe de l'aiguille. Il faut savoir à chaque instant le plan anatomique où elle se trouve. La main s'habitue vite à reconnaître par le tact musculaire quand la pointe traverse un plan résistant, quand de nouveau elle arrive dans une couche de tissus mous et lâches. La piqûre à travers les aponévroses musculaires éveille généralement une légère douleur. Il faut injecter et avancer sans arrêt, suivant le procédé de RECLUS (injections traçantes et continues) pour éviter de faire pénétrer dans une veine une grande quantité d'anesthésique ; l'injection continue garantit en même temps la répartition égale de la solution. Quand il faut faire des injections à proximité de gros vaisseaux, il est bon de pousser l'*aiguille non montée* et de n'injecter que s'il ne vient pas de sang et *en retirant* l'aiguille. La piqûre éventuelle d'une grosse artère ou veine est à éviter bien entendu, mais elle est tout à fait sans danger si l'on emploie de fines aiguilles.

L'infiltration d'une étroite bande suffit partout où il ne faut faire qu'une simple incision en tissus sains, pour l'ablation d'un corps étranger par exemple, dont la situation est connue de façon précise. L'anesthésie régionale permet d'obtenir l'insensibilité de plus vastes champs opératoires.

Parfois l'infiltration dans un plan unique permet déjà d'annihiler la plupart des nerfs qui gagnent le champ opératoire. C'est ce qu'on fait pour opérer dans la région antérieure du cou, ou pour la cure de hernie crurale et inguinale. D'autres fois, il faut infiltrer en même temps plusieurs plans encerclant le champ opératoire.

La technique de ce procédé est facile à comprendre, avec quelques schémas ; la figure 17 représente une pyramide ; son sommet 5 est situé profondément sous

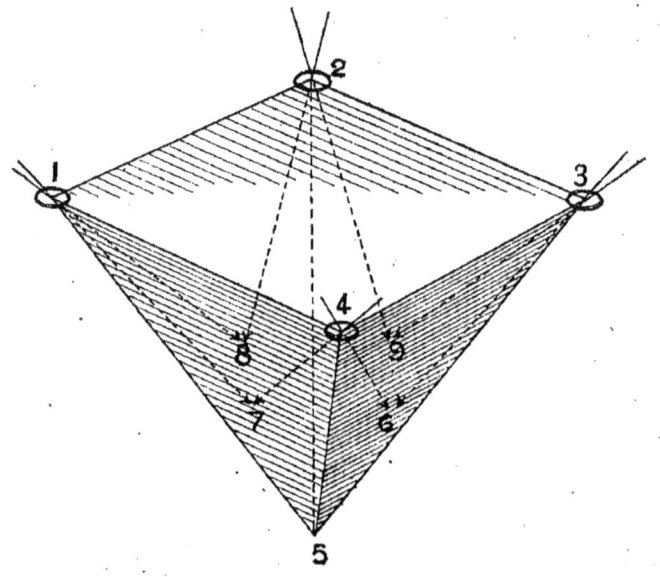

Fig. 17. — *Injection en pyramide.*

Infiltrer quatre boutons : 1, 2, 3, 4. Par ces boutons dermiques, indolores, vous infiltrez quatre tranches triangulaires dont la réunion isole une pyramide de tissus analgésiés. Figurez-vous un éclat d'obus fixé au centre ou au sommet de la pyramide ; vous l'enlèverez sans douleur.

le milieu du champ opératoire ; la base 1, 2, 3, 4, est à la surface cutanée. Ses faces limitent latéralement le champ opératoire ; ce sont ces faces qu'il s'agit d'infiltrer. On marque 1, 2, 3, 4 « boutons ». Par chaque point on enfonce une longue aiguille en injectant d'abord vers le point 5, puis vers divers points situés sur les faces, par exemple de 1 à 7, 4 à 7, 4 à 6, 3 à 6, 3 à 9, 2 à 9, etc. Le champ opératoire devient ainsi insensible sans avoir été touché directement par l'anesthésique. Souvent deux piqûres d'entrée suffisent pour exécuter un parfait encerclement ; dans d'autres cas, il en faut plus de quatre, et les plans à injecter prennent, selon l'étendue du champ opératoire, les formes les plus variées ; cône, tronc de cône, barque (fig. 18, deux points d'entrée en 1 et 2 par lesquels on pousse l'aiguille en injectant vers 3, 4, 5, 6, 7, et finalement

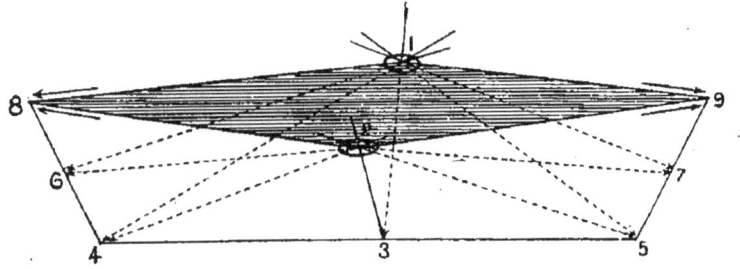

FIG. 18. — *Injection en forme de barque.*

Ici, deux boutons suffisent. Par ces deux boutons l'aiguille infiltre 4 surfaces quadrilatères qui forment une sorte de bateau. Si dans ce bateau vous imaginez une tumeur, entre le pont et la quille, celle-ci sera enlevée sans douleur.

on infiltre le tissu sous-cutané). La figure 14 montre comment, dans le champ opératoire circonscrit en gouttière, un os peut être insensibilisé. Pour toutes ces injections, on emploie la solution à 1/2 p. 100. La solution plus concentrée, de 1 à 4 p. 100, en petite quantité est préférable partout où de grandes quantités de liquides causent des troubles ou de la gêne, comme dans l'orbite, les paupières, le prépuce (phimosis), les doigts, etc. Il faut se méfier de l'action à distance exercée par ces solutions concentrées. Après l'injection d'une petite quantité, l'anesthésie s'établit non seulement dans l'endroit imbibé, mais peut gagner les troncs qui passent à proximité.

Injection péri-nerveuse ou endo-nerveuse par voie sous-cutanée. — L'anesthésie, à travers la peau, de gros troncs nerveux, souvent combinée à l'infiltration périphérique, est soumise à certaines règles : il est indispensable d'amener la pointe de l'aiguille au contact du nerf; c'est facile partout où la situation des nerfs est marquée par des repères osseux (nerf cubital) ; c'est plus difficile quand ces repères manquent et quand le nerf gît au milieu de parties molles épaisses.

Pour reconnaître si l'aiguille touche le nerf à insensibiliser, un très bon indice est fourni par les *paresthésies rayonnant vers la périphérie*, cet éclair douloureux dans la direction du nerf annonce le contact du nerf avec l'aiguille. Le malade doit donc être prévenu avant que l'aiguille soit enfoncée et devra accuser, par un mot, la paresthésie. *Celle-ci est une preuve certaine que l'aiguille est en bonne place.*

Pour l'injection de gros nerfs, il est bon d'employer une solution concentrée, de 1 à 5 centimètres cubes de solution NS à 2 ou 4 p. 100.

Le temps qu'il faut attendre après l'injection dépend de la façon dont a été atteint le nerf. Si l'aiguille a été fichée dans le tronc, ce qui arrive pour le trijumeau, l'interruption est instantanée. Si l'anesthésique n'a été injecté qu'autour du nerf, cinq à vingt minutes se passent avant l'interruption.

Injection directe endo-nerveuse a ciel ouvert. — Des troncs mis à nu peuvent être interrompus en y injectant un peu de solution à 4 p. 100, c'est-à-dire une ampoule à rachi-anesthésie, avec la courte aiguille de 3 centimètres. Ce procédé est excellent pour les opérations sur les nerfs. L'opérateur commence par inciser les couches de tissus qui couvrent le nerf grâce à l'infiltration de NS, puis il trouve le nerf au-dessus de la lésion et dans l'épaisseur du tronc il injecte une ampoule de 2 centimètres cubes de la solution à 4 p. 100.

CHOIX DU PROCÉDÉ. — La nature de l'affection à opérer (plaie, corps étranger à enlever, ablation d'une tumeur inflammatoire ou néoplasique), a peu d'importance relativement au mode d'anesthésie à employer. Il faut seulement avoir soin de toujours insensibiliser un champ assez grand, se prêtant à toutes les éventualités, pour avoir au cours de l'opération une certaine latitude. Il ne faut pas faire les injections au ras de la ligne d'incision. Il faut toujours se tenir *à distance des tissus malades*, éviter les injections dans ceux-ci, surtout pour les infections. Un furoncle bien limité doit être circuminjecté, en forme de pyramide, bien à distance des tissus enflammés; les phlegmons diffus ne se prêtent à l'anesthésie régionale que si l'insensibilisation loin du champ opératoire est possible. La malignité d'une tumeur n'est point une contre-indication à l'anesthésie locale si tout le champ opératoire peut être infiltré sans qu'il soit nécessaire de faire d'injection au contact de la tumeur.

Ne pas oublier l'ischémie temporaire que détermine la surrénine dans le territoire dépendant de la zone infiltrée. Cette ischémie est parfois un avantage, car elle réduit l'hémorragie au point de changer totalement l'aspect de certaines opérations, telles que opérations d'hémorroïdes, résection du maxillaire supérieur, de la langue, laryngectomie... mais dans les opérations plastiques il faudrait se garder d'ischémier les pédicules des lambeaux, dont la vitalité serait compromise. Pour *les plastiques de la face* il faut employer des solutions fortes de N sans adrénaline ; la solution s'écoule avec le sang et l'anesthésie n'a pas besoin de durer longtemps car les interventions sont toujours de courte durée. Notre très habile collègue MORESTIN emploie pour les opérations faciales la *cocaïne* simple au 1/200e.

III

OPÉRATIONS SUR LE CRANE

Les nerfs sensitifs qui desservent la peau du front, de la région temporale et du cuir chevelu, passent tous, à peu près, sur une ligne encerclant le crâne, des paupières à la protubérance occipitale externe, pour se porter de là vers le vertex, où ils s'épanouissent, cheminant *sous la peau et sous l'aponévrose cranienne ;* il est donc très facile de les atteindre par une *injection circulaire ;* ces nerfs ne sensibilisent pas seulement la peau et l'épicrâne, mais aussi *les os* de la voûte du crâne et leur *périoste.* La dure-mère n'est sensible à la douleur que vers la base du crâne, tandis que sous la voûte, les actes opératoires n'y éveillent jamais aucune sensibilité douloureuse ; c'est pourquoi la simple *injection circonférentielle sous la peau et sous l'épicrâne* suffit pour faire des trépanations et des opérations sur le cerveau.

Quand des muscles recouvrent les os du crâne sur la ligne d'injection, il faut en infiltrer la tranche. Un bandeau d'infiltration parti des paupières en avant, allant jusqu'à l'occiput, et passant au-dessus du pavillon de l'oreille, insensibilise la voûte cranienne entière. Il

n'est pas nécessaire de faire d'injections sous-périostées.
Ce bandeau anesthésique a un autre avantage : les
artères de la voûte cranienne montent, comme les nerfs,

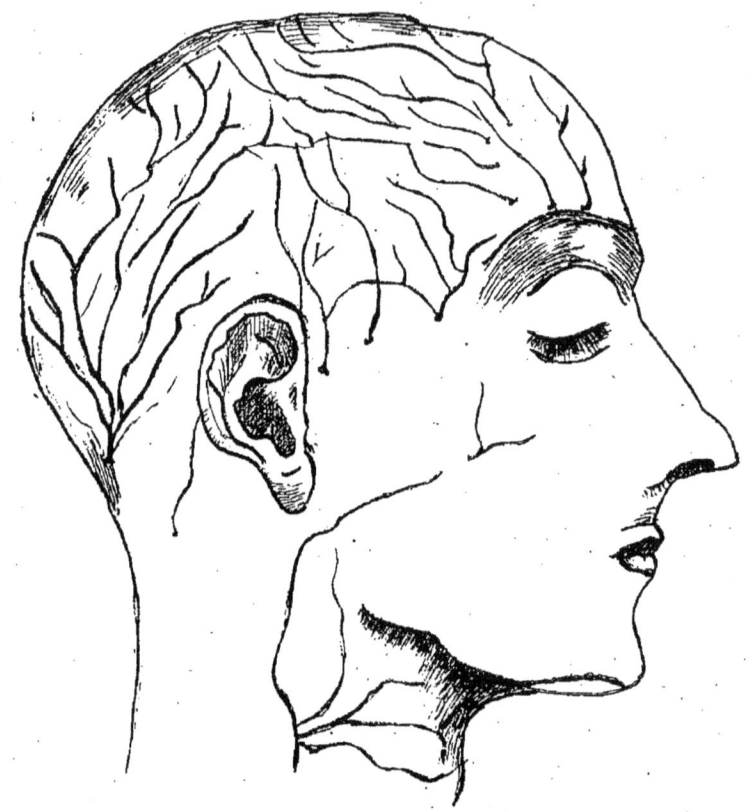

FIG. 19. — *Innervation du cuir chevelu.*
Une injection de NS à 1 p. 100 suivant le tour du chapeau coupe
la sensibilité des nerfs qui recouvrent le crâne.

en rayonnant vers le vertex, sous la peau, sous l'épicrâne, ou, comme les artères temporales, dans les
muscles. La surrénine les rétracte, le champ opératoire
est ischémié, les divers modes d'hémostase préventive
ou provisoire sont superflus ; parfois les grosses artères
saignent un peu et doivent être pincées ; les petites artères
ne donnent rien.

Pour les petits champs opératoires, la solution à 1/2 p. 100 suffit ; pour les grands lambeaux très vasculaires, la solution à 1 p. 100, qui donne une meilleure hémostase, est préférable.

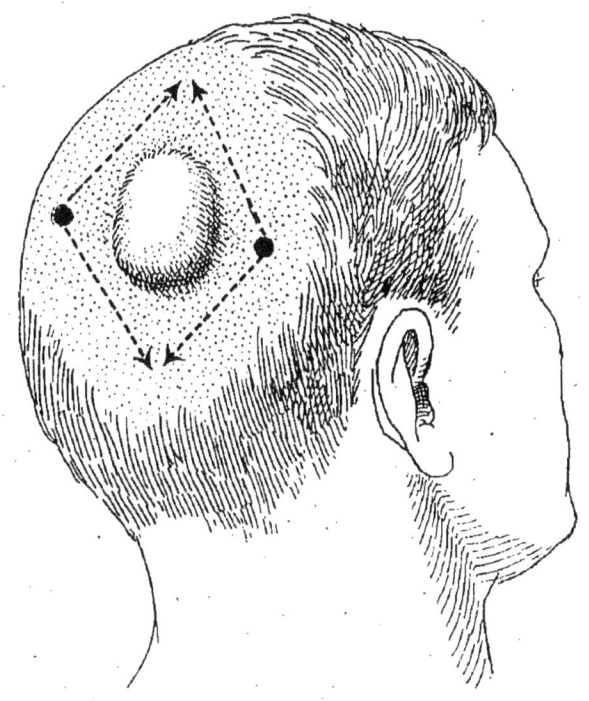

Fig. 20. — *Tumeur du cuir chevelu.*

Qu'il s'agisse d'une loupe, d'un lipome du cuir chevelu, d'un sarcome du crâne, l'infiltration de l'épicrâne seul donne l'anesthésie parfaite de tout le crâne. Injection en losange, circonscrivant la tumeur par deux boutons. Par ces boutons l'aiguille infiltre la solution de NS dans les sens des quatre flèches.

PONCTION DU CERVEAU. — Faites un « bouton » à la place de la ponction, et injectez dessous quelques centimètres cubes de solution à 1/2 p. 100.

ABLATION D'UN KYSTE SÉBACÉ DU CUIR CHEVELU. — En partant de deux « boutons » correspondant à peu près

aux extrémités de la future incision, injectez, en losange
ou en quadrilatère, 10 à 20 centimètres cubes de solution à 1/2 p. 100.

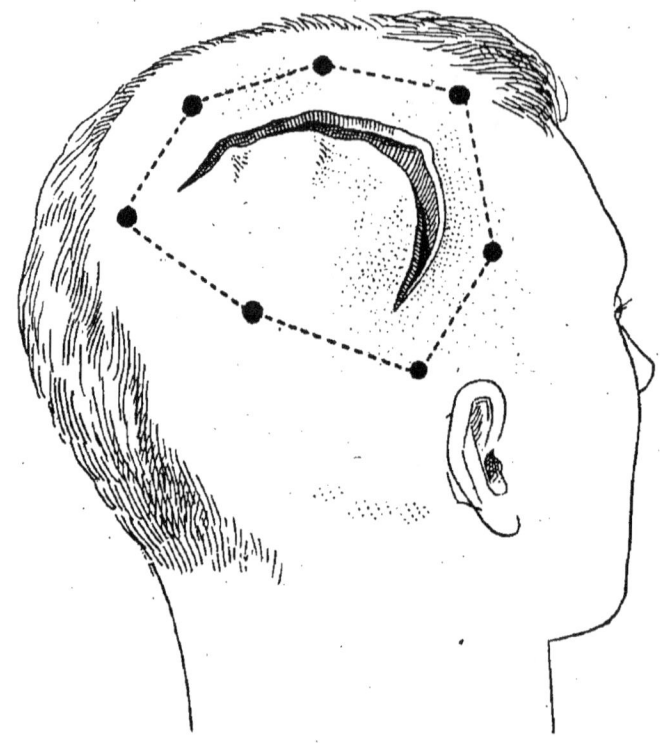

FIG. 21. — *Anesthésie de l'épicrâne autour d'une plaie.*

A utiliser dans toutes les opérations craniennes pour plaies de
guerre (squelette et parties molles). Quelques boutons dermiques ont
été infiltrés. A travers ceux-ci une bande de parties molles est infiltrée
de N-S à 1 p. 100, de façon à circonscrire le champ opératoire.

TRAITEMENT D'UNE GRANDE PLAIE DES PARTIES MOLLES OU
D'UNE FRACTURE COMPLIQUÉE DE LA VOUTE. — Faites, autour
de la plaie, plusieurs « boutons » (comme sur la
figure 21 où il y en a 7) assez rapprochés pour que la
courbure du crâne permette de faire cheminer l'aiguille
droite sous l'épicrâne. Tracez dans le tissu sous-aponévrotique lâche, avec la solution à 1 p. 100 une étroite

bande d'infiltration circonscrivant le champ opératoire suivant la ligne ponctuée. Sur une longueur de 5 centimètres il faut injecter environ 5 centimètres cubes de solution. La ligne d'injection périphérique doit être

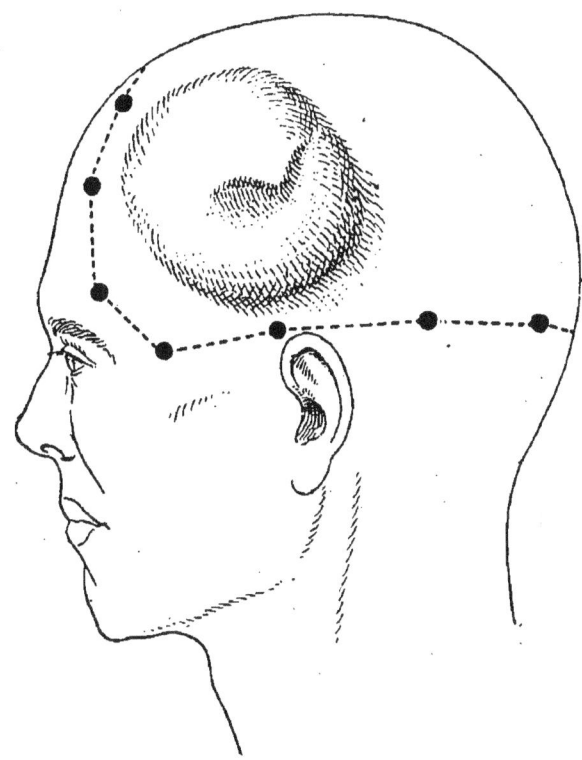

Fig. 22. — *Craniectomie pour sarcome* (Braün) *de la dure-mère ayant perforé le squelette.*

La partie frontale de l'infiltration est destinée à couper la sensibilité des anastomoses entre les nerfs frontaux et les nerfs pariétaux.

assez éloignée de la plaie pour que tout débridement nécessaire de celle-ci, toute taille d'un lambeau destiné à une plastique réparatrice soient possibles. En quelques minutes l'anesthésie est complète.

A notre ambulance de Sainte-Menehould, en septembre 1914 un hémiplégique fut trépané assis, la tête

posée sur la table d'opération, sous anesthésie locale ;
l'un de nous trépana et évacua un hématome sus-dural ;
le blessé, séance tenante, se rendit à pied à la gare
d'évacuation, à peine soutenu par un camarade.

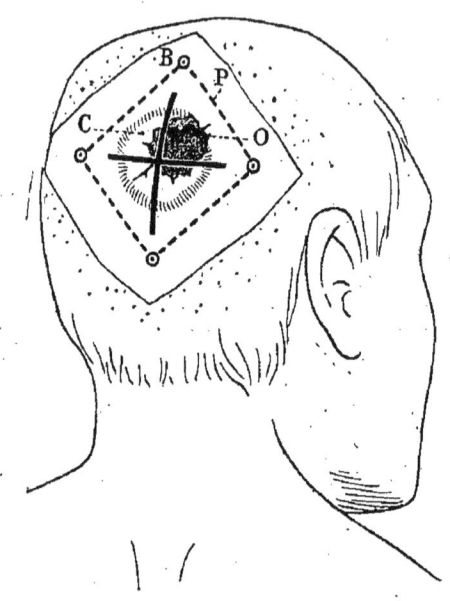

Fig. 23. — *Plaies du crâne, par arme de guerre. Anesthésie pour la*
trépanation.

Incision cruciale (C). La plaie (O) va être excisée aux ciseaux.
Infiltrer 4 « boutons » dermiques (B) ; injecter une bande de 1 centimètre de peau (P), de façon à dessiner un losange suivant le pointillé. L'anesthésie est absolue, l'écoulement sanguin, nul.

ABLATION DES TUMEURS MALIGNES DE LA VOUTE AVEC RÉSEC-
TION OSSEUSE. — Le chirurgien qui aura à enlever un
cancroïde de la peau du crâne, cancroïde adhérent à
l'os, devra enlever à la fois, la peau du crâne et un
fragment d'os assez large. L'opération se fera sans
aucune douleur attendu que la dure-mère est insensible.

Même bon résultat s'il s'agit d'un sarcome de la

voûte cranienne, sarcome parti du périoste et adhérent
à la peau ; le chirurgien pourra, sans douleur, enlever
la peau, le péricrâne, le périoste, les tissus osseux,

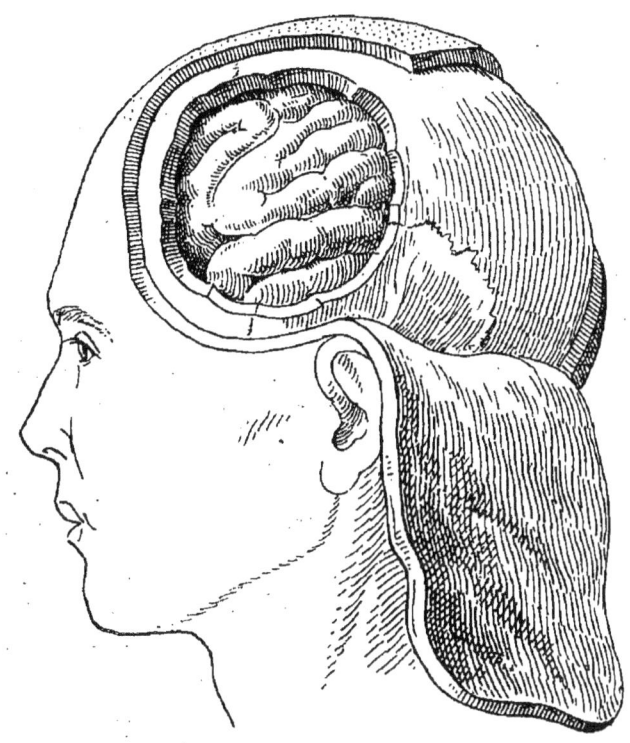

Fig. 24. — *Réparation de la craniectomie* (Braùn).
Taille d'un lambeau d'épicrâne qui sera réappliqué sur la brèche
osseuse. L'opérateur fera bien d'interposer au préalable une lame de
facia lata sur le cerveau pour remplacer la dure-mère et empêcher les
adhérences à la surface profonde de la peau. Des greffes cutanées
seront mises sur la zone occipitale où le squelette est complètement
dénudé. Cette greffe sera faite plus tard, dès que les bourgeons charnus
couvriront le squelette. Quand la surface du crâne sera entièrement
épidermisée, l'opérateur devra insinuer sous la peau au niveau de la
brèche cranienne, soit une plaque d'or, soit un large copeau chondro-
costal. Toute cette chirurgie se fera avec l'anesthésie régionale.

et la dure-mère ; il devra recouvrir de peau la surface cérébrale ; dans ces conditions il libérera un lambeau cutané postérieur, ce qui se fera également

sans douleur car il aura pris soin de faire une anesthésie périphérique du crâne, suivant le tour du chapeau.

TRÉPANATION DE LA RÉGION TEMPORALE. — L'anesthésie

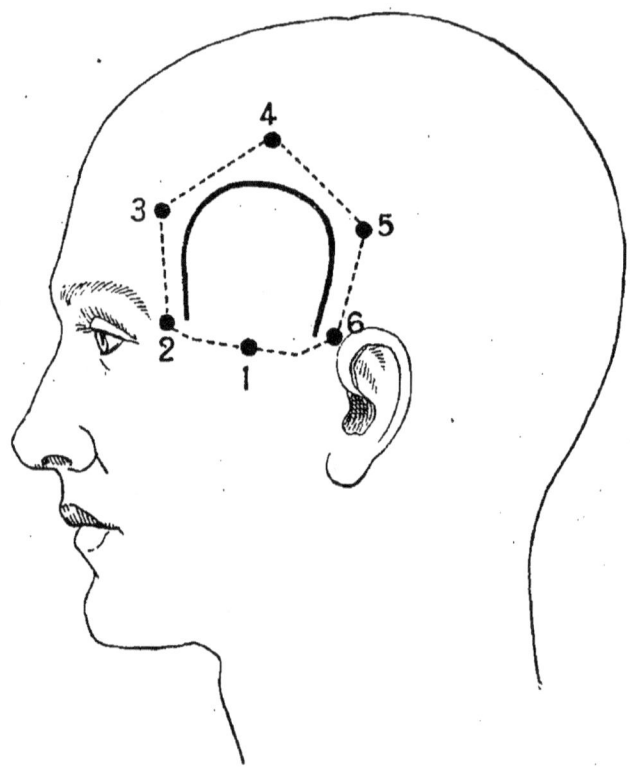

FIG. 25. — *Trépanation décompressive.*
Suppression du squelette sous-temporal, ainsi que le Dr Babinski la
fait exécuter dans les cas de compression cérébrale. Le lambeau en fer
à cheval comprend la peau, le muscle temporal et le périoste ; ce lambeau est décollé avec la rugine. Les chiffres indiquent le pentagone
d'infiltration anesthésiante. Six boutons dermiques par où l'aiguille
infiltrera le péricrâne. Le côté inférieur du pentagone (boutons 1, 2, 6)
sera infiltré jusqu'à l'os avec la solution N-S à 1 p. 100 ; les 4 autres
seront infiltrés seulement avec la solution de N-S à 1 p. 200.

régionale permet l'évacuation des hématomes épiduraux
de la méningée moyenne, la craniectomie décompressive (BABINSKI), l'ablation d'esquilles et de corps

étrangers. La dure-mère, près de la base du crâne, est sensible, mais modérément. La figure 25 montre la place des boutons et la forme de l'injection pour tailler un lambeau ostéo-cutané temporal. Le point 1 est au milieu du bord supérieur du zygoma ; là, il faut injecter la solution à 1/2 p. 100 ou 1 p. 100 sous la peau, et de plus, infiltrer une tranche du muscle

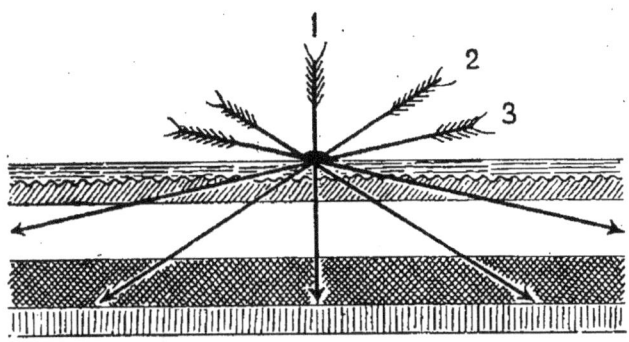

Fig. 26. — *Anesthésie du côté inférieur du pentagone (fig. 25) pour la trépanation sous-temporale.*

L'infiltration en éventail est faite suivant les 5 directions de la flèche. Trois fois l'aiguille (flèches 1 et 2) touche le squelette, sous et dans le muscle temporal. Les deux flèches 3 presque horizontales sont simplement sous-cutanées.

temporal comme le montre le schéma 26. Cette figure est une coupe schématique, horizontale, parallèle au bord supérieur du zygoma, à travers la peau, le muscle temporal et l'os temporal, avec le « bouton ». Par ce dernier, l'aiguille est enfoncée, d'abord perpendiculairement à la surface de la peau, jusqu'à l'os (flèche 1), ensuite obliquement vers les bords antérieur et postérieur du muscle temporal, toujours jusqu'à l'os (flèche 2) toujours suivant un plan horizontal, enfin encore plus obliquement dans le tissu sous-cutané (flèche 3) du point 2 à 6. Pour infiltrer cette tranche il faut environ

30 centimètres cubes ; pour circonscrire le champ opératoire, encore environ 30 centimètres cubes ; en tout 60 centimètres cubes de liquide. La résection du gan-

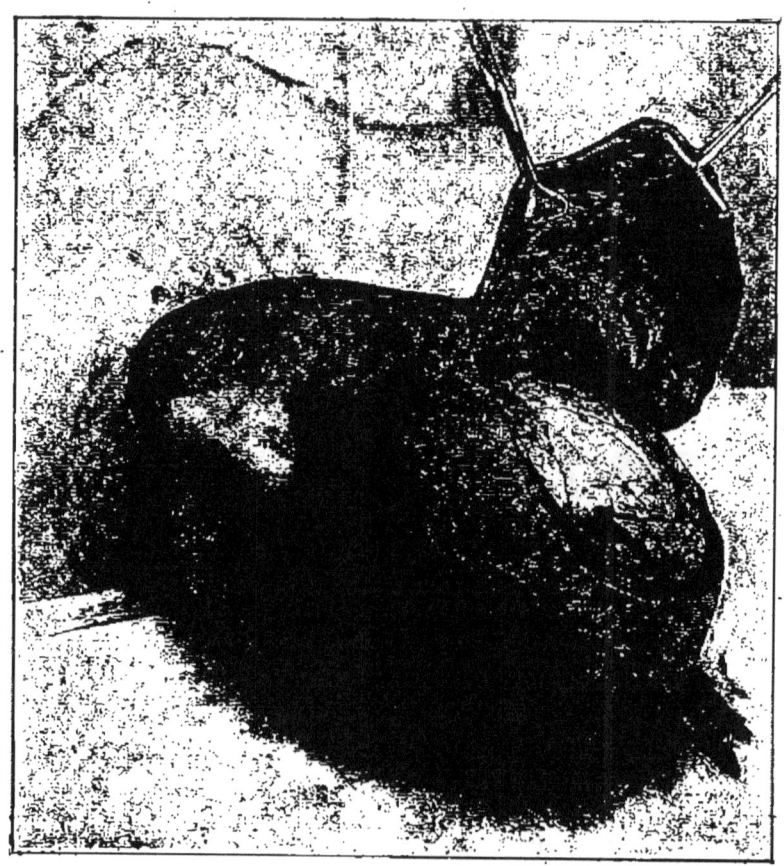

Fig. 27. — *Craniectomie dépressive sous-temporale.*
(Malade du service de M. Babinski). — On voit l'épaisseur du crâne, d'après la tranche de section osseuse ; le lambeau cutanéo-musculaire est tenu par deux pinces ; celles-ci ne font pas l'hémostase, qui est inutile, car la solution contient de la surrénine ; la dure-mère n'est pas ouverte.

glion de Gasser serait possible par ce procédé, mais on lui préfère aujourd'hui la ponction des branches du trijumeau à leur émergence du ganglion, et leur destruction par l'alcool.

MISE A NU DU CERVELET. — L'un de nous avait indiqué en 1912 à THIERRY DE MARTEL, la technique suivante, que cet adroit opérateur a appliquée le premier pour une tumeur du cervelet et qui lui a donné entière satisfaction.

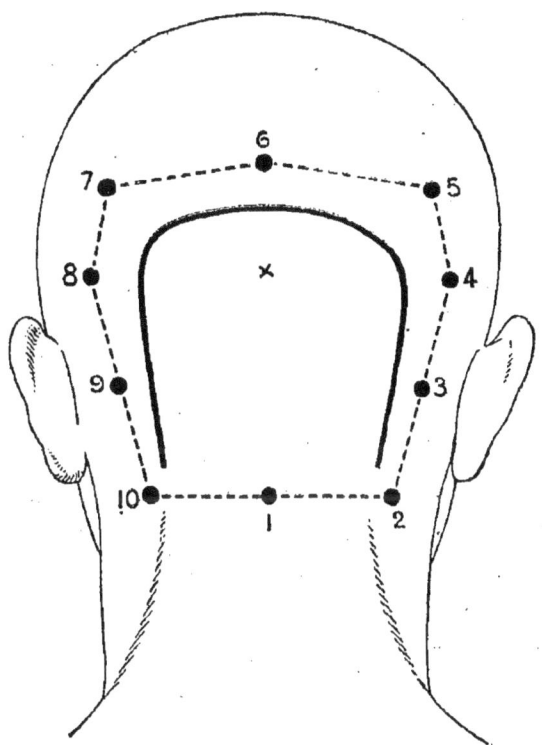

FIG. 28. — *Trépanation pour tumeur du cervelet.*

Les 10 boutons dermiques permettront à l'aiguille d'infiltrer une tranche de parties molles en trapèze. Le fer à cheval, dessiné en trait plein, indique le tracé du bistouri ; le lambeau qui comprend la peau et les muscles sera lui-même détaché à la rugine.

La figure 28 montre la disposition des boutons et la forme de l'incision pour découvrir les hémisphères cérébelleux. Il est bon de ne pas s'écarter de ce tracé, même si l'on se dispose à ne toucher qu'à une moitié du cervelet. Les points 3 et 9 sont placés juste derrière la base de la mastoïde. Par ces deux points, comme de 1, 2

et 10, les injections nécessaires sont faites dans les
muscles de la nuque. Il faut imbiber de solution de NS
la tranche musculaire délimitée par les points d'injection.
Dans le lambeau lui-même on n'injecte rien. Cette
figure rapprochée de celle de l'injection temporale
(fig. 26) précise le trajet de l'aiguille ; sa pointe doit
pénétrer jusqu'aux apophyses transverses des vertèbres
cervicales et jusqu'à l'occiput. Vient ensuite la réunion
de chacune des piqûres par l'injection sous-cutanée. On
emploie 100 à 120 centimètres cubes de solution, plus de
la moitié va dans les muscles de la nuque. TH. DE MARTEL
opéra le sujet assis à califourchon sur une chaise, les
bras sur le dossier, et la tête appuyée sur les bras. La
dure-mère de la fosse cérébrale postérieure et le cervelet
ne sont pas sensibles à la douleur.

IV

ANESTHÉSIE DE LA TÊTE ET DU COU

La chirurgie de la tête et du cou intéresse le chirurgien général et trois spécialistes : ophtalmologiste, oto-rhino-laryngologiste, et stomatologiste.

A ces régions la sensibilité est fournie par le trijumeau et le plexus cervical ; l'action du trijumeau est prédominante à la face. Comme plusieurs branches concourent souvent à innerver une région, il sera nécessaire parfois de combiner l'anesthésie tronculaire à l'infiltration périphérique. De temps en temps, comme la sensibilité sera fournie par plusieurs branches, il sera nécessaire de combiner l'anesthésie tronculaire avec l'infiltration de la région voisine.

Nous étudierons d'abord synthétiquement l'anesthésie du trijumeau, tronc et branches, puis nous décrirons la technique opératoire pour chaque opération dépendant des trois spécialités.

ANESTHÉSIE DU GANGLION DE GASSER

Le ganglion du trijumeau est intra-cranien, il repose sur le sommet du rocher, dans un dédoublement de la dure-mère, immédiatement au-dessus et en arrière du

trou ovale, dans le voisinage immédiat du sinus caverneux et des nerfs moteurs de l'œil (IV et VI). Il émet
3 branches : ophtalmique, maxillaire supérieur et
maxillaire inférieur. Le ganglion est accessible par le
trou ovale, orifice de 1/2 centimètre de long sur 2 ou

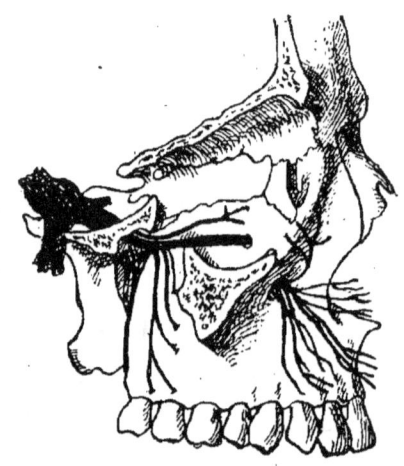

Fig. 29. — *Cette figure montre le ganglion de Gasser qui repose sur le
sommet du rocher.*
En bas l'origine du nerf maxillaire inférieur. En haut l'origine du
nerf ophtalmique et entre les deux, le nerf maxillaire supérieur.

3 millimètres de large ; ce trou occupe la base du crâne,
immédiatement derrière la base de l'apophyse ptérygoïde ;
il correspond sur la mâchoire supérieure au flanc externe
des deux dernières molaires dans le plan sagittal ; il
est à 45 millimètres du zygoma en profondeur.

L'indication de l'anesthésie gassérienne est double :

a) Opération chirurgicale sur la face ;

b) Alcoolisation nerveuse pour combattre les névralgies rebelles (Sicard).

L'anesthésiste se souviendra des préceptes suivants :

1° Employer une aiguille fine, piquante, flexible et
solide ;

2° Pousser lentement l'injection ;

3° Employer les liquides concentrés et très peu abon-
dants, 1 à 2 centimètres cubes d'une solution à 2 ou
à 4 p. 100.

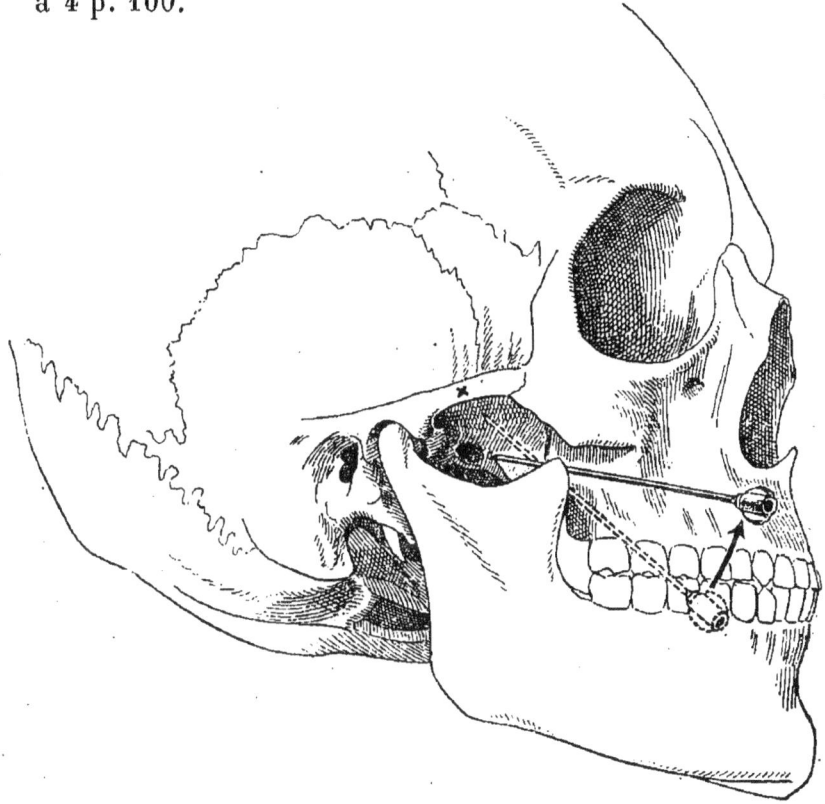

Fig. 30. — *Injection du ganglion de Gasser par le trou ovale.*

1er *Temps* (pointillé). L'aiguille introduite à 3 centimètres de la
commissure des lèvres, vise le milieu de l'arcade zygomatique, file
jusqu'à ce qu'elle soit en contact du plan sous-temporal; elle chemine
entre les deux maxillaires.

2° *Temps* (trait plein). Le pavillon de l'aiguille est relevé, celle-ci vise
le tubercule zygomatique, en conservant le contact du squelette, elle
pénètre à travers la « baudruche » (du trou ovale) et provoque un
éclair douloureux dans les branches du trijumeau.

Malgré ces précautions on a observé des vertiges,
des vomissements, et même du méningisme. Ces troubles
post-anesthésiques n'enlèvent rien à la valeur du procédé,

parce que ce mode d'anesthésie est employé pour des
opérations graves de la face, ou les névralgies rebelles
du trijumeau.

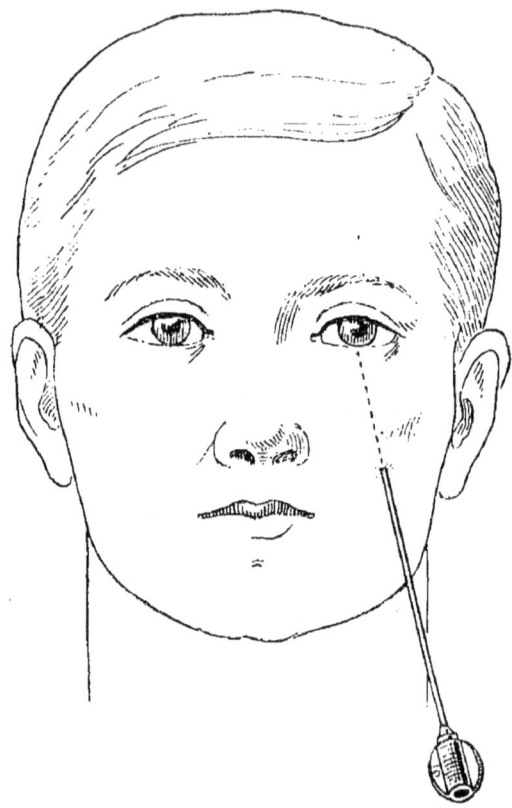

Fig. 31. — *Injection du ganglion de Gasser.*

Le sujet regarde l'opérateur dans les yeux. Celui-ci pique la joue au-
dessus de la commissure et à 3 centimètres d'elle, il dirige l'aiguille
de façon à ce qu'elle soit dans le plan de la pupille du malade ; un doigt
de la main gauche est introduit dans la bouche pour éviter que l'aiguille traverse la muqueuse ; l'aiguille est dirigée entre l'os maxillaire
inférieur, en dehors ; et la tubérosité de l'os maxillaire supérieur, en
dedans.

Technique de l'injection. — Le patient peut être
couché ou assis ; la ponction est plus facile sur le
sujet assis, l'opérateur étant debout ou assis lui-même

devant son sujet. Choisir l'aiguille de 9 centimètres.

Les repères sont les suivants; les uns sont accessibles à la vue ou à la palpation, avant de prendre l'aiguille

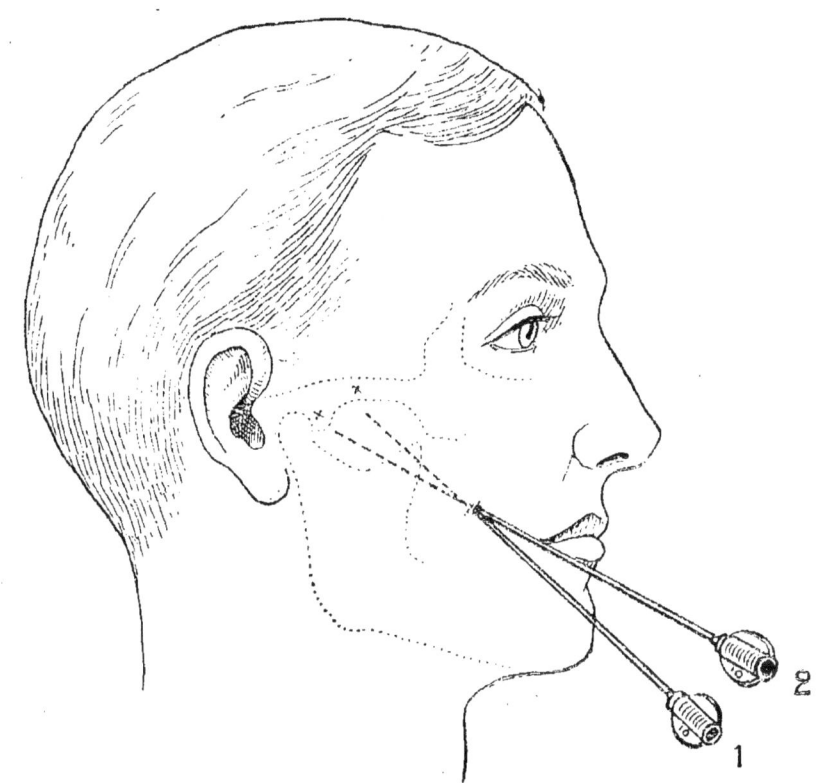

FIG. 32. — *Injection du ganglion de Gasser*,

Même manœuvre que sur la figure précédente : l'opérateur pique à 3 centimètres de la commissure ; la pupille du sujet regarde en face ; l'aiguille est dirigée dans le plan de la pupille, elle vise d'abord le milieu de l'arcade zygomatique ; dès que la pointe a touché le plan sous-temporal, le pavillon de l'aiguille s'élève, l'instrument vise le tubercule zygomatique, il est alors poussé de nouveau de 1 centimètre environ et pénètre dans le trou ovale.

en main ; les autres seront « perçus » par la pointe de celle-ci en cours de route :

1° Pupille ; quand le sujet regarde droit devant lui, elle donne la direction du plan frontal dans lequel il fautpousserl'aiguille ; 2° commissure labiale ; 3° deuxième molaire supérieure ; 4° branche montante du maxillaire supérieur ; sa face interne peut être palpée par l'index introduit dans la bouche ; 5° tubérosité du maxillaire

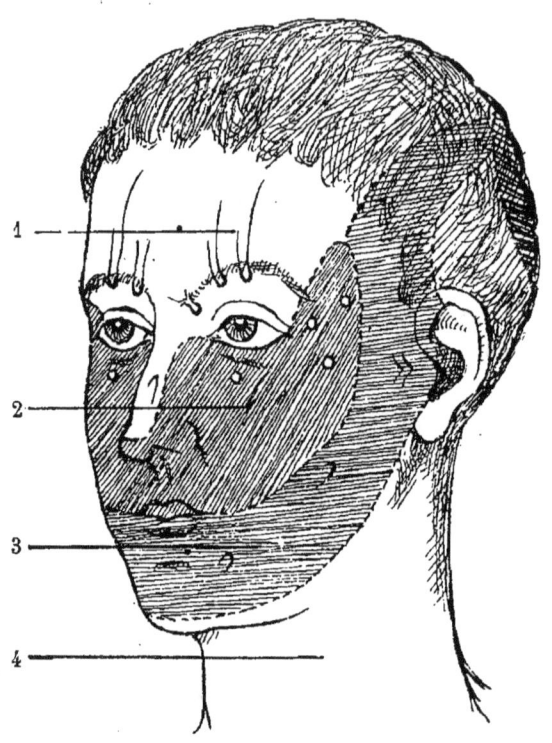

Fig. 33. — *Les territoires sensitifs de la tête.*
1, ophtalmique. — 2, maxillaire supérieur. — 3, maxillaire inférieur. — 4, plexus cervical (rameaux antérieurs).

supérieur ; 6° plan osseux sous-temporal ; l'aiguille en bonne direction, viendra buter sur ce plan résistant situé en avant du trou ovale ; 7° milieu de l'arcade zygomatique et tubercule du zygoma ; le tubercule indique le point qu'il faut viser pour mettre l'aiguille dans le trou, le milieu de l'arcade indique le plan osseux, anté-rieur au trou, contre lequel il faut buter avant de pénétrer dans le trou; l'un et l'autre sont marqués d'un point à l'encre.

Piquez la joue du sujet à 3 centimètres en dehors de la commissure labiale; enfonçant l'aiguille d'une main, glissez l'index de l'autre main dans la bouche pour

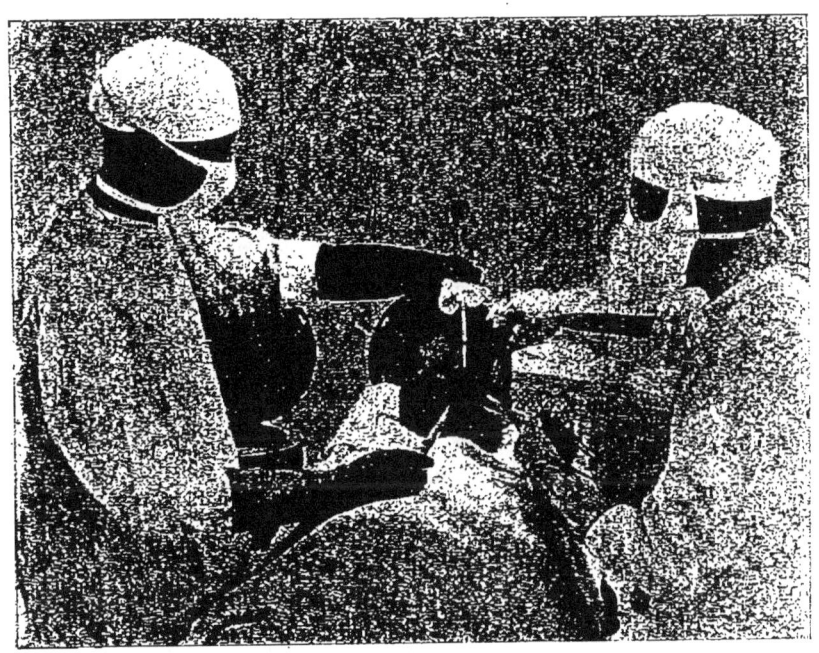

Fig. 34. — *Ablation d'un cancer du voile du palais et de l'amygdale gauche, avec fente transversale de la joue et résection de la branche montante du maxillaire inférieur (anesthésie du ganglion de Gasser).* Ici le fragment supérieur du maxillaire inférieur scié va être luxé par le davier tenu dans la main gauche de l'opérateur.

reconnaître la deuxième molaire supérieure et la tubérosité du maxillaire supérieur, en dedans, la branche montante du mandibule, en dehors : c'est dans l'intervalle délimité par ces os que doit passer l'aiguille; le doigt dans la bouche la suit sous la muqueuse et lui évite de perforer celle-ci.

Vous visez le plan sous-temporal et enfoncez l'aiguille jusqu'à ce qu'elle heurte cette surface osseuse;

l'aiguille doit être un peu oblique en dedans, c'est-à-dire
dans le plan de la pupille du sujet regardant bien en
face ; elle doit être également un peu oblique en haut,
c'est-à-dire qu'elle doit virtuellement passer par le milieu
du zygoma, ce que vous contrôlez en regardant le sujet

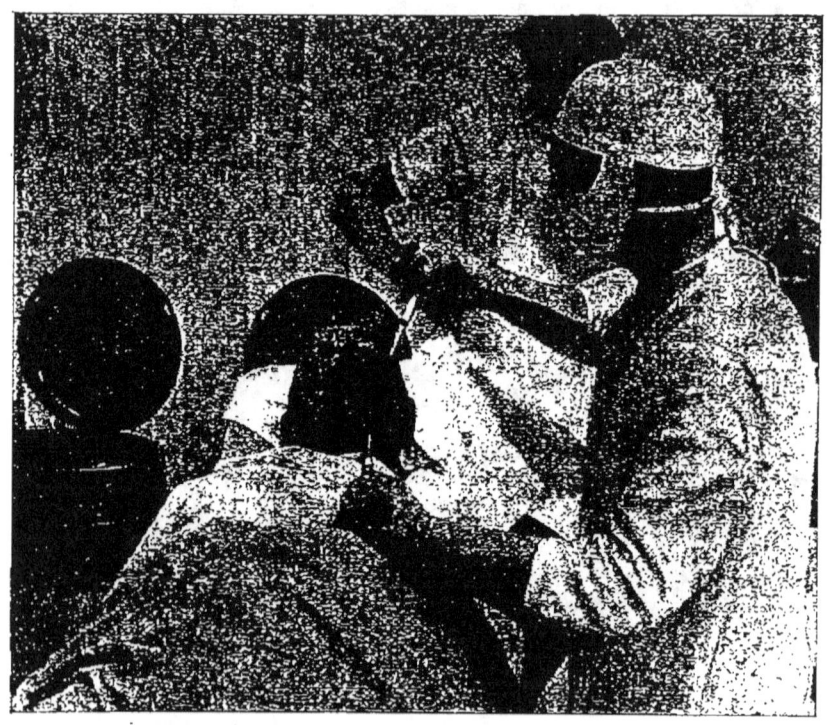

FIG. 35. — *La plaie est maintenue béante, une fois la résection
maxillaire terminée.*

de profil. Sa pointe doit se trouver en arrière de la
deuxième molaire supérieure. Ainsi bien dirigée, l'aiguille bute sur le plan sous-temporal et cet arrêt marque
la fin du premier temps de la ponction. Ayez soin de
faire cette manœuvre très doucement pour ne pas
émousser votre pointe au contact de l'os.

Alors, dégagez la pointe de l'aiguille, et, relevant un
peu son pavillon, mais en restant dans le plan de la

pupille, avancez, d'un centimètre environ, en glissant
en arrière sur le plan sous-temporal ; de profil vous
visez cette fois le tubercule du zygoma. La résistance
cesse : c'est le trou ovale ; vous traversez une membrane

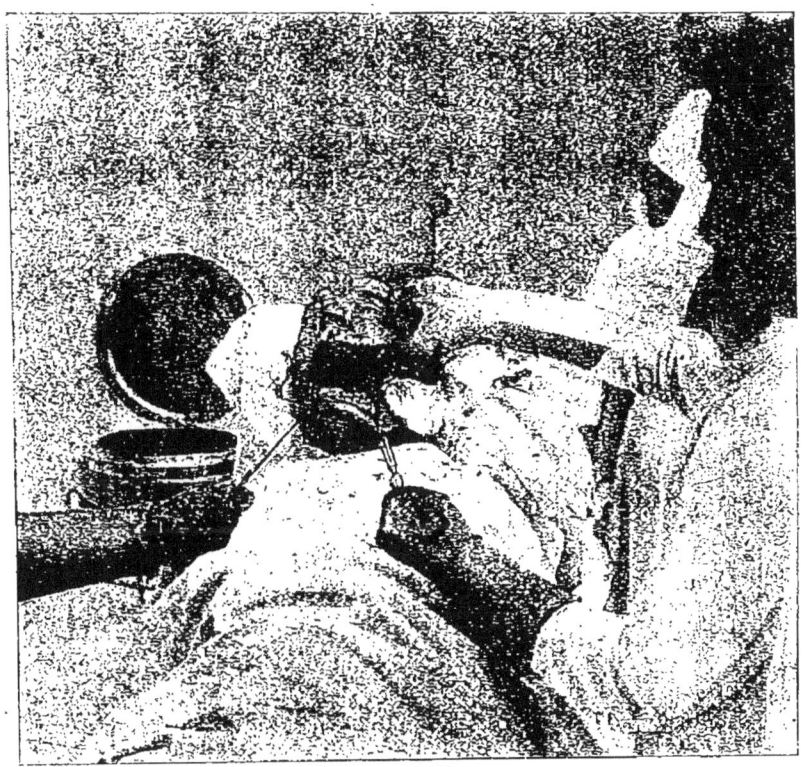

Fɪɢ. 86. — *La loge amygdalienne est tamponnée, après résection de la
partie correspondante du pharynx et de la langue.*
Les deux lambeaux de la joue fendue sont écartés pour montrer
l'étendue de la plaie. La langue est attirée par un fil tenu dans la main
de l'aide.

tendue, vous êtes dans le ganglion de Gasser, à 7 centimètres environ de la peau. Chemin faisant, le patient a
accusé des irradiations douloureuses, d'abord dans le
nerf maxillaire supérieur, puis dans le nerf maxillaire
inférieur : c'est que vous êtes dans la bonne direction.

Dès que vous êtes dans le ganglion, injectez 1 centimètre cube à 1 centimètre 1/2 de NS à 2 p. 100, très lentement et en faisant doucement encore progresser l'aiguille d'un demi-centimètre.

Par la même voie, et en s'abstenant de cette dernière progression dans le trou ovale, on peut atteindre le nerf maxillaire inférieur à sa sortie de ce trou et limiter à lui l'infiltration.

ANESTHÉSIE DU NERF OPHTALMIQUE

Les nerfs : frontal, nasal externe et interne, et lacry-

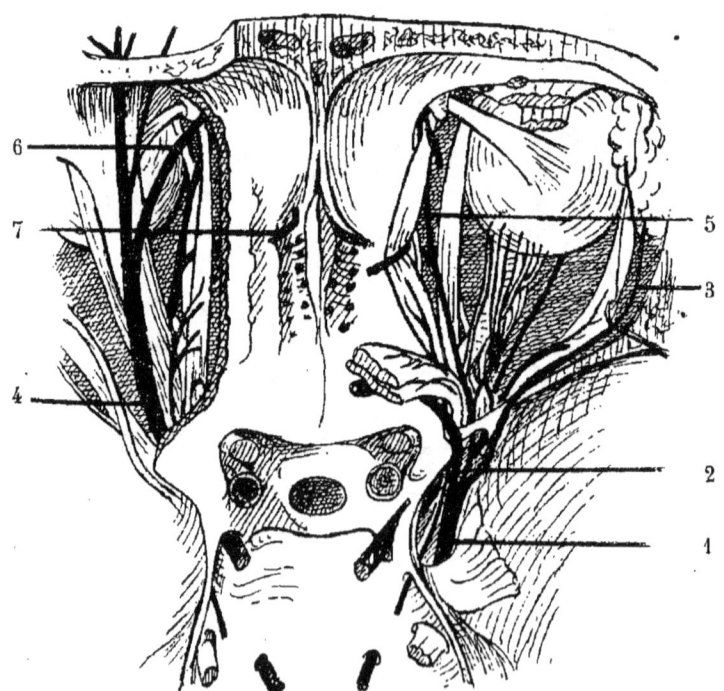

Fɪɢ. 37. — *Nerf ophtalmique et ses branches.*

1, ophtalmique. — 2, branche nasale. — 3, nerf lacrymal. — 4, nerf frontal. — 5, nerf nasal externe. — 6, nerf frontal interne. — 7, nerf nasal interne ou ethmoïdal.

mal, se séparent du tronc de l'ophtalmique, immédiatement avant de pénétrer dans l'orbite. Cet éventail nerveux est placé entre la paroi osseuse et le cône muscu-

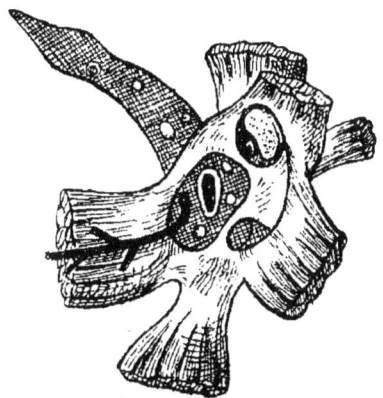

Fᵢɢ. 38. — *Fond de l'orbite. Anneau de Zinn auquel s'insèrent les muscles moteurs de l'œil.*

A gauche le lecteur voit la fente sphénoïdale, au centre l'anneau de Zinn. Dans l'anneau, le nerf nasal et la veine ophtalmique. Dans la fente sphénoïdale les nerfs frontal, lacrymal et pathétique.

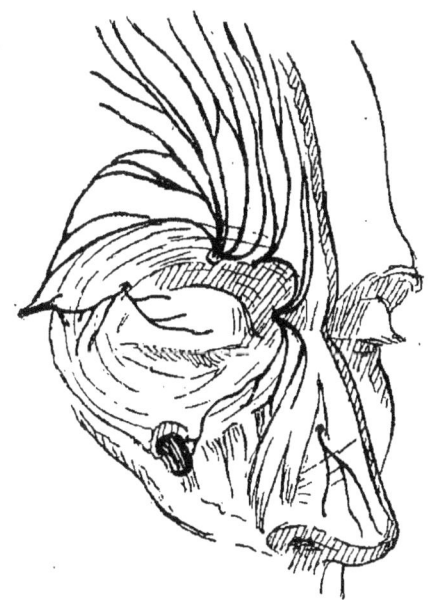

Fᵢɢ. 39. — *Filets sus-orbitaires du nerf ophtalmique.*

Pour interrompre ces filets nerveux l'injection devra être faite parallèlement au rebord orbitaire supérieur.

laire du globe : c'est donc entre les deux qu'il faudra

infiltrer. Le frontal et le lacrymal sont en dehors et
pénètrent par la partie externe de la fente sphénoïdale ;
c'est du côté de la paroi externe de l'orbite que vous

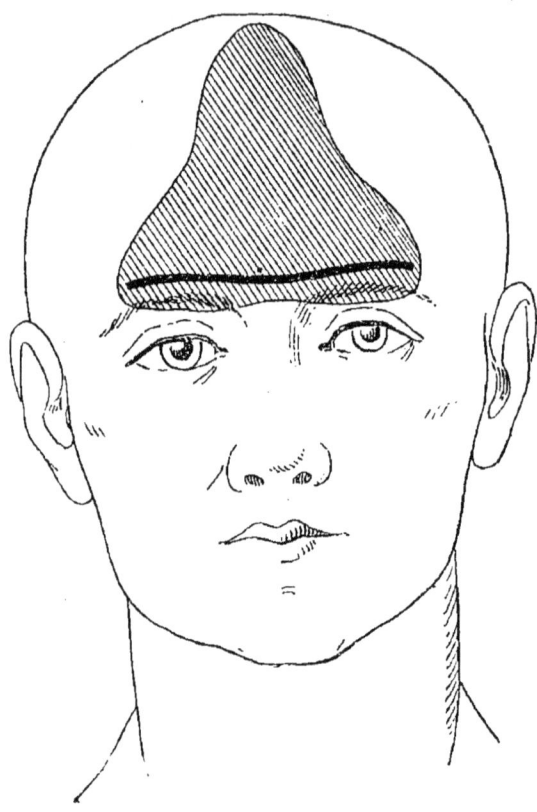

Fig. 40. — *L'infiltration sous-cutanée d'une bande transversale, suivant
le trait plein, atteint les rameaux périphériques des branches ophtal-
miques du trijumeau et donne une anesthésie triangulaire indiquée
par les hachures.*

Le territoire insensibilisé présente une forme triangulaire, dont la
base correspond aux sourcils et dont le sommet se perd dans les cheveux.

les atteindrez. Les nasaux occupent l'angle supéro-
interne de l'orbite, c'est là qu'il faudra les infiltrer.

Je rappelle que les nerfs frontaux innervent une zone
de téguments triangulaires, dont la base correspond à

toute l'étendue de la région frontale, au-dessus de la
racine du nez et dont le sommet est dans les cheveux ;
ils innervent également les sinus frontaux et les paupières
supérieures. Les nerfs nasaux innervent les sinus fron-

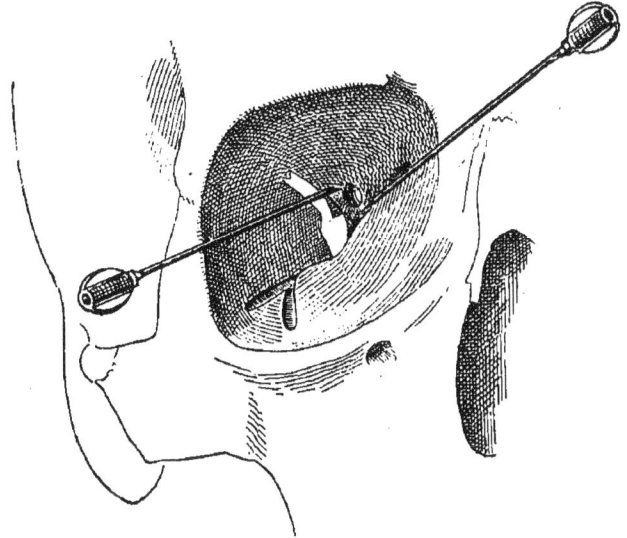

Fɪɢ. 41. — *Injections intra-orbitaires pour infiltrer les branches de
l'ophtalmique.*

A gauche, *injection externe;* celle-ci par tâtonnements, garde le
contact de la paroi externe de l'orbite. A 4 centimètres de profondeur,
elle s'arrête contre un mur osseux ; c'est la voûte orbitaire ; au point
où elle s'arrête, elle chevauche l'extrémité de la fente sphénoïdale, où
passent les nerfs lacrymal et nasal ; pousser l'injection de NS à 1 p. 100.
A droite, *injection interne ;* l'aiguille suit l'angle supéro-interne de l'orbite. Elle garde constamment le contact du squelette, rase les trous
ethmoïdaux ; arrivée à 4 centimètres de profondeur, elle bute contre un
mur osseux qui est la voûte du crâne ; elle injecte chemin faisant la
solution NS sur les rameaux ethmoïdaux du nerf nasal.

taux, ethmoïdaux et sphénoïdaux, la cloison nasale et
le lobule du nez.

Trois sortes d'infiltration peuvent être faites, suivant
l'opération requise :

a) *L'infiltration frontale.* — L'opérateur injecte sous
la peau 10 centimètres cubes de NS à 1 p. 100 ; il com-

mence au-dessus de l'apophyse orbitaire externe et termine au niveau de l'apophyse similaire du côté opposé ; la bande d'infiltration suit exactement le rebord supérieur des orbites (voir fig. 40).

b) *Infiltration orbitaire externe.* — Celle-ci vise les nerfs frontaux et le lacrymal ; piquez dans la commissure externe, touchez avec la pointe la paroi orbitaire

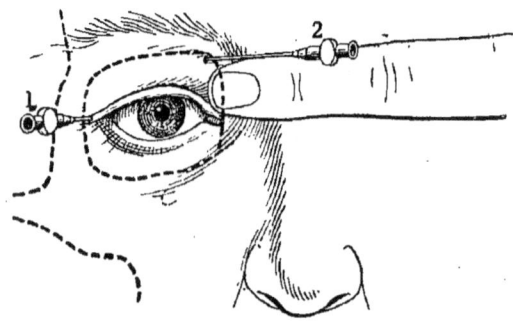

Fɪɢ. 42. — *Anesthésie des branches de l'ophtalmique, par voie orbitaire interne (2), externe (1).*

L'orbite est dessiné en pointillé ; l'aiguille 1 (voie orbitaire externe), pénètre en dehors de la commissure externe des paupières ; elle suit l'os et s'arrête seulement quand elle a buté contre la voûte orbitaire, elle chevauche alors la fente sphénoïdale (voir fig. 41). L'aiguille 2 (voie orbitaire interne) pique la paupière au ras du rebord orbitaire, à un travers de doigt au-dessus de la caroncule, garde le contact osseux de l'angle supérieur interne et baigne les nerfs ethmoïdaux.

externe et poussez profondément, toujours en suivant l'os ; à 4 centimètres 1/2 environ vous obtenez un contact osseux : c'est la voûte orbitaire ; vous venez de passer sur la partie externe de la fente sphénoïdale, là où entrent les nerfs frontaux et lacrymal. Vous injectez 5 centimètres cubes de la solution à 2 p. 100 ; l'anesthésie est faite (fig. 41, 42).

c) *Infiltration orbitaire interne.* — A égale distance du sourcil et de la caroncule, c'est-à-dire à 1 centimètre au-dessus de la commissure interne des paupières, vous enfoncez l'aiguille contre l'angle supéro-interne de la paroi osseuse, que vous devez sentir constamment; chemin faisant, vous injectez la solution à 2 p. 100;

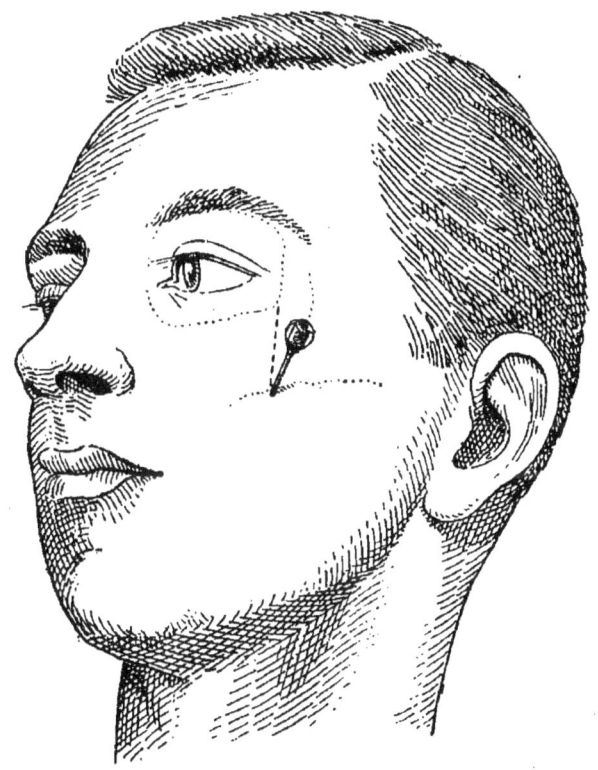

Fɪɢ. 43. — *Injection du maxillaire supérieur au trou rond par voie externe.*

L'aiguille pique à l'intersection d'une ligne verticale suivant le bord externe de l'orbite avec le bord inférieur du malaire (pointillé).

arrivé à 4 centimètres de profondeur, 4 cent. 1/2 au maximum, vous arrêtez; vous avez ainsi injecté 5 centimètres cubes de la solution forte à 2 p. 100 (fig. 41, 42).

Cette dernière injection anesthésie la cloison nasale, les sinus ethmoïdaux, sphénoïdaux et frontaux, ainsi que le lobule du nez. L'injection donne de l'œdème de la paupière supérieure, elle provoque la saillie du globe; parfois une amaurose bénigne de quelques minutes. Le nerf optique, les nerfs ciliaires, le ganglion ciliaire ne sont point anesthésiés.

NERF MAXILLAIRE SUPÉRIEUR

Le nerf maxillaire supérieur sort du trou grand rond au fond de la fosse ptérygo-maxillaire, exactement entre

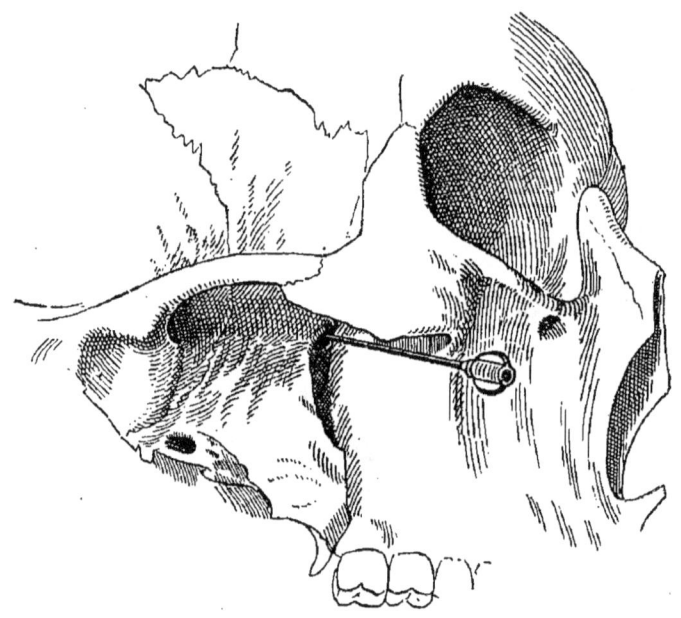

Fig. 44. — *Injection du nerf maxillaire supérieur au trou rond par voie externe.*

L'aiguille pique la joue au bord intérieur de l'os malaire suivant une ligne verticale descendant du bord externe de l'orbite. L'aiguille se dirige d'abord vers la tubérosité du maxillaire, elle suit ce contact osseux, puis pénètre de 4 centimètres environ, et tombe dans le vide, c'est la fosse ptérygo-maxillaire ; le malade perçoit un éclair douloureux dans les dents. Injecter 3 ou 4 centimètres cubes de solution forte (1/50).

la tubérosité du maxillaire supérieur et la base de l'apophyse ptérygoïde.

a) *Voie externe* (fig. 43, 44). — Explorez avec le doigt l'arcade zygomatique; marquez à l'encre le bord inférieur de l'arcade, marquez de même le bord externe de l'orbite; au point où une ligne verticale des-

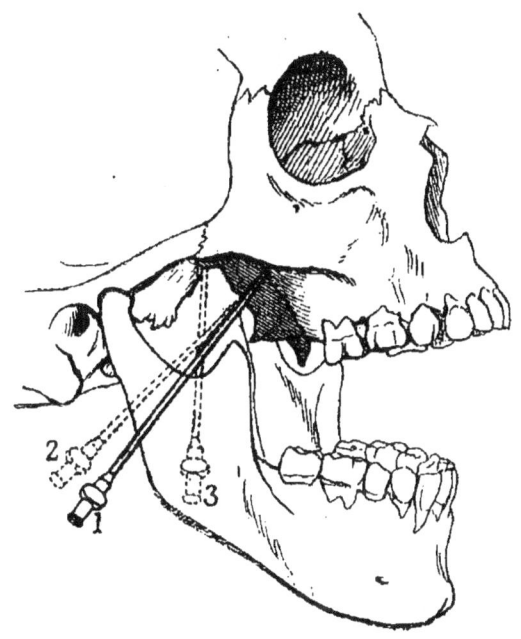

Fig. 45. — *Anesthésie des nerfs maxillaires supérieur et inférieur par le même orifice.*

La mandibule est abaissée, l'aiguille est introduite au-dessous de la partie moyenne de l'arcade zygomateuse. Elle est enfoncée dans la profondeur, jusqu'à ce qu'elle bute contre l'apophyse ptérygoïde. On la retire incomplètement, et on la pousse en avant, elle atteint la fosse ptérygo-maxillaire, où elle rencontre le nerf maxillaire supérieur, au trou grand rond; on la retire de nouveau et on la pousse à 1 centimètre en arrière; là (3), elle atteint le trou ovale derrière la racine de l'apophyse ptérygoïde. Les trous ovale ou grand rond sont environ à 4 ou 5 centimètres de la joue, en profondeur.

cendant de ce bord externe rencontre l'arcade zygomatique (juste derrière l'angle inférieur du corps malaire), poussez l'aiguille jusque 5 ou 6 centimètres de profondeur; vous pouvez ainsi atteindre le nerf d'emblée; mais il est préférable de rencontrer d'abord, avec la pointe, le corps du maxillaire sur le plan osseux incliné. Vous suivez à tâtons et dirigez l'aiguille profondément, tout à coup vous tombez dans le vide ; le malade éprouve

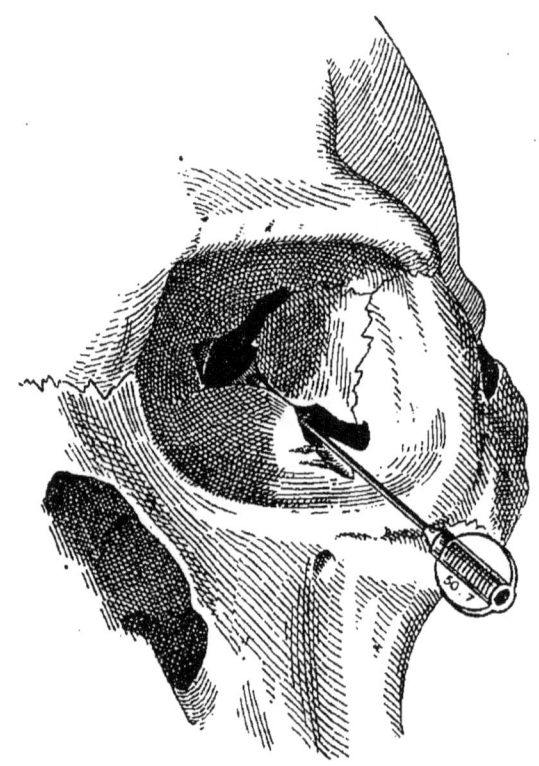

FIG. 46. — *Anesthésie du nerf maxillaire supérieur gauche au trou grand rond par voie orbitaire.*

L'aiguille, qui a d'abord été tenue verticale (fig. 47) prend contact avec le plancher de l'orbite, au niveau de l'angle inféro-externe de l'orbite, puis, elle s'enfonce et tombe dans le vide au niveau de la fissure orbitaire. A ce moment, elle se couche presque horizontalement et se dirige en arrière, suivant la direction de la fissure. A 5 centimètres environ, elle s'arrête à la base du crâne ; là se trouve le trou grand rond. Injecter 1 ou 2 centimètres de la solution NS forte.

un « éclair » dans la figure et dans les dents supérieures ; vous injectez 5 centimètres de la solution NS à 2 p. 100 ; en retirant l'aiguille vous injectez encore 5 centimètres cubes de la solution NS à 1/2 p. 100 pour faire contracter

les branches de la maxillaire interne ; il est souvent
nécessaire de faire ouvrir la mâchoire au sujet ; l'aiguille
entre mieux (fig. 45).

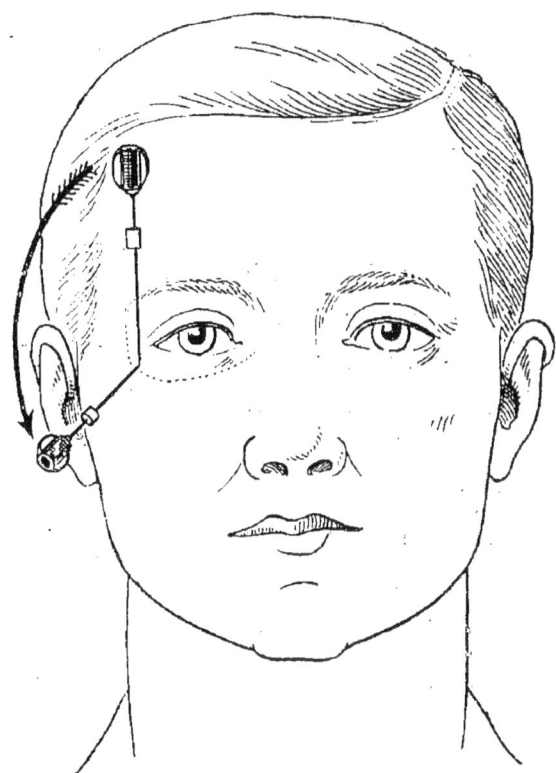

Fig. 47. — *Injection du nerf maxillaire au trou grand rond, par
voie orbitaire.*

Cette figure montre le « truc » à employer pour conserver le contact
du plancher de l'orbite. L'opérateur enfile d'abord un petit fragment
de caoutchouc sur l'aiguille, cet index servira de repère mobile ; l'aiguille d'abord tenue verticalement, pique la joue au contact du rebord
inférieur de l'orbite près de la paroi externe puis se porte un peu en
arrière, jusqu'à ce qu'elle rencontre la fissure, là, elle se couche comme
l'indique la figure 46.

b) *Voie orbitaire* (fig. 46 et 47). — A l'union du bord
externe et du bord inférieur de l'orbite, faites un « bouton » cutané, puis, presque verticalement, en bas, pour
sentir le plancher de l'orbite, poussez l'aiguille, et diri-

gez-la un peu en arrière. A 1 centimètre environ
plus loin, elle traverse un plan fibreux, c'est la fissure
du plancher orbitaire. Dès que l'aiguille arrive dans
le vide, baissez le pavillon de l'aiguille, de façon à la
maintenir dans un plan presque horizontal, la tête
étant bien droite ; si vous n'étiez pas horizontal, votre
aiguille filerait dans la fosse sous-temporale ; néanmoins ne poussez pas l'aiguille trop haut, sinon elle
filerait dans le globe. C'est dans le plan même de la
fissure, c'est-à-dire juste dans la direction de l'angle
dièdre inféro-externe, et tout à fait parallèlement à cet
angle, que doit marcher votre aiguille. Vous devez toujours sentir une certaine résistance à la pointe. Celle-ci
avance, puis s'arrête ; elle est alors à 5 centimètres de
profondeur et correspond au trou grand rond. C'est là
que la pointe bute contre la base du crâne. Injectez
5 centimètres cubes de la solution NS à 2 p. 100 ; vous
observerez quelquefois des paralysies momentanées des
muscles de l'œil, des hématomes dans la fosse ptérygo-
maxillaire, incidents sans gravité.

NERF SOUS-ORBITAIRE

Le nerf sous-orbitaire, branche du maxillaire supérieur, est accessible par la joue ; marquez avec la plume
du stylo le bord inférieur de l'orbite ; prenez le milieu
et marquez une petite croix à 1/2 centimètre plus bas ;
remarquez que ce point correspond à la sortie du
nerf sus-orbitaire et à celle du nerf mentonnier ; les
trois trous d'émergence sont sur la même ligne verticale et correspondent à l'union de la première et de la
seconde petite molaire.

Injectez un « bouton dermique », infiltrez le tissu
cellulaire sous-cutané, pour que vos tâtonnements ne
soient point douloureux; puis, avec l'aiguille trouvez
le trou sous-orbitaire; arrivé au contact de l'os, tâtonnez
en dirigeant l'aiguille un peu haut et en dehors; à un

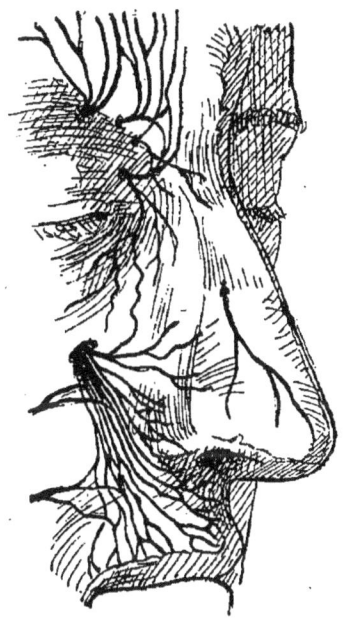

FIG. 48. — *Emergence du nerf sous-orbilaire.*
Sur la même ligne verticale que le nerf sus-orbitaire; il siège à
1/2 centimètre *au-dessous du milieu* du rebord orbitaire inférieur.

moment donné vous rencontrez une petite dépression,
et vous pénétrez dans un canal. Le malade éprouve un
éclair douloureux; vous injectez là 1 centimètre cube de
la solution à 2 p. 100. Cette anesthésie atteint la paupière
inférieure, la lèvre supérieure, l'aile du nez, une partie
de la peau et de la muqueuse des joues, de la muqueuse
des lèvres et de celle du rebord alvéolaire supérieur,
ainsi que la paroi inférieure du maxillaire supérieur, les
dents incisives et canines.

NERFS DENTAIRES SUPÉRIEURS (fig. 29)

a) *Voie buccale*. — Cherchez par la bouche l'arcade zygomatique ; là où vous la sentez très en avant, vous piquez la muqueuse et vous enfoncez l'aiguille de 1 ou 2 centimètres. Le malade généralement éprouve une douleur dans les dents; vous injectez 5 centimètres cubes de solution forte NS à 2 p. 100.

b) *Voie externe*. — Reconnaissez l'arcade zygomatique ; prenez le même point de repère que pour toucher le

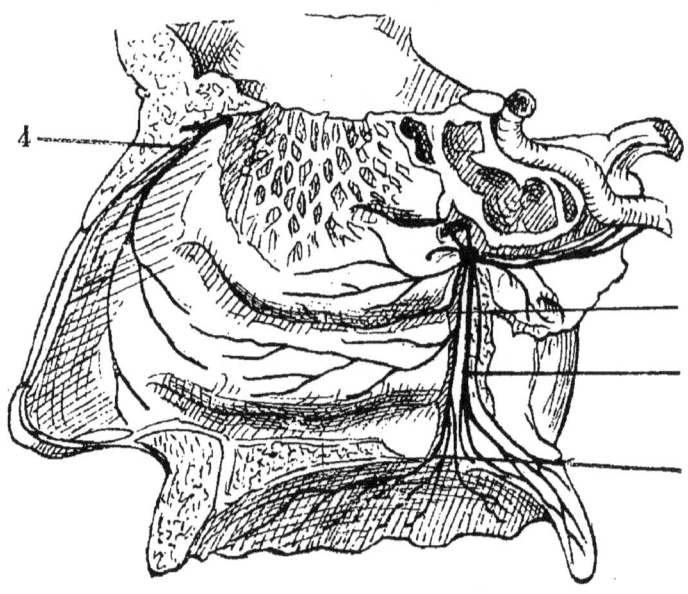

Fɪɢ. 49. — *En arrière, les trois nerfs palatins qui descendent vers le trou palatin postérieur. En avant, on voit, à la racine du nez, le filet ethmoïdal du nerf nasal interne.*

nerf maxillaire supérieur au trou grand rond ; dès que vous arrivez sur la tubérosité du maxillaire supérieur, vous injectez 5 centimètres cubes de la solution, sans qu'il soit nécessaire d'aller plus loin. Cette injection anesthésie les grosses et les petites molaires supérieures, ainsi que la muqueuse du sinus maxillaire.

NERFS PALATINS (fig. 49, 50)

Le nerf palatin inférieur sort du trou palatin postérieur, au-dessus de la dernière molaire. Le nerf naso-

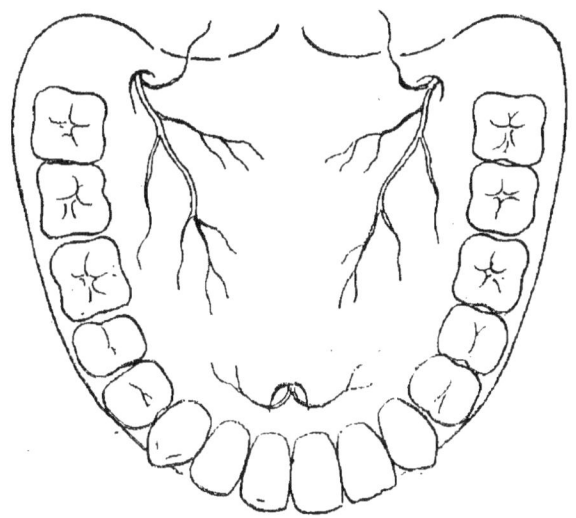

FIG. 50. — *Comment on anesthésie le palais dur.*

1° *En avant,* le nerf naso-palatin à 1/2 centimètre des incisives médianes ; l'opérateur injecte directement sous la muqueuse 1 centimètre cube de la solution forte de NS ; 2° *en arrière,* dans les trous postérieurs, à droite et à gauche, il injecte, sous la muqueuse, 1 centimètre cube de la solution forte à 1 centimètre en dedans et en haut de la dernière molaire.

palatin sort du canal palatin antérieur, sur la ligne médiane et en arrière des incisives. Enfoncez l'aiguille en avant sous la muqueuse du palais, immédiatement en arrière des dents et sur la ligne médiane. Injectez 1 centimètre cube de la solution NS à 2 p. 100 ; puis, en arrière du palais à 1 centimètre ou 1 cent. 1/2 en dedans de la deuxième molaire, ou plutôt en dedans du bord de la gencive, injectez 2 centimètres cubes de la solution. Cette anesthésie répétée du côté opposé vous permet avec ces trois points d'infiltration d'opérer sur la muqueuse du palais dur et le périoste mais pas sur les dents.

NERF BUCCAL

Ce dernier siège sur la tubérosité du maxillaire supérieur et se distribue à la muqueuse de la joue. Il est accessible comme les nerfs dentaires supérieurs par une injection poussée le long de la tubérosité, suivant une ligne verticale étendue des dernières molaires supérieures aux dernières molaires inférieures.

NERF MAXILLAIRE INFÉRIEUR

Comme il a été dit déjà, le tronc du nerf maxillaire inférieur est accessible, à sa sortie du trou ovale, par la même voie et avec la même technique employées et décrites pour l'infiltration du ganglion de Gasser. Pour limiter l'injection à ce tronc, il suffit de ne point enfoncer l'aiguille dans le trou ovale et de s'arrêter dès que cesse la résistance osseuse indiquant que le bord antérieur du trou est franchi.

Le procédé suivant atteint le nerf au-dessous du trou et n'expose pas à pénétrer trop loin, dans le crâne. Il doit être connu et « en main », aussi bien que le premier, d'autres indications pour le choisir pouvant d'ailleurs découler de circonstances anatomiques, déformation, tumeur, etc...

Tracez sur la peau le bord inférieur de l'arcade zygomatique, repérez exactement son milieu et faites un « bouton ». Prenez une aiguille de 6 centimètres,

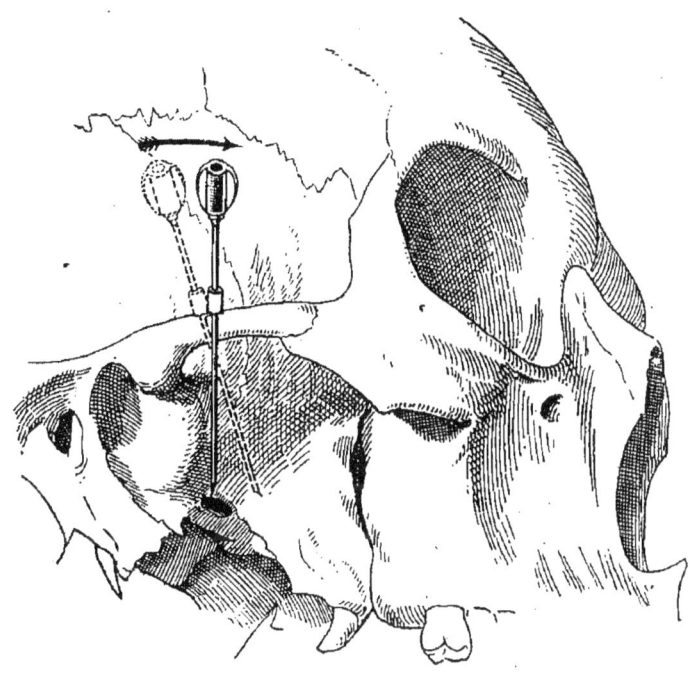

Fig. 51. — *Anesthésie du nerf maxillaire inférieur.*
Procédé du bouchon.

L'opérateur enfile un petit fragment de liège sur l'aiguille ; celle-ci est enfoncée au ras et au milieu de l'arcade zygomatique. Elle bute profondément (4 centimètres), contre l'apophyse ptérygoïde ; en ce point l'index de liège est amené au ras de la peau. L'aiguille est alors retirée, puis de nouveau poussée, mais un peu en arrière, de façon à toucher la base du crâne à un centimètre à peine, en arrière du point où elle a d'abord rencontré l'apophyse ptérygoïde. Quand l'index de liège touche la peau, l'opérateur est près du trou ovale ; le contact de ce nerf provoque un éclair douloureux dans la mâchoire inférieure. Il injecte alors la solution forte de NS.

enfoncez-la transversalement à une profondeur de 4 à 5 centimètres ; la pointe bute contre un os : c'est l'apophyse ptérygoïde ; là elle se trouve à 1 centimètre devant le trou ovale. Repérez exactement l'endroit où l'aiguille sort de la peau ; comme repère nouez une soie ou mobilisez un petit fragment de caoutchouc, que vous avez pris soin d'enfiler avant de piquer la peau ; vous mettez l'index soie ou caoutchouc exactement au niveau de la peau, vous retirez alors l'aiguille à vous ;

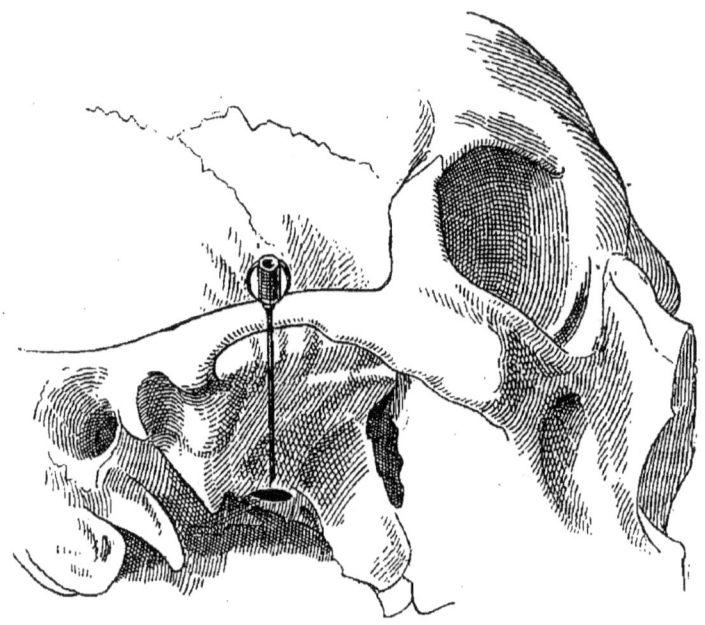

Fig. 52. — *Injection du nerf maxillaire inférieur au trou ovale.*

L'aiguille est enfoncée à l'union du 1/3 moyen et du 1/3 postérieur de l'arcade zygomatique, elle se porte directement en dedans, à 5 centimètres environ, elle rencontre le trou ovale. Si elle bute contre un plan osseux, c'est l'apophyse ptérygoïde ; elle doit immédiatement battre en retraite de quelques centimètres et piquer plus en arrière. Le trou ovale siège immédiatement en arrière de l'*insertion* de l'apophyse ptérygoïde.

vous ne la sortez pas de la peau ; vous la replongez ensuite dans la profondeur, mais en visant à 1 centimètre environ un peu en arrière de la butée osseuse (ptérygoïde) ; autrement dit, les deux directions de l'aiguille doivent faire entre elles un angle de 30°. Dès que l'aiguille arrive à la même profondeur, mais un peu en arrière, poussez-la de quelques millimètres encore ; le malade éprouve un « éclair » dans la langue ou la mâchoire inférieure ; vous êtes sur le tronc du nerf ; injectez alors, 5 centimètres cubes de la solution NS à 2 p. 100.

NERF DENTAIRE INFÉRIEUR (fig. 53, 54, 55)

C'est une grosse branche terminale du nerf maxillaire inférieur, il se sépare à angle aigu du nerf lingual, et

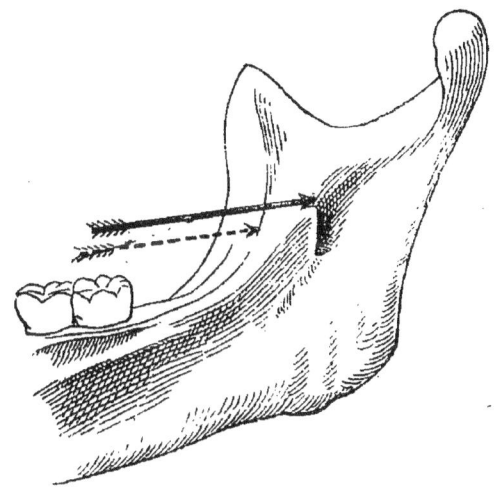

Fig. 53. — *Injection du nerf dentaire inférieur à l'épine de Spix.*

La flèche indique le point où le nerf doit être injecté. La flèche pointillée montre le « trigone rétro-molaire ». L'aiguille visé d'abord la muqueuse, au contact du « trigone rétro-molaire », à 1 centimètre au-dessus de la molaire, puis, se dirige en suivant la paroi interne du maxillaire.

passe entre le muscle ptérygoïdien interne et la branche montante de la mâchoire ; il gagne ainsi l'orifice postérieur du canal dentaire, et sort au niveau du menton par le trou mentonnier.

Si vous examinez un os maxillaire inférieur, vous

voyez qu'immédiatement en arrière de la dernière
molaire inférieure se trouve une surface triangulaire
osseuse, qui est limitée en dehors, par le prolongement
de l'apophyse coronoïde, et en dedans, par une crête
osseuse, qui, détachée également de l'apophyse, des-

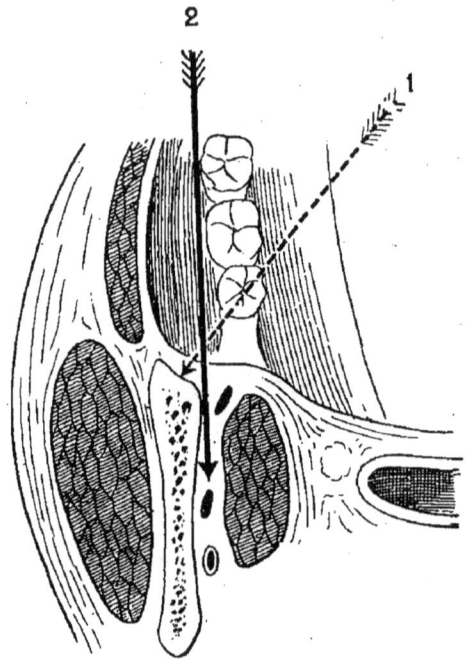

Fig. 54. — *Injection du nerf dentaire inférieur à l'épine de Spix.*

Les deux mouvements que fait l'aiguille pour atteindre le nerf
d'abord, l'aiguille 1 vise le trigone rétro-molaire, puis d'avant en arrière,
suit la face interne du maxillaire et atteint le nerf. Le lingual peut être
atteint au même niveau.

cend vers la partie interne de l'alvéole de la troisième molaire ; ce petit triangle est normalement tapissé par
de la muqueuse, c'est lui qui va servir de point de
repère.

Le sujet est assis devant vous, la bouche largement
ouverte, vous introduisez l'index gauche dans la bouche ;

vous reconnaissez le bord antérieur de la coronoïde, et en dedans de ce bord, le trigone rétromolaire (Braûn). Vous prenez l'aiguille de 9 centimètres de la main droite, et, la tenant à 1 centimètre de la canine inférieure du côté opposé, dans un plan parallèle à la sur-

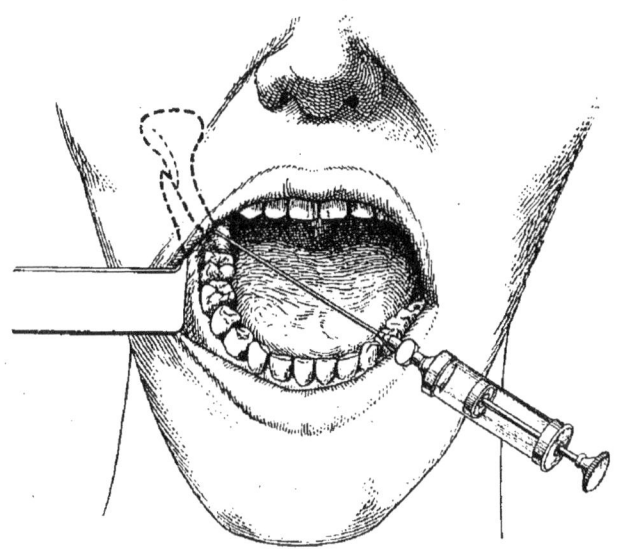

Fig. 55. — 1ʳᵉ *Position de l'aiguille et piqûre pour l'injection du dentaire inférieur à l'épine de Spix.*

L'aiguille est d'abord tenue au contact de la canine, du côté opposé, puis, dès qu'elle a touché le triangle rétro-molaire et traversé la muqueuse, elle est mise parallèlement à la face interne du maxillaire.

face triturante des dents, vous visez le trigone, c'est-à-dire la saillie intra-buccale de la coronoïde. La pointe pénètre dans la muqueuse, à 1 centimètre au-dessus et en dehors de la dernière molaire; aussitôt que la muqueuse est piquée la pointe heurte l'os, sinon, c'est que la pointe est trop en dedans; alors, à tâtons, la pointe de l'aiguille est poussée en dedans jusqu'à ce qu'elle atteigne la crête osseuse (fig. 54). Elle doit glisser sur la face interne du maxillaire inférieur, puis, sans perdre le contact osseux, pénétrer encore de 2 centimètres à 2 cent. 1/2. L'aiguille s'arrête ; alors l'opérateur injecte 5 centimètres cubes de la solution à 1 p. 100.

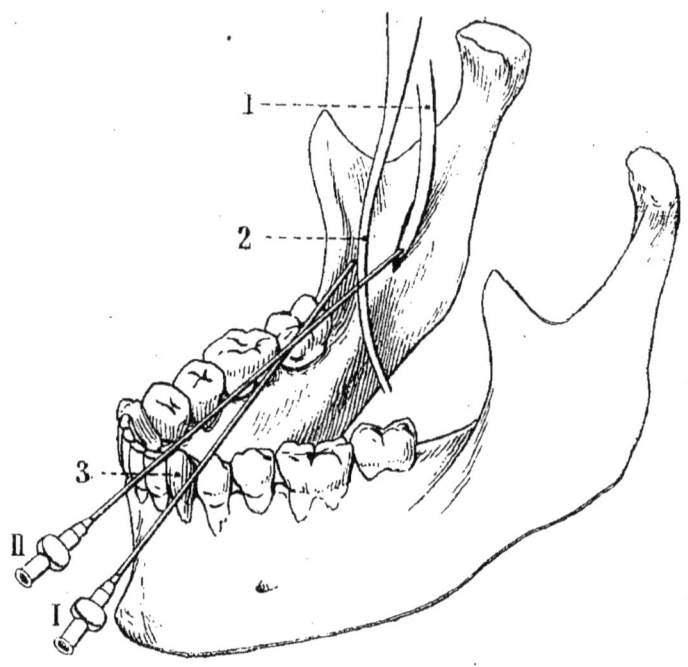

Fig. 56. — *Anesthésie des nerfs dentaire inférieur et lingual du côté droit.*

1, nerf dentaire inférieur droit. — 2, nerf lingual droit. — 3, canine inférieure gauche. L'aiguille est dirigée de la canine inférieure du côté gauche vers le bord antérieur de la branche montante droite du maxillaire inférieur (position I). Puis elle est portée en dedans jusqu'à la face interne et enfoncée de 2 centimètres environ (position II).

NERF MENTONNIER

Sur une ligne verticale qui passe à la fois par les nerfs sus-orbitaire et sous-orbitaire, et correspond à l'intervalle des deux pré-molaires inférieures, se trouve en bas le trou mentonnier du maxillaire inférieur ; ce dernier est à égale distance des deux bords de la mâchoire, et sous l'interstice qui sépare la première et la deuxième pré-molaire. Vous traversez les parties molles, et vous tombez dans le trou mentonnier, où vous injectez une solution de NS à 2 p. 100.

NERF LINGUAL

Celui-ci quitte le nerf dentaire inférieur, et se dirige vers la langue, en décrivant une courbe à concavité antéro-supérieure. Retenez qu'il est sur la partie infé-rieure de la langue, très superficiel sous la muqueuse. Opérez donc ainsi :

La langue est saisie par une compresse et tirée en dehors de la bouche, vers la commissure du côté opposé. Faites une traînée anesthésiante de 4 centimètres de long dans la gouttière linguo-gingivale ; solution NS à 1 ou 2 p. 100. Ce nerf peut être aussi infiltré en procédant comme pour le dentaire inférieur.

REMARQUE

Il semblerait que dans tous les cas d'opérations sur la face, il suffise d'anesthésier le ganglion de Gasser pour opérer. Dans la pratique il n'en est pas ainsi : d'abord, parce que c'est un acte opératoire assez important qui n'est justifié que par les interventions sérieuses. Il est donc préférable, d'anesthésier simplement les troncs périphériques. De plus, il existe avec d'autres nerfs craniens, ou avec les branches du plexus cervical, des anastomoses qui font que l'anesthésie serait incomplète, en n'attaquant qu'un tronc nerveux.

Les indications sont donc fréquentes pour l'infiltration

sous-cutanée périphérique, ou bien pour la pulvérisation ou l'attouchement de cocaïne sur les muqueuses. Ces différents procédés : infiltration locale, anesthésie tronculaire et badigeonnage, se prêtent donc un mutuel appui, et c'est leur combinaison qui permet des anesthésies à peu près complètes.

Technique de l'anesthésie locale en rhinologie.

1° *Résection sous-muqueuse du cartilage de la cloison.* — Appliquer des tampons de cocaïne-adrénaline en solu-

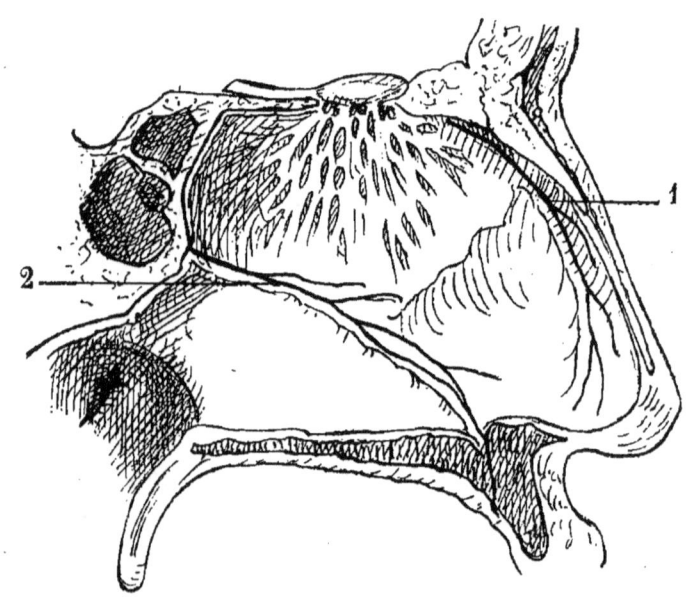

Fɪɢ. 57.

1, filet ethmoïdal (nerf nasal interne). — 2, nerf naso-palatin qui innerve la cloison et émerge par le trou palatin antérieur derrière les INCISIVES.

tion forte, pendant dix minutes ; injecter la solution NS à 2 p. 100 sous la muqueuse de la cloison déviée, du côté concave et du côté convexe. Infiltrer également

(surtout si la déviation est étendue) les trois troncs qui
se partagent l'innervation de la cloison, en haut et en
avant, en bas et en avant, contre le plancher et en
arrière.

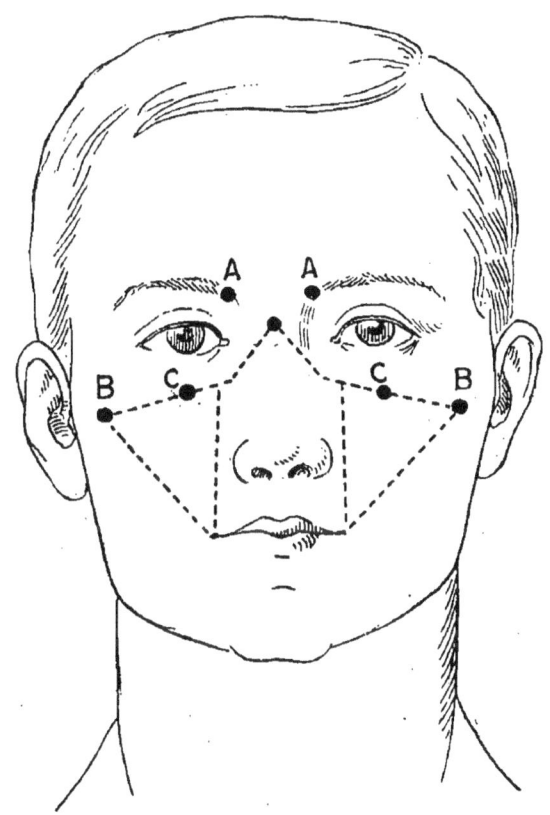

Fig. 58. — *Opération de Moure.*

Résection de l'ethmoïde après avoir abattu la branche montante du
maxillaire supérieur et agrandi l'orifice antérieur du squelette des fosses
nasales, aux dépens du maxillaire supérieur.

A, infiltration du nerf ethmoïdal, par voie orbitaire interne ;
B, infiltration du nerf maxillaire supérieur (voir fig. 43 et 44) ;
C, émergence du nerf sous-orbitaire.

2° *Hypertrophie des cornets inférieurs et moyens.* —
Résections des queues et têtes des cornets, des myxomes
nasaux, à l'anse froide de la pince de Luc. On se contente en général d'applications de cocaïne, qui rétracte

la muqueuse. En cas de queues de cornets cette rétrac-
tion est gênante, car elle diminue la prise ; mieux vaut
infiltrer la partie malade, qui augmente ainsi de volume.
En cas de polypes nombreux et volumineux, le badigeonnage est long et parfois impossible. Nous faisons
l'infiltration des nerfs ethmoïdaux, du nerf naso-lobaire
et des nerfs de la cloison. La manœuvre à la pince de
Luc est indolore.

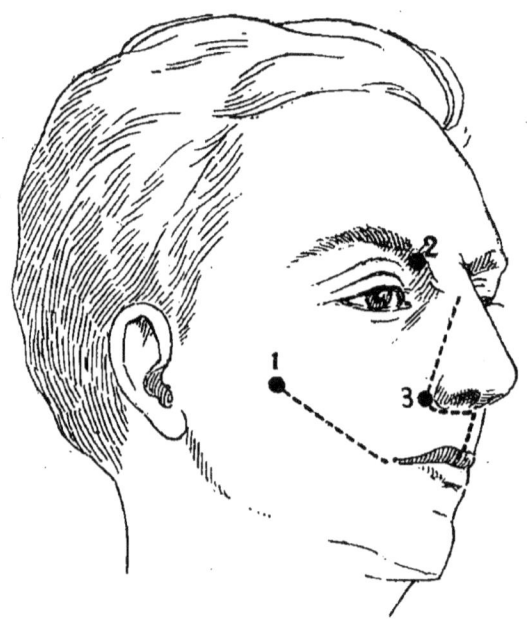

Fig. 59. — *Trépanation du sinus maxillaire.*

1, infiltration du nerf maxillaire supérieur au trou grand rond
(fig. 43 et 44). — 2, anesthésie du nerf ethmoïdal par voie orbitaire
interne (fig. 44) ; tracé de l'infiltration sous-cutanée en pointillé.

3° *Opération de Moure.* — Voilà comment, depuis les
travaux de Luc [1], nous anesthésions pour l'ablation d'un
gros polype fibreux choanal (fig. 58) :

___

[1] Anesthésie locale par infiltration en otorhinolaryngologie. Société
française d'otologie. Congrès de 1912.

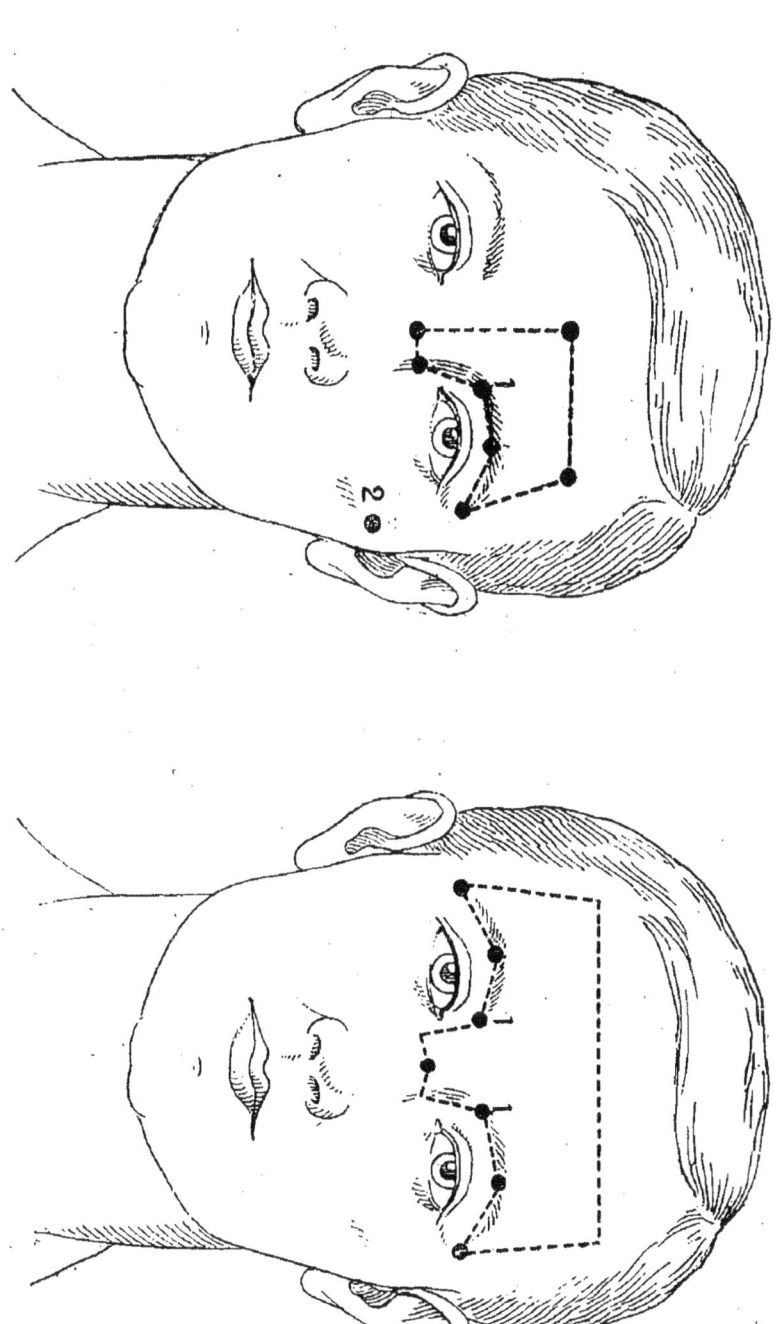

Fig. 60-61. — *Trépanation des sinus frontaux ; du côté gauche et des deux côtés.*
1, injection orbitaire interne (voir fig. 41). — 2, point de l'injection pour le nerf maxillaire supérieur (voir fig. 43 et 44). — Par les « boutons » indiqués, le champ opératoire est circonscrit, suivant la ligne pointillée des deux côtés.

a) Badigeonnage et applications de tampons cocaïnés sur la muqueuse olfactive ; *b*) infiltration des nerfs ethmoïdaux ; *c*) infiltration du nerf maxillaire supérieur ; *d*) infiltration du nerf sous-orbitaire ; *e*) infiltration du sillon naso-génien ; *f*) infiltration périphérique suivant une ligne brisée, réunissant la commissure labiale au point de jonction du nerf maxillaire supérieur, et celui-ci à l'arête nasale.

4° *Sinusite maxillaire*. — (Opération de Luc) (fig. 59) :
a) Mèches de gaze cocaïnées intra-nasales ; *b*) infiltration du nerf ethmoïdal et du nerf maxillaire supérieur ; *c*) infiltration (voie buccale) de la fosse canine et de la région du nerf sous-orbitaire.

5° *Sinusite frontale* (fig. 60 et 61) :
a) Introduction d'une longue mèche de gaze cocaïnée dans la région antéro-supérieure de la fosse nasale ; *b*) infiltration du nerf maxillaire supérieur ; *c*) infiltration des nerfs ethmoïdaux ; *d*) injection sous-cutanée et sus-périostée, encerclant la zone opératoire.

6° *Sinusite sphénoïdale et sarcome de l'hypophyse*. — Suivre la voie endo-nasale : résection sous-muqueuse de la cloison cartilagineuse et osseuse qui sert de repère ; infiltration de la cloison des deux côtés et des nerfs ethmoïdaux.

Anesthésie locale de l'oreille (fig. 62 à 66).

L'oreille moyenne reçoit sa sensibilité du rameau de Jacobson, branche du glosso-pharyngien et d'un filet du nerf pétreux superficiel. Le *tympan et le conduit auditif*

externe sont innervés par deux nerfs qui pénètrent, l'un
en avant, l'autre en arrière ; en avant, c'est le nerf
auriculo-temporal, branche du nerf maxillaire inférieur,
qui fournit les filets à la paroi antéro-inférieure du
conduit externe ; en arrière, c'est le rameau auriculaire
du pneumogastrique. Ces nerfs pénètrent dans le conduit, à l'union de la partie cartilagineuse avec la partie
osseuse. *Le pavillon* est innervé par le nerf auriculaire
postérieur, l'auriculo-temporal, le nerf occipital et le
rameau auriculaire du pneumogastrique. *La région
mastoïdienne* reçoit son innervation du nerf sous-
occipital, du nerf cervical supérieur, par les branches
mastoïdiennes.

Tous ces rameaux nerveux sont plus ou moins intriqués, et pratiquement, leurs limites difficiles à préciser.

Technique.

1° *Anesthésie de la caisse et du tympan.* — *Dans la
caisse* les nerfs sont superficiels, sous la muqueuse. Il
faut les imbiber de *mélange de Bonain* :

> Chlorhydrate de cocaïne . . . ⎫
>   —   menthol. . . ⎬ àà 1 gramme.
>   —   phénol. . . . ⎭
> Adrénaline . . . . $0^{gr},001$

On peut ainsi faire sans douleur un curetage de bour-
geon, une ablation de polypes dans la caisse, ou une
paracentèse du tympan. Pour une intervention plus
importante (ossiculectomie) faire l'anesthésie du *conduit auditif externe*, par le procédé suivant (NEUMANN)
(fig. 62) :

Introduire un spéculum large dans le conduit, en lui

imprimant quelques mouvements de latéralité, on perçoit ainsi l'union du cartilage et de l'os. A ce niveau,
piquer la peau du conduit, en haut et en arrière, à
l'union des parois supérieure et postérieure ; pénétrer
de 2 millimètres ; pousser lentement quelques gouttes

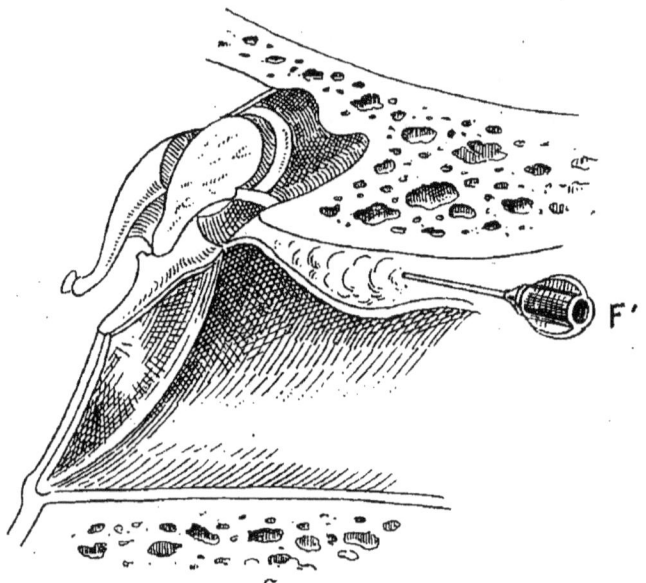

FIG. 62. — *Anesthésie du conduit auditif, de l'attique et de la caisse.*
Piquer à l'union du cartilage et de l'os, à l'union des parois supérieure et postérieure. Dès que l'aiguille a pénétré de 2 millimètres,
pousser l'injection à 1 pour 50 de NS.

de solution ; chercher le contact osseux qu'on suit quelque
temps, pour être sûr de pousser le reste de l'injection
dans la zone sous-périostée. Cette injection anesthésie
la partie supérieure du tympan, la logette et les osse-
lets. Il faut attendre dix minutes avant d'opérer.

Le mode d'action de cette injection s'explique ainsi :
au niveau de la membrane de Schrapnel, les deux épi-
théliums sont accolés, la fibreuse du tympan fait défaut.
Une injection de liquide, suivant l'épithélium du conduit,

fuse sous l'épithélium de la caisse, au niveau de la membrane flaccide, remonte sous la muqueuse tapissant la logette, puisque, à aucun moment il ne trouve de barrière qui l'arrête (MOLIMAR)[1].

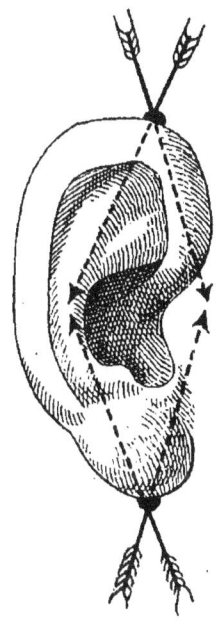

FIG. 63. — *Anesthésie du pavillon de l'oreille.*
Faire deux « boutons », un supérieur et un inférieur, puis pousser l'injection dans le sens des flèches, de façon à décrire un losange, qui circonscrit le pavillon.

2° *Anesthésie du conduit auditif externe.* — Le conduit auditif externe est innervé par deux nerfs qui pénètrent en avant et en arrière, à l'union des portions osseuse et cartilagineuse; on peut les atteindre par le conduit ou par le sillon auriculo-mastoïdien.

Diriger l'aiguille en arrière vers la scissure tympano-mastoïdienne dans la direction du filet pneumogastrique.

[1] ADOLPHE MOLIMAR. L'anesthésie locale pour les opérations pratiquées sur l'appareil auditif.

On injecte la solution NS au fur et à mesure qu'on
pousse l'aiguille. Puis, retirant l'aiguille d'un bon centimètre, sans la sortir, pour ne pas avoir à la repiquer,
on la porte en bas, en avant et en dedans vers le condyle
maxillaire, et on injecte en progressant 2 centimètres
cubes de la solution jusqu'à 2 centimètres de profondeur

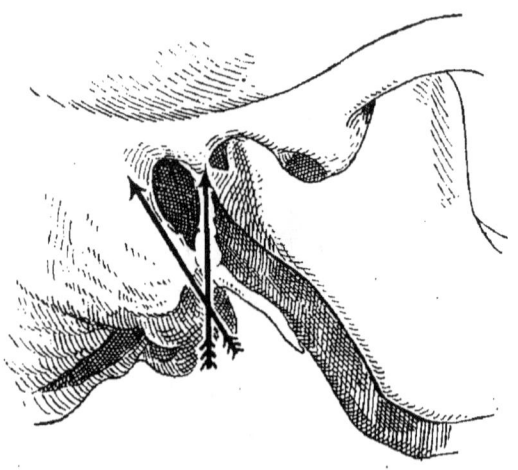

Fig. 64. — *Tracé de l'injection en V, par rapport au squelette.*

maxima. On opère ainsi les furoncles et les exostoses
du conduit.

3° *Anesthésie du pavillon et de la région mastoï-*
dienne. — Encercler le pavillon et la région mastoïdienne d'une série d'injections qui s'entre-croisent
dans les deux sens, et dans les plans superficiels et pro-
fonds. Il est inutile de chercher à pénétrer sous le
périoste, on n'y parviendrait pas, car il est adhérent ;
d'ailleurs c'est inutile ; l'os reçoit son innervation de
dehors en dedans, du cuir chevelu. Ajoutez, si vous
voulez, l'anesthésie linéaire, suivant le trajet du bistouri.

REMARQUES

Ces différents procédés : application de mélange de Bonain sur le tympan ou dans la caisse, infiltration de la caisse par le conduit ; infiltration des nerfs auriculo-temporal et branche auriculaire du pneumogastrique ;

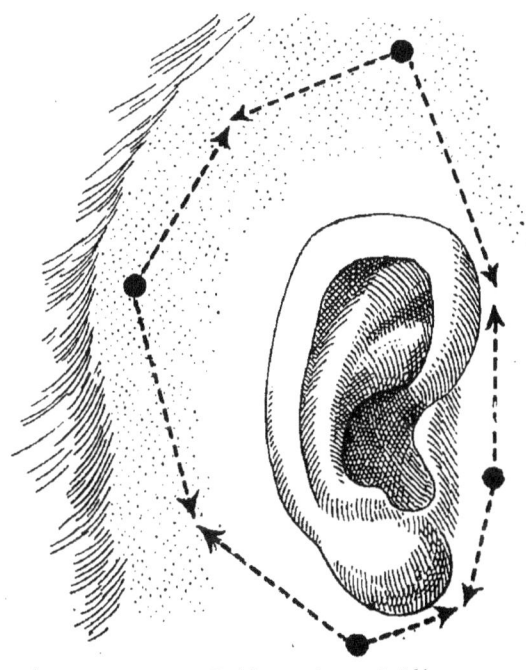

Fig. 65. — *Evidement mastoïdien.*

Injecter par quatre « boutons » un polygone d'infiltration sous-cutanée et pousser les injections dans le sens des flèches.

anesthésie périphérique autour du pavillon et de la mastoïde, représentent toute une gamme nécessaire et suffisante pour toutes les interventions : suivant les cas on fera jouer l'une ou l'autre, ou on les combinera.

Prenons quelques exemples :

1° *Paracentèse du tympan.* — Application du Bonain, qui blanchit les parties atteintes, indiquant à l'opérateur les points anesthésiés qu'il peut attaquer ;

2° *Ossiculectomie*. — Infiltration de la caisse de la paroi supérieure du conduit, et application de Bonain :

3° *Furoncle du conduit*. — Infiltration des nerfs antérieur et postérieur par une piqûre dans le sillon auriculo-mastoïdien ;

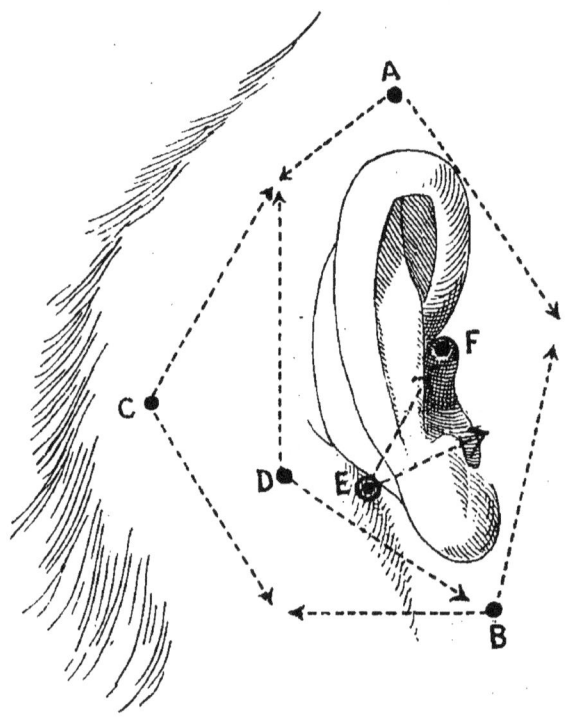

Fɪɢ. 66. — *Evidement pétro-mastoïdien*.

Après avoir infiltré, comme dans la figure 65, faire trois nouveaux « boutons » et injecter dans le sens des deux flèches C, et des flèches E-F.

4° *Plastique sur le pavillon*. — Anesthésie périphérique circonférencielle, autour du pavillon pris comme centre ;

5° *Mastoïdite*. — Même procédé circulaire (fig. 65, 66) ;

6° *Evidement*. — Combinaison de tous les moyens

préconisés : injection périphérique encerclant pavillon et mastoïde; injection sur la ligne opératoire ; infiltration des nerfs auriculo-temporal et branche auriculaire du pneumogastrique ; infiltration de la caisse par le conduit ; application directe du mélange de Bonain sur le fond de la caisse.

Anesthésie locale en ophtalmologie.

INNERVATION. — L'orbite et le globe oculaire sont innervés par les branches du nerf ophtalmique ; en outre le rameau orbitaire du maxillaire supérieur dessert, par ses terminaisons (filets temporo-malaires), la peau de la tempe, la région malaire, le voisinage de l'angle externe de l'œil (v. fig. 37, 38, 39).

ANESTHÉSIE. — L'anesthésie du nerf ophtalmique et de ses branches est obtenue par les injections orbitaires, externe et interne, dont la technique a été décrite précédemment (v. fig. 40, 41, 42 et relire les pages 57 à 60).

S'il le faut, l'anesthésie sera complétée par l'infiltration du nerf maxillaire supérieur ou d'une partie de ses branches, également décrite déjà (v. p. 60 et suiv.).

Pour compléter l'anesthésie qui n'atteint pas les *nerfs ciliaires* ni le *ganglion ciliaire*, infiltrer la pyramide musculaire qui entoure immédiatement le globe oculaire. Pour cela, viser le sommet de l'orbite, en se tenant le plus près possible de la face externe du globe oculaire ; injecter 5 centimètres cubes de NS à 1 p. 100 ; de plus, infiltrez le tissu sous-conjonctival ; piquez une aiguille à la commissure externe de la paupière, poussez-la

entre la conjonctive et le bulbe ; puis, un peu en dedans,
à une profondeur de 4 cent. 1/2, c'est-à-dire tout près
du ganglion ciliaire, injectez encore 1 centimètre cube
de solution à 2 p. 100. Enfin, injectez 1/2 centimètre

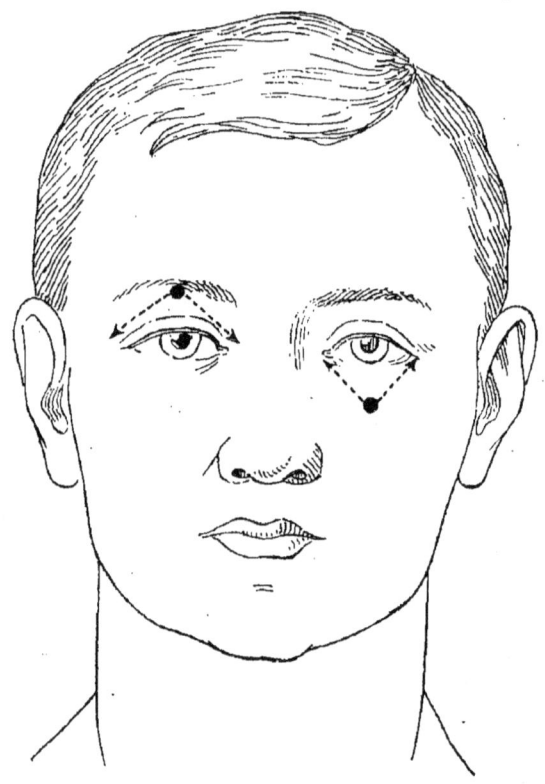

Fig. 67. — *Anesthésie des paupières.*
Une seule piqûre par un « bouton » suffit pour chaque paupière.

cube de cette solution forte sous la conjonctive autour
du bulbe ; de cette façon, quelle que soit l'opération
(énucléation du globe oculaire, etc.), l'anesthésie est
absolue.

1° *Opérations sur les paupières, le sac lacrymal.* —
Quelques gouttes de cocaïne versées sur la conjonctive,

et une injection de 2 centimètres cubes de NS à 1/50°
près de la paroi osseuse supérieure, pour anesthésier
la *paupière supérieure*.

Pour la *paupière inférieure*, injecter 2 centimètres
cubes le long de la paroi orbitaire inférieure, en éventail, sur 2 centimètres de profondeur et 2 de largeur.
Infiltrer le nerf sous-orbitaire et le nerf ethmoïdal antérieur qui fournit à la partie interne de la paupière inférieure.

2° *Cataracte, iridectomie.* — *a*) Verser deux ou trois fois
quelques gouttes de solution à 1/20°, qui agit par imbi-
bition ; *b*) injecter 1/2 centimètre cube de NS à 1/50°
sous la conjonctive.

3° *Exentération de l'orbite, énucléation du globe oculaire.* — *a*) Injecter 2 ou 3 centimètres cubes par l'angle
supéro-externe ; *b*) faire de même pour l'angle interne ;
c) infiltrer le nerf maxillaire supérieur, soit par l'orbite,
soit par la région malaire.

Dents. — Anesthésie en chirurgie dentaire.
(fig. 29, 55, 56).

En haut, les nerfs cheminent d'abord sur la face extérieure de la tubérosité du maxillaire, puis la pénètrent
pour gagner la pulpe dentaire. Ils se distribuent à la
fois au périoste, à la muqueuse, à l'alvéole et à la pulpe
dentaire.

En bas, les dents de la mâchoire inférieure sont
innervées par le nerf dentaire inférieur qui pénètre dans
l'os maxillaire inférieur au niveau de l'épine de Spix,
forme le plexus dentaire inférieur, puis se divise en

deux branches terminales, l'une intra-osseuse, nerf incisif pour les incisives, l'autre nerf mentonnier, fournit à la région mentonnière et à la lèvre inférieure. La gencive inférieure ou linguale est innervée par le nerf lingual. La région des incisives est innervée par des rameaux issus des nerfs dentaire inférieur, mentonnier et lingual, plus ou moins intriqués les uns dans les autres.

Technique.

1° *Infiltration des rameaux dentaires de la mâchoire supérieure*. — La solution sera concentrée à 1/50° parce qu'il suffit de 2 à 10 centimètres cubes, suivant qu'on anesthésie une dent ou toute une moitié de la mâchoire. L'injection est d'autant plus facile, et sa réussite d'autant plus assurée, que les rameaux dentaires se trouvent superficiels, immédiatement sous la muqueuse, à la hauteur du repli gingival. Le point d'infiltration variera suivant les dents.

a) Pour les *incisives*, on infiltrera la sous-muqueuse, sur la ligne médiane, au niveau du frein ; ou encore sur le plancher nasal près de la cloison, ou encore aux deux endroits simultanément.

b) Pour la *canine* et les *prémolaires*, on infiltre au-dessus de la canine.

c) Pour les *grosses molaires*, infiltrer très en arrière, sur le bord externe de la tubérosité maxillaire, et même sur la face postérieure, si on possède une aiguille courbée à son extrémité, ou si on croit devoir piquer par voie externe sur la joue, à 2 cent. 1/2 de profondeur, dans la direction du nerf maxillaire supérieur.

Pour infiltrer commodément, on fait écarter par un aide la commissure labiale, avec un écarteur de Farabeuf.

Si on doit travailler sur un demi-arc maxillaire, on fera une traînée parallèle à l'arcade, sur toute la longueur.

En principe, on ne doit pas infiltrer le tronc même du nerf maxillaire supérieur, mais on n'hésiterait pas à le faire, en cas de septicité buccale très accusée.

2° *Technique pour l'infiltration des dents de la mâchoire inférieure.* — A la partie médiane, quand il s'agit des *incisives* et *canines*, on peut procéder comme pour la mâchoire supérieure : infiltrer la sous-muqueuse, et atteindre ainsi les ramifications du nerf mentonnier et du nerf incisif.

Pour les autres dents, ce procédé donnerait un résultat insuffisant parce que le nerf dentaire inférieur est au centre de l'os maxillaire, très épais à ce niveau ; en revanche on peut infiltrer son tronc à l'épine de Spix comme il a été décrit plus haut. On écarte la commissure labiale, on reconnaît la branche montante du maxillaire inférieur, et au milieu de son tiers supérieur, on pousse 3 à 5 centimètres cubes de solution de novocaïne à 1/50°.

Si le milieu buccal est trop septique, on peut encore infiltrer le nerf dentaire inférieur par voie externe. Ou bien, pousser 2 centimètres cubes d'anesthésique sous le collet des dernières molaires, pour infiltrer les rameaux gingivaux du buccinateur, d'ailleurs inconstants et peu importants.

L'injection unilatérale sous-gingivale pour les incisives inférieures est insuffisante, à cause de l'anastomose des deux nerfs incisifs ; pour obtenir une insensibilité complète, il faut donc infiltrer les deux nerfs, même pour intervenir d'un seul côté. On infiltre 2 centimètres cubes de la solution, de chaque côté de la ligne médiane; il y a à ce niveau une petite fossette, dont la paroi mince et canaliculée permet l'absorption de la novocaïne.

Anesthésie locale sur la face et les mâchoires.

L'innervation sensitive des parties molles de la face

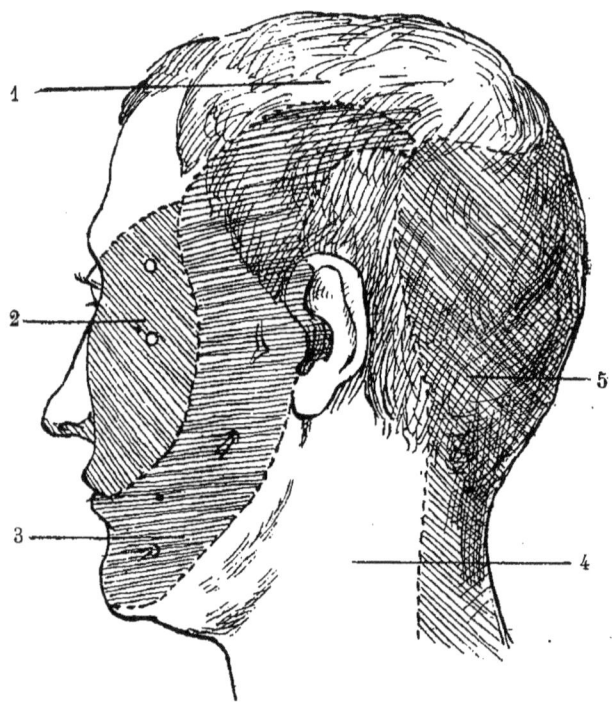

Fig. 68. — *Les territoires sensitifs de la tête.*

1, ophtalmique. — 2, maxillaire supérieur. — 3, maxillaire inférieur. — 4, plexus cervical (rameaux antérieurs). — 5, rameaux postérieurs du plexus cervical.

est assurée par les trois branches du trijumeau, qui intriquent leurs rameaux d'un même côté et des deux côtés, de sorte que, pour obtenir une anesthésie complète, l'infiltration tronculaire est insuffisante; et même

l'infiltration du ganglion de Gasser d'un côté, ne donne qu'une anesthésie incomplète, quand l'intervention porte près de la ligne médiane.

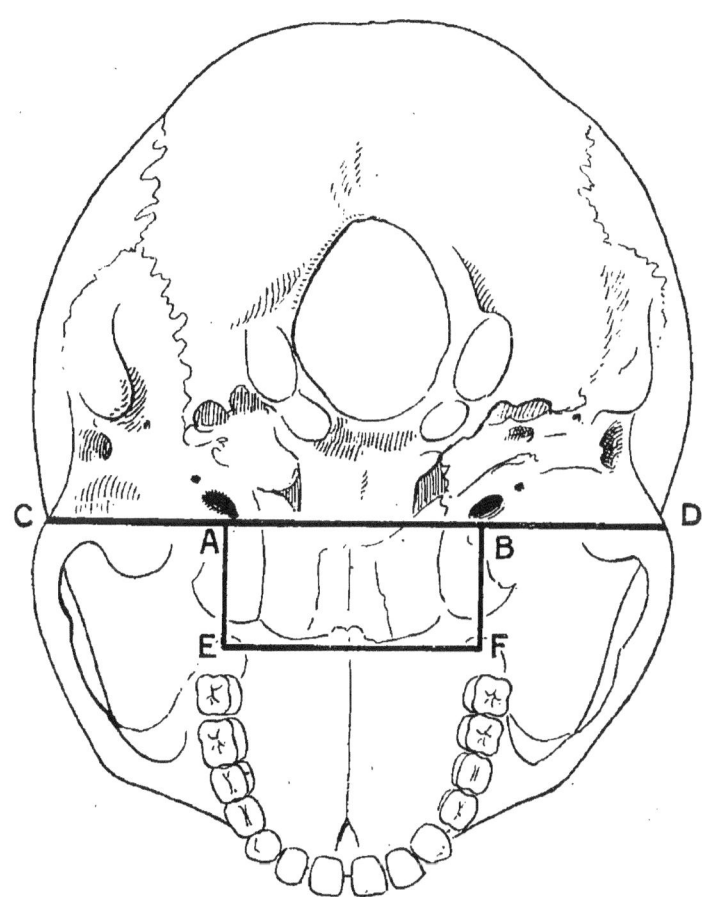

Fig. 69. — *Les mesures d'Offerhaus.*

La ligne tuberculeuse CD passe à quelques millimètres en avant (et au-dessous) des trous ovales, aux points A et B. — La distance EF (d'une arcade dentaire supérieure à l'autre) est égale à AB (d'un trou ovale à l'autre). — La moitié de CD—EF est égale à CA ou DB.

1° *Anesthésie de la région frontale moyenne* (fig. 40). — La zone frontale est innervée par les branches de l'ophtalmique : nerfs lacrymal, frontal, nasal, qui montent de bas en haut ; il suffit donc de tracer une ligne d'infiltration horizontale, à la fois intra-dermique et sous-périostée, passant au-dessus de la convexité des deux sourcils.

2° *Nez extérieur, lèvres, joues.*

a) Le *lobule du nez* (fig. 70, 71) faisant saillie, est

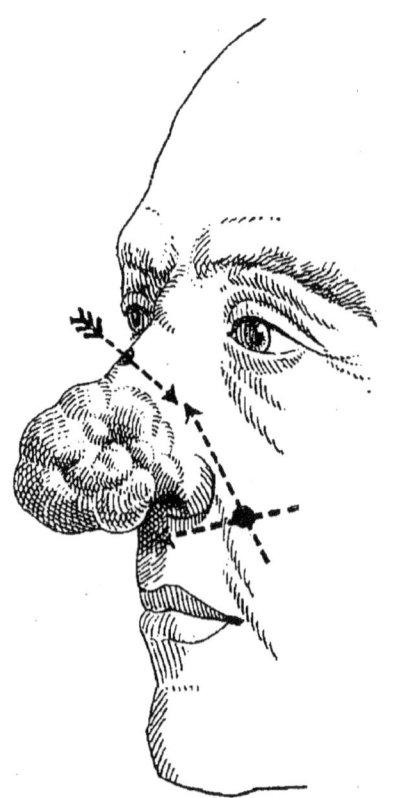

FIG. 70. — *Anesthésie du lobule du nez.*

aisément rendu insensible au moyen d'une infiltration circulaire le délimitant à sa base adhérente. Soit par exemple, une tumeur du lobule pour laquelle on veut intervenir. On poussera quatre piqûres à travers des boutons situés : deux sur les ailes du nez, les autres sur le dos du nez et la lèvre supérieure.

b) La *lèvre supérieure* (fig. 71) sera insensibilisée au moyen de trois traits : l'un transversal allant d'un sillon naso-génien à l'autre ; les deux autres verticaux, abaissés des extrémités du précédent sur les commis-

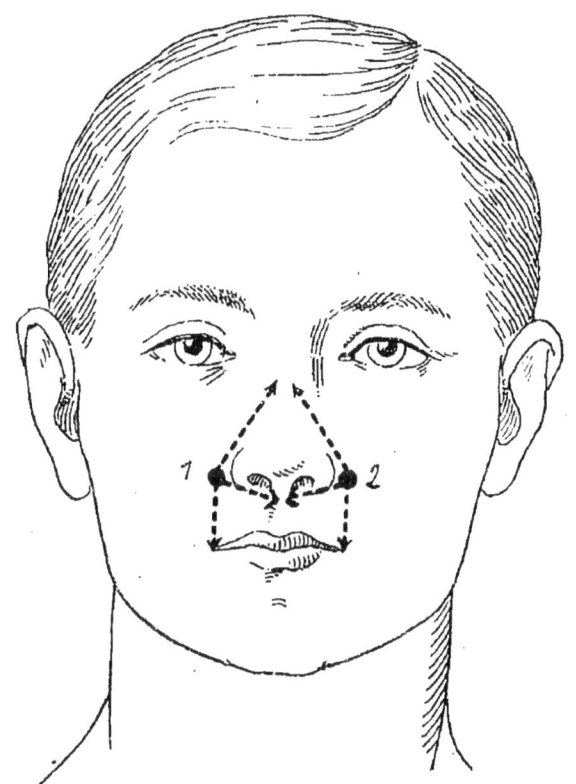

Fig 71. — *Anesthésie du lobule du nez et de la lèvre supérieure par un « bouton » de chaque côté.*

L'aiguille est piquée au point marqué, puis poussée, ainsi que l'injection, dans le sens des flèches.

sures labiales. On superpose deux bandes d'infiltration, l'une sous-cutanée, et l'autre sous-muqueuse, en dirigeant l'aiguille, parallèlement à la muqueuse, au moyen d'un doigt ganté introduit sous la lèvre.

L'infiltration de la lèvre supérieure se combine très bien avec la précédente. On peut à volonté agrandir la

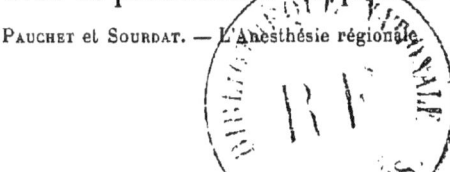

PAUCHET et SOURDAT. — L'Anesthésie régionale.　　　7

surface anesthésiée, suivant les nécessités opératoires
(comme dans le pentagone fig. 72).

Pour un bec-de-lièvre, infiltrer une bande allant de

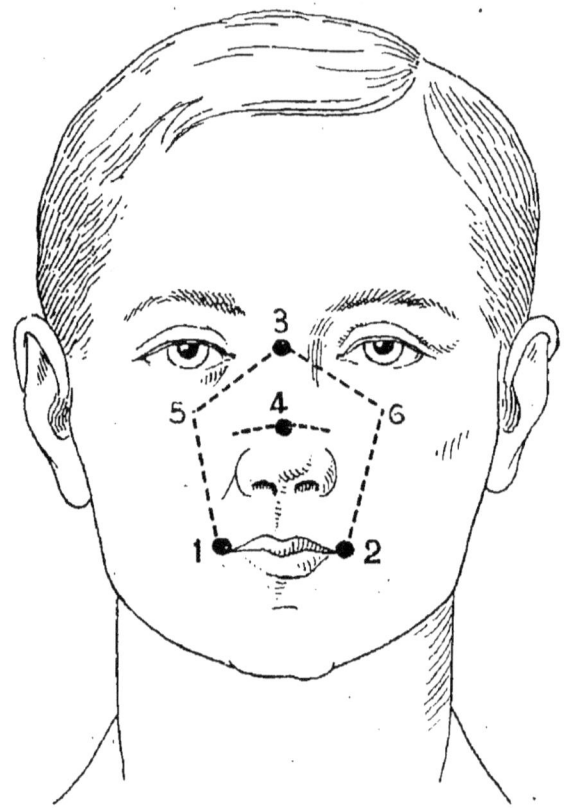

Fig. 72. — *Anesthésie pour les réparations de la face.*

Deux « boutons » médians, dont un central et supérieur et deux latéraux et inférieurs, 5 et 6 servent à l'anesthésie du nerf sous-orbitaire.
Le 4 correspond à l'anesthésie du nerf ethmoïdal. Le pointillé polygo-
nal est une bande d'infiltration ; à 1 p. 100.

la commissure des lèvres aux trous sous-orbitaires
qu'on rejoint par un trait transversal passant sur le dos
du nez. L'anémie produite par la surrénine facilite
l'opération ; les tissus ne sont en rien modifiés par l'infiltration périphérique faite à distance.

c) *Lèvre inférieure*. On marque un seul bouton sur le menton, et de ce point on pousse deux lignes d'infiltration divergentes, à la fois sous la peau et la muqueuse, repérée avec un doigt introduit dans la bouche.

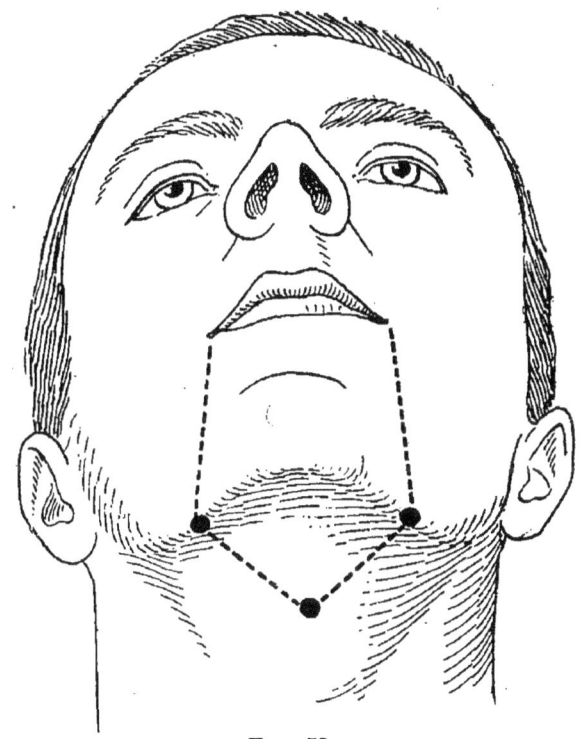

FIG. 73.

Section médiane du corps de la mâchoire inférieure, par trois « boutons », par lesquels on injecte en avant et en arrière du corps de la mâchoire.

a) Le *menton* et la symphyse mentonnière sous-jacente seront rendus insensibles; par exemple pour une suture du maxillaire fracturé (fig. 73) :

1° Par une bande d'infiltration en fer à cheval, suivant le bord inférieur de l'os maxillaire, à la fois sous-cutanée et sus-périostée.

2° Par l'infiltration du nerf mentonnier, d'un seul, ou

mieux des deux côtés, même si l'opération est unilatérale.

e) Résection du maxillaire supérieur (fig. 74). — Si
les lésions sont étendues et susceptibles de conduire

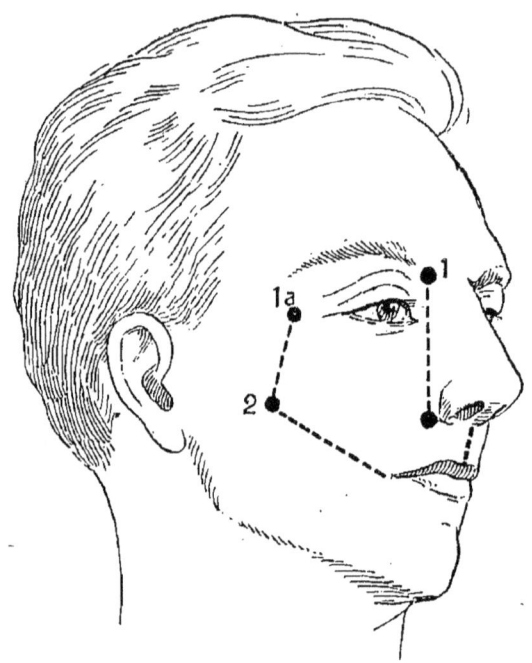

Fig. 74. — *Anesthésie pour résection de l'os maxillaire supérieur.*
1 et *1a*, injections orbitaires externe et interne. — **2**, injection du nerf
maxillaire supérieur; tracé des bandes d'infiltration sous-cutanée, à la
solution faible NS.

le chirurgien à dépasser l'os maxillaire supérieur, il
peut être justifié de pratiquer l'infiltration du ganglion
de Gasser, comme il a été dit plus haut. En général il
suffira de : 1° Infiltrer le nerf maxillaire supérieur;
2° Infiltrer le nerf maxillaire inférieur; 3° Infiltrer les
nerfs de l'orbite par les deux piqûres aux angles supéro-
interne et supéro-externe; 4° Infiltrer le palais dur et
mou, suivant la ligne d'incision.

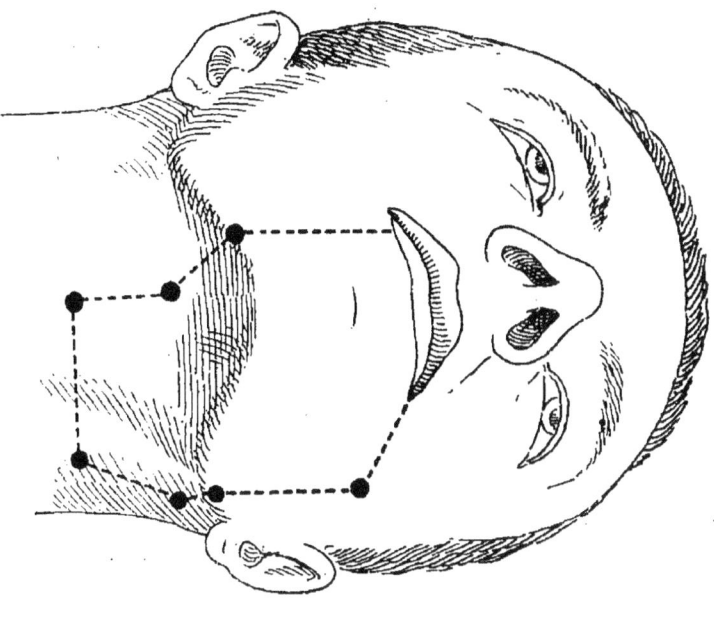

Fig. 75. — *Résection unilatérale de la mâchoire inférieure.*

Injecter le nerf dentaire inférieur à l'épine de Spix ou le maxillaire inférieur au trou ovale, puis infiltrer le tissu sous-cutané suivant le tracé figuré.

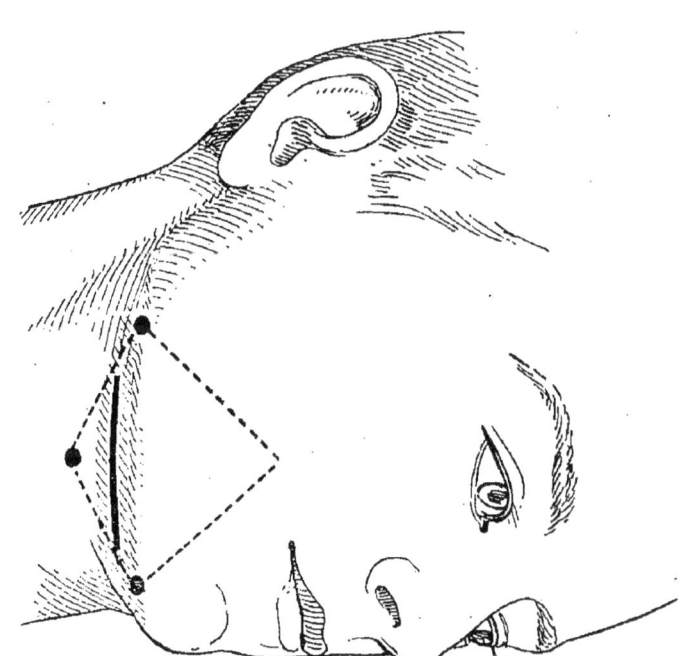

Fig. 76. — *Intervention sur la branche horizontale de la mâchoire inférieure.*

Anesthésier le nerf dentaire inférieur à l'épine de Spix, ou anesthésier le maxillaire inférieur au trou ovale, puis infiltrer un losange par trois « boutons » sous-cutanés. La bande en trait plein indique le siège de l'incision.

f) Mâchoire inférieure (fig. 75). — On infiltre avec la solution au 1/50° le nerf maxillaire inférieur au trou ovale ou à l'épine de Spix, et on circonscrit par une injection périphérique la zone opératoire avec une solution à 1 p. 100. On peut alors intervenir sur l'os pour le suturer, le réséquer. En cas de cancer du bord alvéolaire, on infiltrera les deux nerfs à l'épine de Spix. Pour désarticuler la mâchoire on fait l'infiltration au trou ovale.

Anesthésie locale dans les interventions sur la langue, le plancher buccal, les amygdales, le palais.

Innervation. — Le nerf lingual innerve les 2/3 antérieurs de la langue et le plancher buccal ; la partie pos-

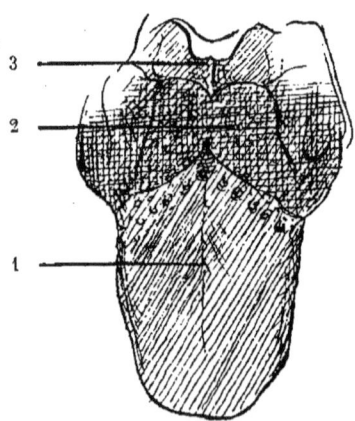

Fɪɢ. 77. — *Territoires sensitifs de la langue.*
1, lingual. — 2, glosso-pharyngien. — 3, laryngé supérieur.

térieure de la langue, la région de l'amygdale et le pharynx sont desservis par le glosso-pharyngien ; le palais mou et les piliers antérieurs du voile par le nerf maxillaire supérieur, et l'épiglotte par le nerf laryngé· supérieur.

Nous pourrons donc infiltrer les troncs suivants :

1° Le nerf lingual en dedans de l'épine de Spix, ce qui insensibilise les 2/3 antérieurs de la langue et le plancher.

2° Le nerf laryngé supérieur, dans l'espace thyro-hyoïdien (voir chapitre laryngologie).

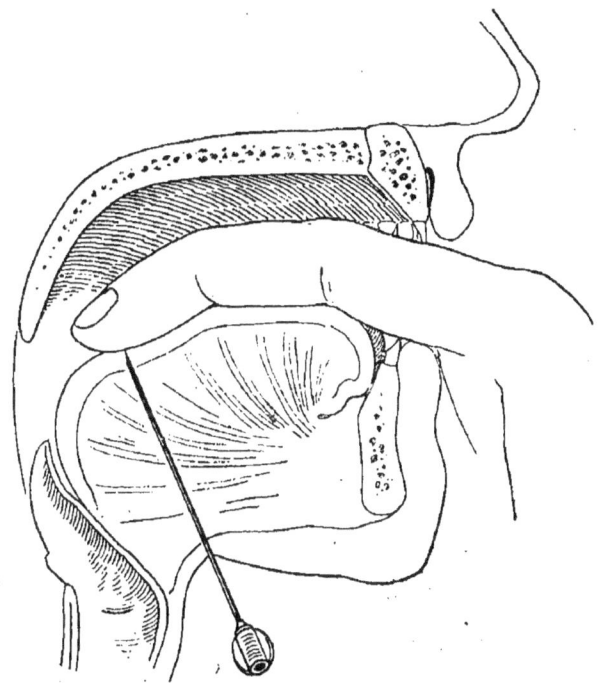

FIG. 78. — *Anesthésie de la langue et du plancher buccal.*
Un doigt étant placé sur la base de la langue, l'aiguille, piquée au-dessus de l'os hyoïde, est poussée jusqu'à lui et ne s'arrête que sous la muqueuse.

3° On évitera l'infiltration des glosso-pharyngien et pneumogastrique, parce que dangereuse, on y suppléera par des infiltrations périphériques.

a) *Excision de tumeur sur le bord de la langue.* — Limiter par deux bandes d'infiltration en V, un triangle comprenant la tumeur, qu'on peut exciser sans hémorragie.

b) *Anesthésie de la langue* (fig. 78,) *et du plancher buccal, pour cancer étendu ou gros kyste du plancher.*
— Piquez une longue aiguille sous le menton, au-dessus de l'os hyoïde, poussez-la verticalement vers la base de la langue, recevez-la sur votre index gauche introduit

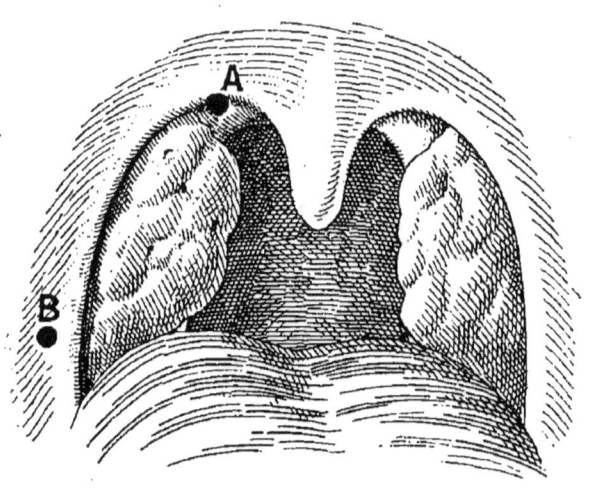

Fig. 79. — *Amygdalectomie.*

Par une piqûre faite à la partie supérieure du pilier antérieur, le pôle supérieur est infiltré. Une piqûre à la base de ce pilier permet d'infiltrer le pôle inférieur (Labouré).

dans la bouche, comme pour le tubage. Infiltrez d'abord ce trajet vertical, puis, par le même bouton, injectez successivement de bas en haut et de plus en plus en dehors autant de colonnes qu'il en faudra pour créer une tranche infiltrée en éventail, étendue sur les côtés jusqu'aux maxillaires, « sectionnant » ainsi tous les nerfs de la partie antérieure de la langue.

c) *Petites interventions sur le plancher buccal.* — Les petites tumeurs du plancher de la bouche seront infiltrées circulairement par une piqûre faite sous le menton, l'aiguille toujours guidée par le doigt intra-buccal.

d) *Cancers étendus de la langue, du plancher, de la région amygdalienne.* — 1° Infiltrer les deux nerfs maxillaires inférieurs à l'épine de Spix ; 2° Infiltrer la base de la langue, par piqûre sus-hyoïdienne ; 3° Infiltrer la périphérie du champ opératoire ; 4° Dans certains

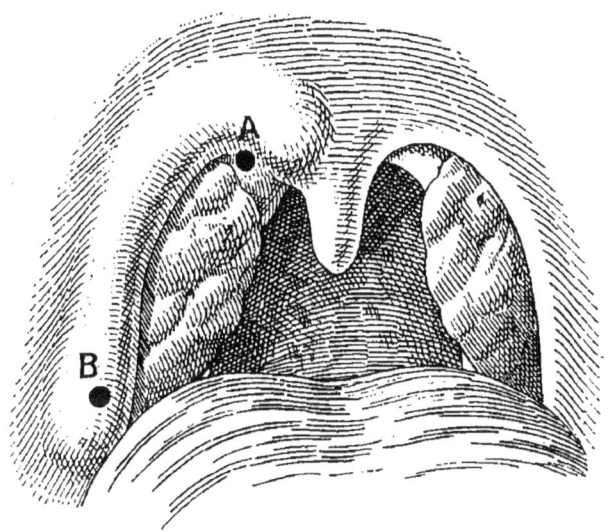

Fıg. 80. — *Amygdalectomie* (Labouré).
Le pilier inférieur est infiltré en totalité, infiltration de l'amygdale
(croissant blanc).

cas, recourir à l'infiltration du ganglion de Gasser, d'un seul côté.

e) *Opérations sur le palais.* — L'anesthésie de tout le palais dur et mou, peut être obtenue en faisant une injection sous la muqueuse en dedans des grosses molaires, et derrière les incisives médianes. Pour réséquer le palais osseux on recourra à l'infiltration des deux nerfs maxillaires supérieurs. Dans les staphylorraphies, ne pas abuser de la surrénine au niveau des futurs pédicules.

f) *Amygdalectomie* (fig. 79 et 80). — Infiltrer les deux

pédicules nerveux de l'amygdale : 1° A la partie inférieure du pilier antérieur ; 2° Au sommet de la loge, à
l'union des deux piliers postérieur et antérieur.

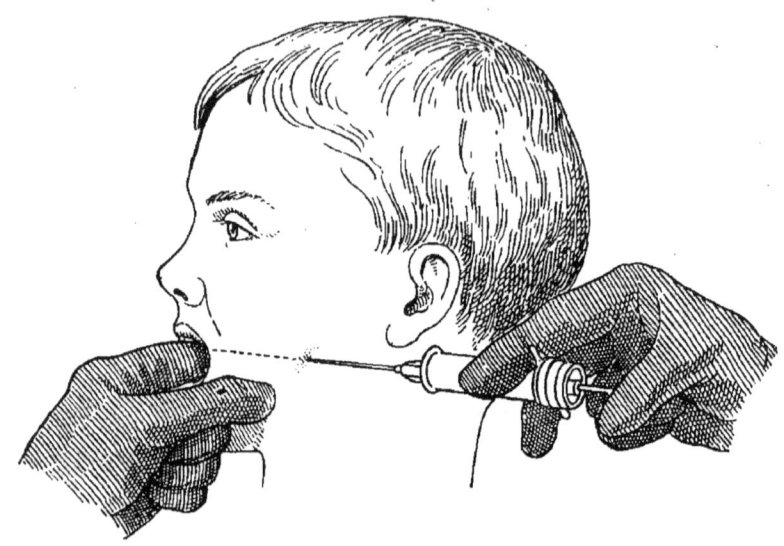

Fig. 81. — *Injection pour fente transversale de la joue, destinée
à opérer les cancers du pharynx et les cancers postérieurs de la langue.*

Anesthésie régionale dans les opérations du cou.

Infiltration des racines cervicales. — Les parties
molles de la face antérieure du cou sont innervées par
les rameaux antérieurs des 2°, 3° et 4° nerfs cervicaux,
dont les branches terminales : *auriculaire, mastoïdienne,
cervicale transverse* et *sus-claviculaire*, émergent au
bord postérieur du sterno-mastoïdien (fig. 82).

L'infiltration de ces branches terminales sur le bord
postérieur du sterno-cléido-mastoïdien, n'insensibilise
que la peau, ce qui est rarement suffisant ; et pour
obtenir une anesthésie profonde, il faut atteindre les
nerfs à leur émergence de la colonne cervicale, au

niveau des apophyses transverses des vertèbres 3, 4 et 5 (fig. 86).

La distribution des racines cervicales est la suivante :

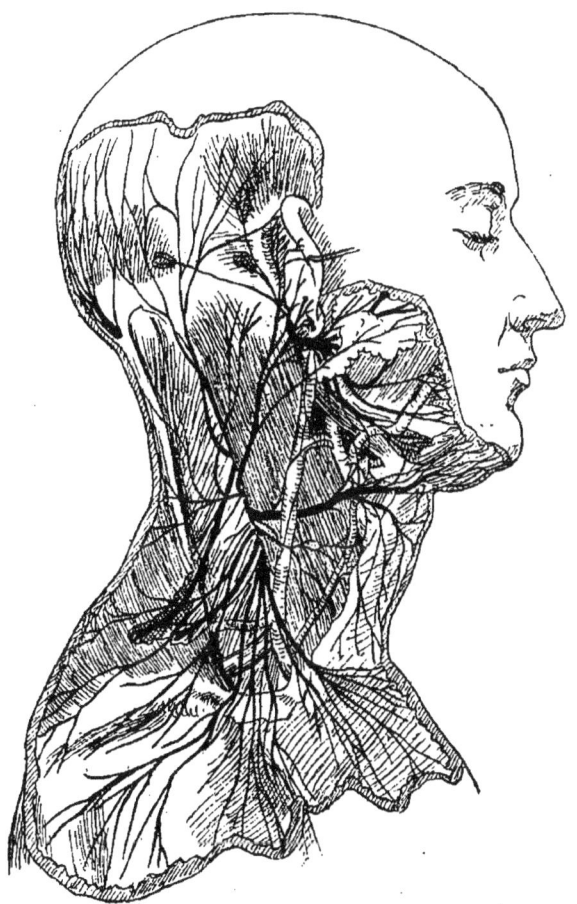

Fig. 82. — *Branches superficielles du plexus cervical*.

Ces branches doivent être interrompues par l'infiltration des parties molles, entre la mastoïde et le niveau du cartilage cricoïde, suivant une ligne verticale et par trois « boutons ».

C^2 sensibilise la nuque et la région occipitale ; C^3, les parties antéro-latérales du cou, et empiète, au niveau de la mâchoire, sur le territoire du maxillaire inférieur ; C^4 s'étend, en pèlerine, sur les épaules et le haut du

bras. Les racines suivantes vont au plexus brachial
(v. fig. 83 ét 85). Ce sont donc les racines 2, 3, 4, qu'il
faut atteindre pour opérer sur le cou.

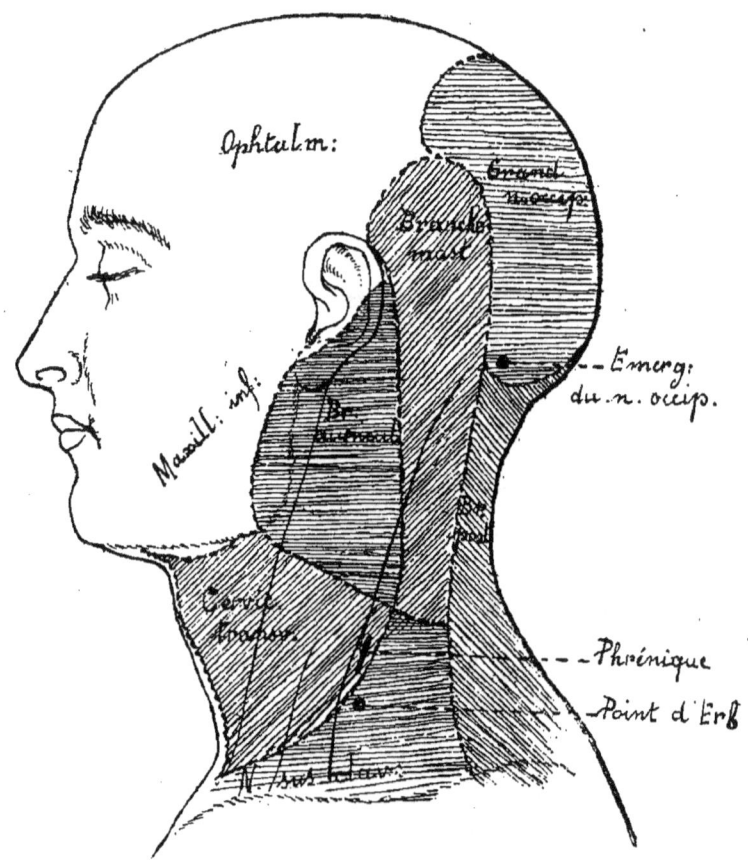

FIG. 83. — *Territoires sensitifs des branches superficielles*
du plexus cervical.

Technique. — La ligne cutanée de repère pour l'infiltration de la partie intéressante du plexus cervical est
verticale, c'est-à-dire parallèle à la colonne cervicale,
et limitée par les deux points suivants : le supérieur, à
un travers de doigt au-dessous de la pointe de la mastoïde correspond à l'angle de la mâchoire ; l'inférieur

est 5 centimètres plus bas, et correspond au bord supérieur du cartilage thyroïde. On pique l'aiguille en

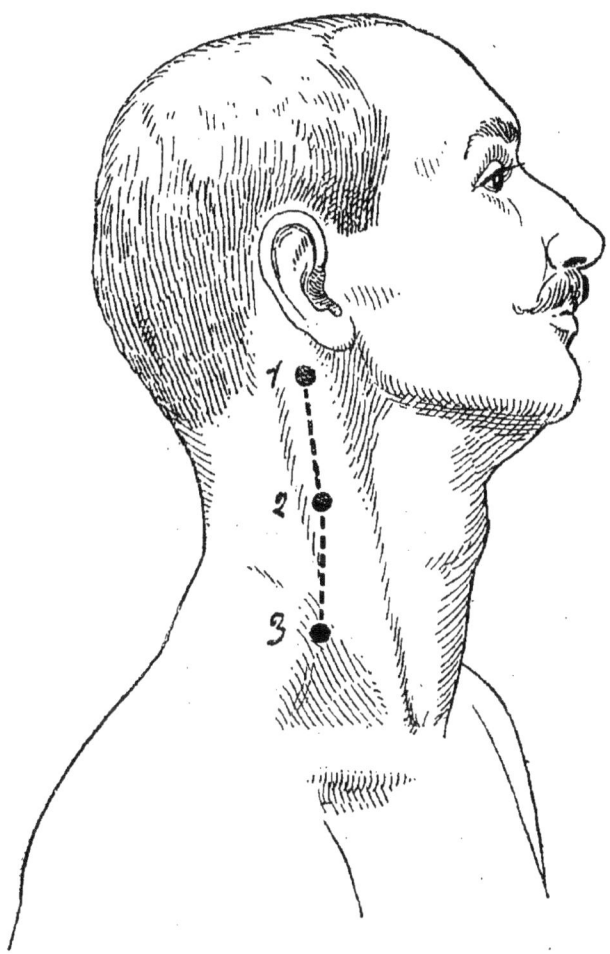

Fɪɢ. 84. — *Anesthésie du plexus cervical.*

Sur une ligne unissant la mastoïde au tubercule de la 6ᵉ apophyse
transverse (1 à 3), infiltrer une tranche de parties molles occupant, *en
épaisseur*, l'intervalle qui sépare la peau de la colonne vertébrale ; *en
hauteur*, d'un point situé en regard du bord inférieur du maxillaire
inférieur, 1, à un point situé au niveau du cricoïde, 2.

chacun de ces points et on infiltre de la profondeur vers
la surface, une tranche à peu près carrée de 5 centimètres de côté, limitée sur la peau, par la ligne précé-

dente ; en haut et en bas par une perpendiculaire menée de ces points sur la colonne cervicale, et profondément,

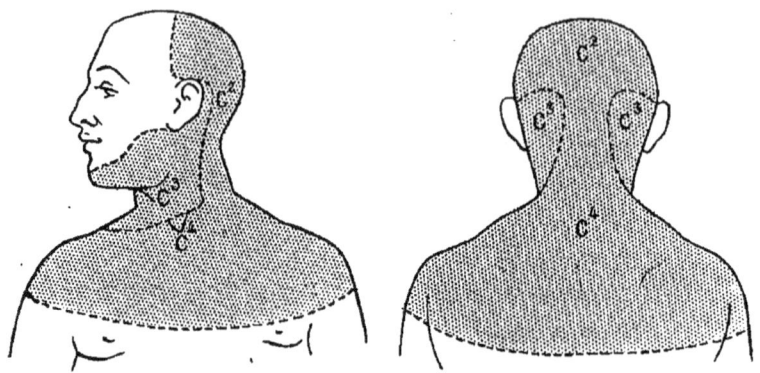

Fig. 85. — *Anesthésie que donne l'injection paravertébrale du plexus cervical* (vue antéro-latérale et vue de dos).

par cette même colonne, entre les deux perpendiculaires (fig. 84).

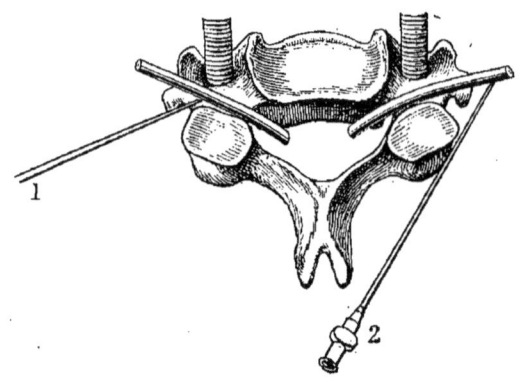

Fig. 86. — *Anesthésie para-vertébrale du cou.*

L'aiguille 1 vise directement la partie latérale de la vertèbre, mais elle menace l'artère vertébrale ; l'aiguille 2 (Danis) pique à 2 centimètres de l'apophyse, sent le contact d'une masse latérale de la vertèbre et atteint le nerf sans danger pour l'artère vertébrale.

Avec une aiguille de 6 centimètres chercher le contact osseux à 5 bons centimètres et là, pousser l'injection de NS à 1/100° en éventail ; 25 centimètres cubes environ suffisent. Danis a conseillé de piquer l'aiguille sur la face postérieure du cou d'arrière en avant, à 2 centimètres de la ligne inter-épineuse, pour éviter sa péné-

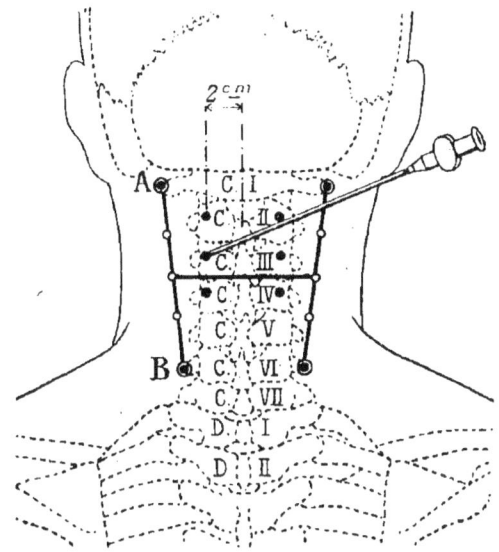

Fig. 87. — *Anesthésie paravertébrale du cou.*

A, B, est étendue depuis la mastoïde jusqu'à la 6ᵉ cervicale. Les ronds noirs et blancs indiquent les « boutons » dermiques ; c'est suivant cette ligne que l'aiguille pénètre transversalement pour infiltrer directement le nerf (voie directe). Ici l'aiguille pénètre obliquement (Danis) ; elle pique à 2 centimètres en dehors de l'apophyse épineuse, suit les masses latérales des vertèbres ; dès qu'elle les a dépassées elle injecte la solution forte de NS.

tration possible dans l'espace inter-transversaire et la blessure de l'artère vertébrale ; mais il suffit de ne pas aller trop profondément.

— **Anesthésie tronculaire des nerfs laryngés**.

L'innervation du larynx est assurée par deux nerfs : le laryngé supérieur et le laryngé inférieur ou récurrent.

Ce dernier est presque uniquement moteur, tandis que le premier est purement sensitif.

Infiltration du laryngé supérieur.

Trajet. — Le nerf laryngé supérieur se détache du pôle inférieur du ganglion plexiforme. Il est appliqué contre le pharynx par la carotide interne, puis, par l'origine de la faciale et de la linguale ; un peu au-dessus de la grande corne de l'os hyoïde, il se divise en ses deux branches terminales :

1° La *branche supérieure* (laryngé externe) suit l'insertion verticale du constricteur inférieur sur le thyroïde, jusqu'au niveau du muscle crico-thyroïdien qu'il innerve, et se termine dans la portion sous-glottique de la muqueuse du larynx ;

2° La *branche inférieure* continue la direction du tronc, passe entre le muscle thyroïdien et la membrane thyroïdienne, perfore cette membrane en son milieu, et se distribue en filets supérieurs pour l'épiglotte et la base de la langue, en filets inférieurs pour la muqueuse du larynx, des aryténoïdes ; et un filet anastomotique pour le nerf récurrent (anse de Galien).

Technique de l'anesthésie. — L'innervation sensible du larynx provient presque uniquement, du moins au-dessus des cordes vocales, du laryngé supérieur. Ce nerf, nous venons de le dire, pénètre immédiatement derrière l'extrémité postérieure de la grande corde de l'os hyoïde, sous le bord inférieur de cet os ; il suit exactement la membrane thyro-hyoïdienne, se porte en avant, perfore cette membrane, et innerve la muqueuse du larynx, et la partie voisine du pharynx. Prenez une aiguille de 6 centimètres, piquez sur la ligne médiane entre le cartilage thyroïde, et l'os hyoïde, traversez

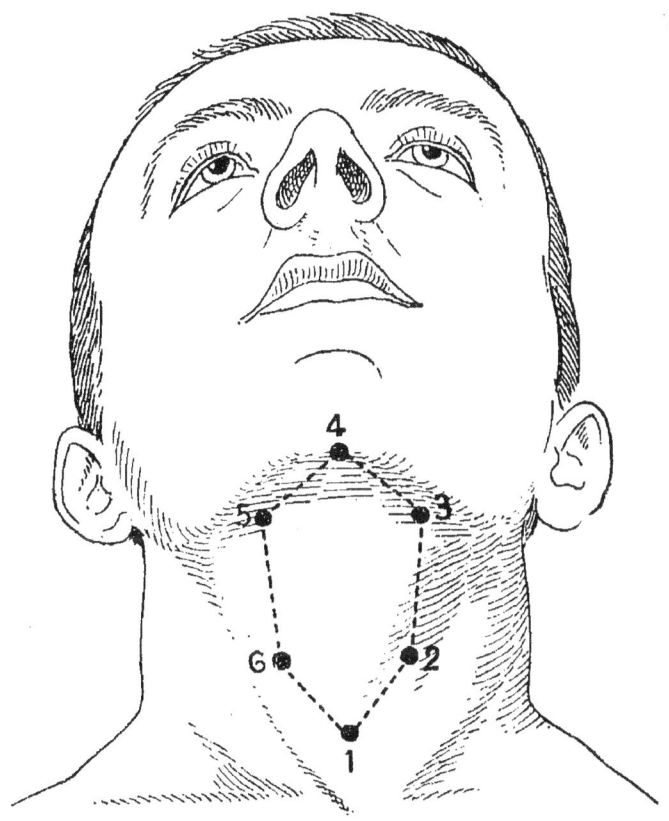

Fɪɢ. 88. — *Infiltration périphérique pour laryngectomie ou laryngotomie, circonscrivant le larynx.*

Les « boutons » marqués seront réunis par des bandes d'infiltration sous-cutanée et sous-aponévrotique. Ici, il manque un « bouton » en avant et au milieu du polygone, « bouton » correspondant à l'espace thyro-hydoïdien ; il servira à injecter, dans la membrane thyro-hyoïdienne, les deux nerfs laryngés supérieurs.

la peau, puis le ligament thyroïdien. Arrivé dans ce ligament, faites cheminer l'aiguille jusqu'à proximité de la grande corde de l'os hyoïde, que vous sentez facilement avec le doigt ; infiltrez ce ligament des deux

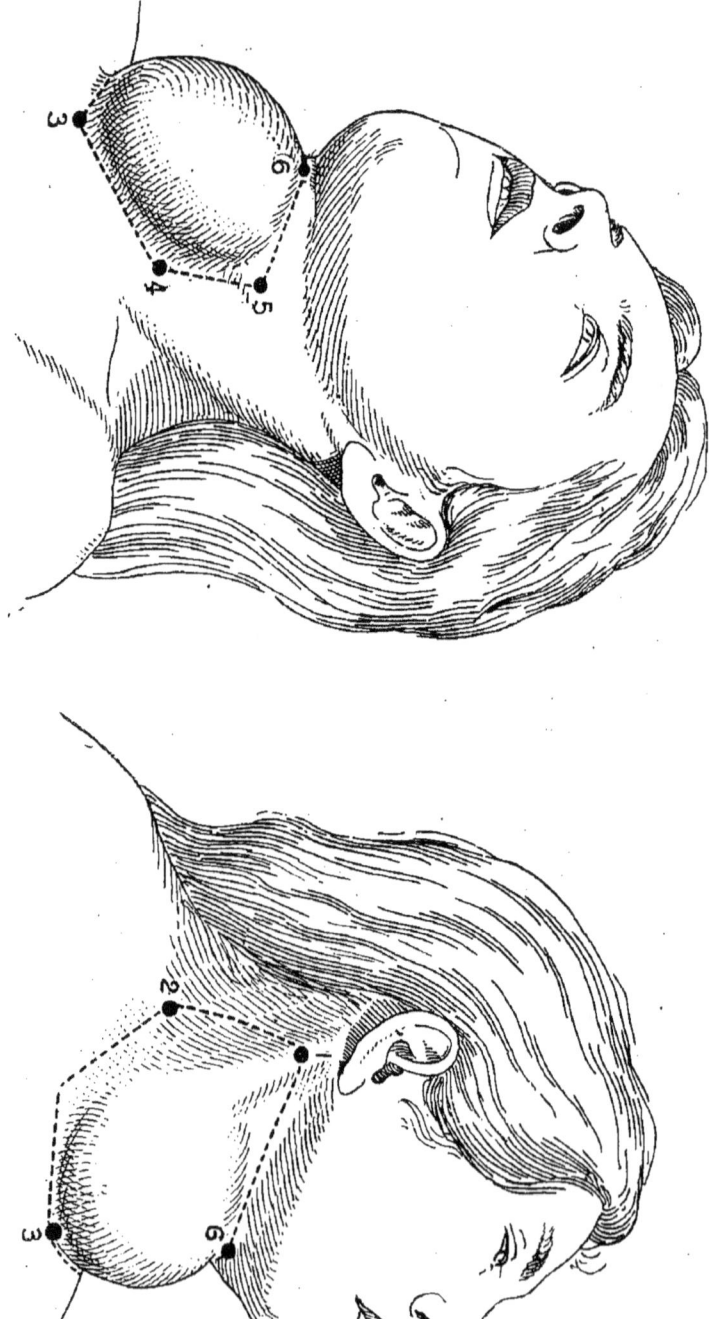

FIG. 89-90. — *Infiltration pour la strumectomie.*

L'injection, à droite, infiltre les branches du plexus cervical le long des apophyses transverses des vertèbres (de 1 à 2). La tumeur est entourée à distance d'une bande d'infiltration sous-cutanée et sous-aponévrotique (2, 3, 4, 5, 6.)

côtés, à droite et à gauche avec 5 ou 10 centimètres cubes de NS à 1 p. 100.

3° Le *nerf récurrent*. — Même si ce nerf n'était que moteur, son infiltration serait encore justifiée pour parer

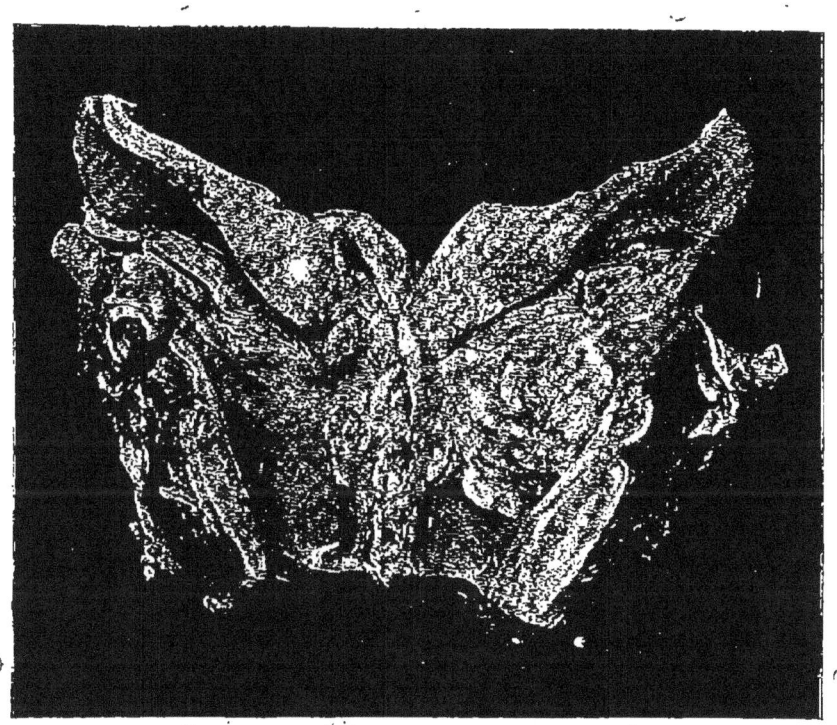

Fig. 91. — *Cancer du larynx*. (Hôpital de la Pitié.)

Extirpation à l'anesthésie régionale du cou. L'organe est fendu au niveau de sa paroi postérieure ; la tumeur est formée aux dépens des cordes vocales droites.

aux spasmes du larynx, mais en réalité il est mixte. Couzard et Chevrier l'infiltrent ainsi :

« Au fond de l'angle rentrant que forme sur la ligne
« médiane le bord supérieur du thyroïde, enfoncer une
« aiguille droite, en poussant l'injection obliquement
« en bas, en arrière et en dehors ; chercher et prendre
« contact avec la face interne du cartilage thyroïde ;

« conduire l'aiguille en diagonale vers l'angle postéro-
« inférieur du cartilage, et injecter le liquide anesthé-
« sique ; il distendra le recessus et baignera les branches
« terminales du récurrent. »

Un ou 2 centimètres cubes suffisent.

Ces infiltrations tronculaires ne dispensent pas de
l'anesthésie locale : la pulvérisation d'une solution de
cocaïne au 20°, le badigeonnage avec une solution
au 10°, l'injection sous-muqueuse de NS au 100°.

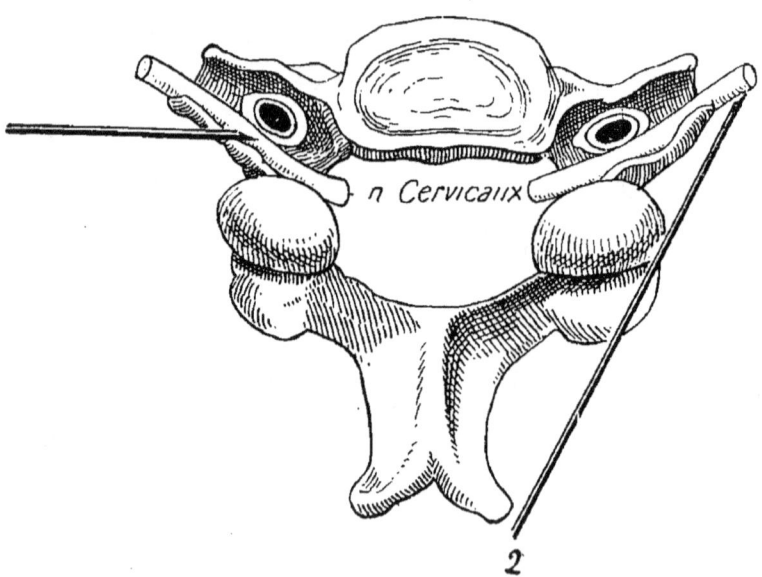

FIG. 92. — *Anesthésie paravertébrale du cou* (Danis.)

Cette figure montre les deux façons d'aborder la branche nerveuse au
sortir du canal vertébral. L'aiguille 1, vise transversalement le nerf,
mais elle risque de toucher l'artère ; l'aiguille 2, pique à 2 centimètres de la ligne médiane ; elle suit le versant des lames vertébrales,
elle bute contre les apophyses transverses et atteint finalement le nerf, en
évitant l'artère vertébrale.

Cas opératoires.

1° *Intervention endolaryngée par les voies naturelles :*
a) Anesthésie par pulvérisation et badigeonnage à la

cocaïne de 1/10 à 1/20 de la base de la langue, des piliers et du larynx.

b) Infiltration des deux nerfs laryngés supérieurs.

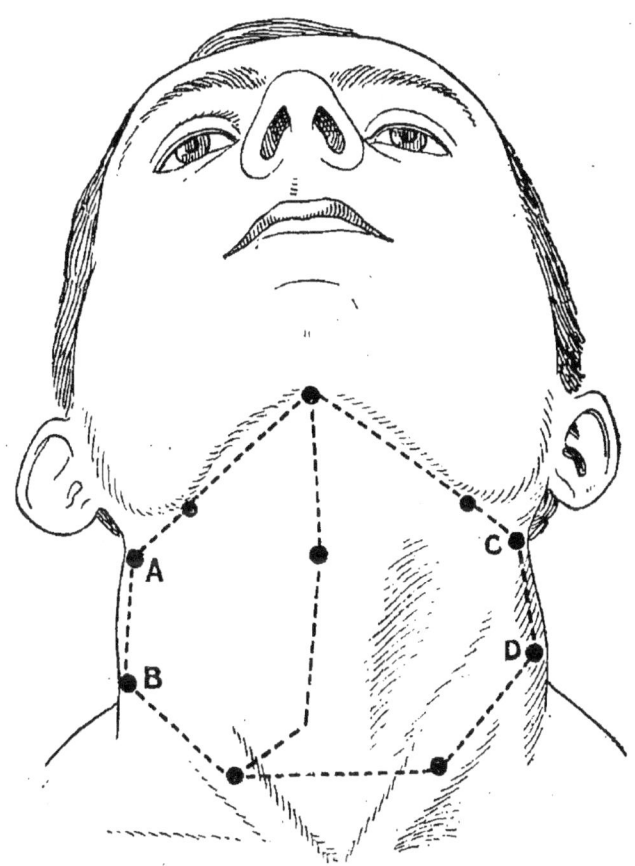

Fig. 93. — *Infiltration de la loge antérieure du cou.*

Pour les grandes opérations de cette région : cancer du larynx, goitre, extirpation des ganglions du cou pour cancer de la langue, etc, etc... A-B et C-D, correspondent à l'injection paravertébrale des nerfs cervicaux. Place des « boutons » pour circonscrire le champ opératoire en haut et en bas.

2° *Trachéotomie, laryngo-fissure, laryngostomie.* — Les différents modes anesthésiques internes décrits plus haut, conviennent ici, et on leur adjoint l'anesthésie intra-dermique et sous-cutanée, périphérique et troncu-

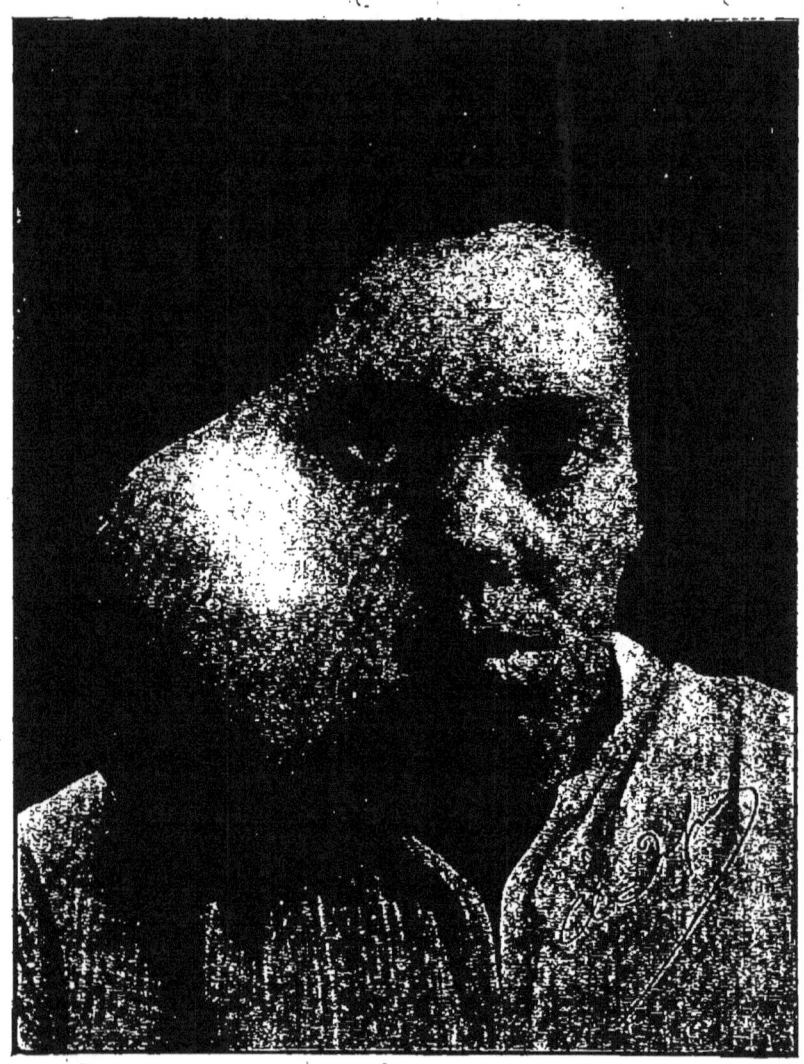

Fɪɢ. 94. — *Adamantome volumineux du mandibule* (hôpital de la Pitié).

En bas de la tumeur on voit une cicatrice en croix de Lorraine, blanche, trace d'une opération faite, il y a quelques années. Ce cas fut diagnostiqué récemment : sarcome inopérable. La tumeur communiquait avec la bouche et sécrétait un pus fétide et abondant ; insomnie, alimentation purement liquide... L'anesthésie fut commencée par l'injection paravertébrale du plexus cervical, l'injection du nerf maxillaire supérieur par voie orbitaire et l'infiltration simple du menton et de la lèvre inférieure sur la ligne médiane ; ces trois temps d'injection anesthésiante ont permis la ligature de la carotide externe et une section allant depuis le milieu du cou, jusqu'en dehors de la paupière, en passant par le menton et la joue (voir figures suivantes).

laire. Dans la laryngo-fissure et la laryngostomie, aussitôt le larynx ouvert, on fera des attouchements avec la solution forte de *cocaïne* sur la muqueuse.

3° *Laryngectomie et goitre.* — Ce sont des interventions plus étendues, qui exigent tous les procédés

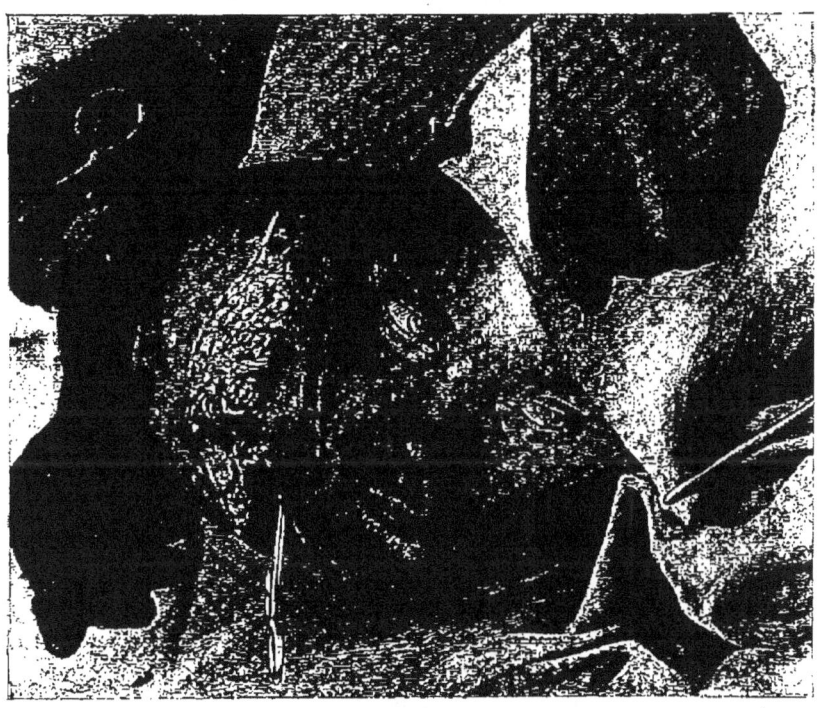

Fig. 95. — *Résection du mandibule, pour adamantome ulcéré et infecté* (suite).

2° temps de l'opération : ligature de la carotide externe est terminée ; le bistouri vient de sectionner la peau en avant de la tumeur.

internes, les infiltrations tronculaires du plexus, des nerfs laryngés, et une infiltration périphérique souscutanée, englobant le larynx ou la tumeur à distance.

On évite ainsi, chez des malades fatigués, respirant mal, parfois diabétiques, l'action du chloroforme ou de l'éther, mauvais pour le cœur, le poumon et le foie. L'anesthésie locale laisse à l'opéré, la possibilité de vider ses bronches au cours de l'intervention, lui évitant de ce fait la broncho-pneumonie, et diminuant considérablement le shock.

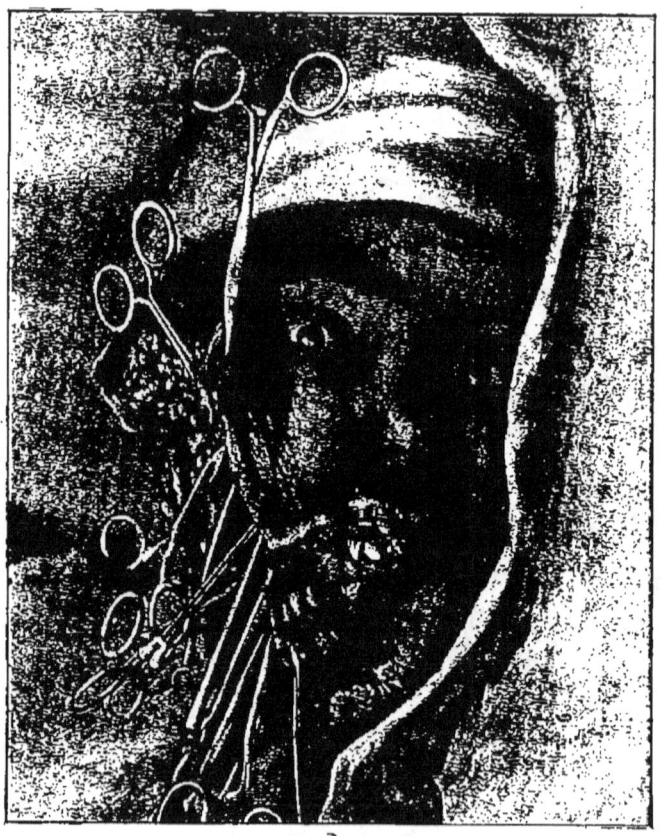

Fig. 96. — *Résection du mandibule pour adamantome infecté du mandibule* (suite).

3o temps : la résection de la mâchoire est faite ; à gauche, on voit encore l'aiguille qui a servi à infiltrer le trou ovale (maxillaire inférieur). Grâce à la ligature primitive de la carótide externe, l'hémorragie est peu abondante.

4° *Ligature de la carotide externe ou des artères thyroïdiennes.* — On infiltre d'abord le plexus cervical, puis on circonscrit sous la peau et l'aponévrose une surface quadrilatère dépassant les limites de l'incision.

5° *Extirpation de ganglions et tumeurs du cou.* — On infiltre le plexus cervical, d'un seul ou des deux côtés, et on circonscrit la tumeur ou la masse ganglionnaire,

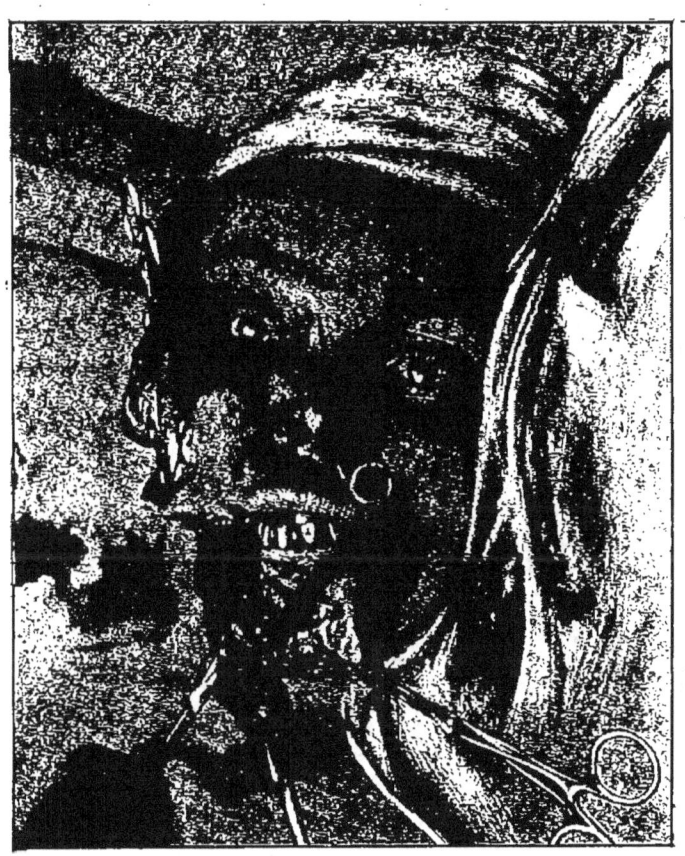

Fig. 97. — *Adamantome du mandibule. Résection* (suite). — *Anesthésie par infiltration du plexus cervical et du nerf maxillaire supérieur et inférieur.*
Une sonde œsophagienne est mise dans le nez pour l'alimentation.

par une injection périphérique de NS à 1 p. 200. Si la masse de la tumeur ou des ganglions se prolonge en arrière et gêne le passage de l'aiguille, au lieu de pousser celle-ci dans le sens transversal, ou plan frontal, on la pique près de la ligne interépineuse (à 2 ou

3 centimètres) d'arrière en avant, ou dans toute direction
oblique intermédiaire.

6° *Pharyngotomie sous et sus-hyoïdienne.* — Infiltrer
la membrane thyroïdienne et faire une infiltration péri-

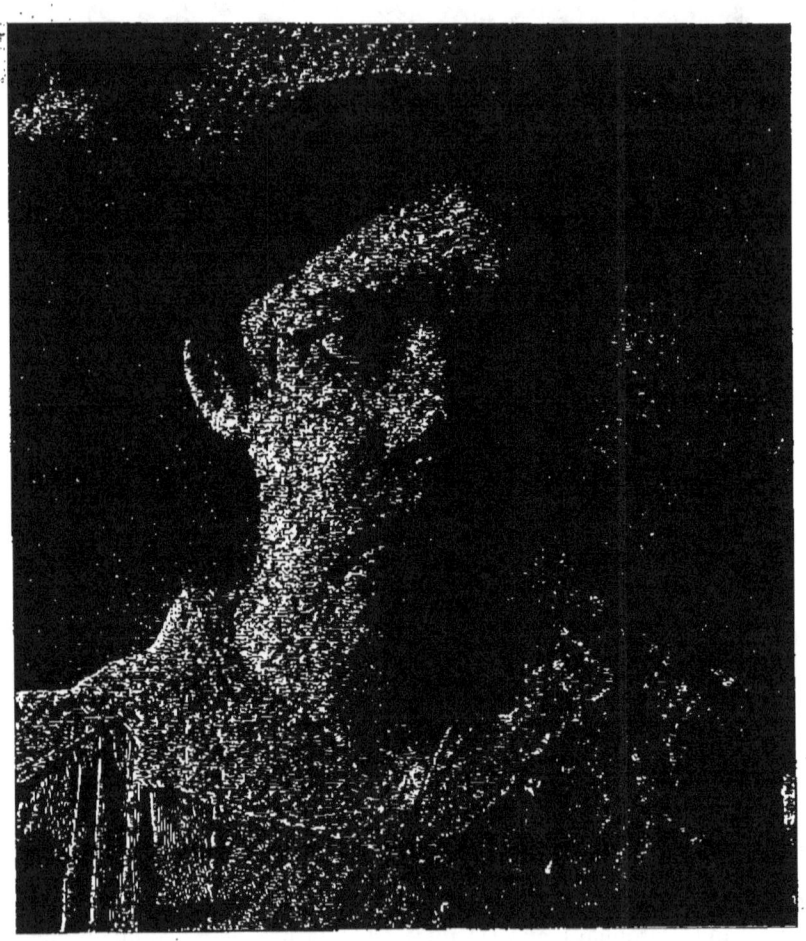

Fig. 98. — *Résection large du mandibule pour adamantome* (fin).
Trois mois après l'opération.

phérique en forme de losange, appuyé sur le maxillaire
inférieur et le cartilage thyroïde. Au cours de l'intervention, infiltrer parfois la tumeur sur toute sa surface
extérieure.

Thyroïdectomie.

Faites 6 boutons cutanés (fig. 89 et 90). Les points 1 et 2 correspondent à la ligne des apophyses trans-

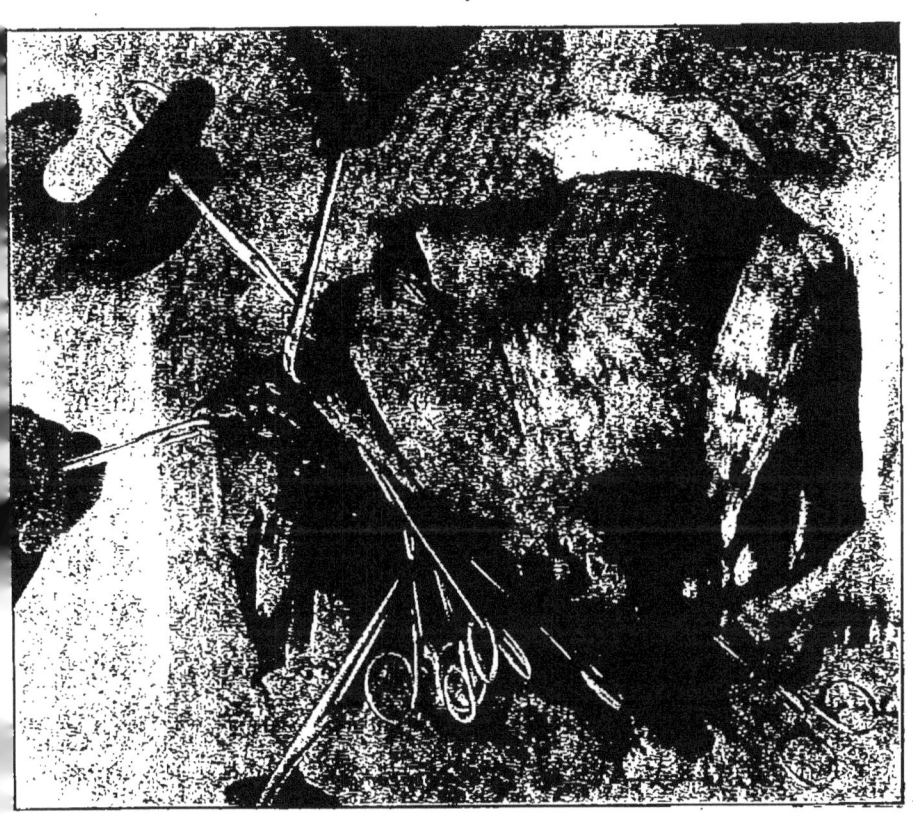

FIG. 99. — *Anesthésie du plexus cervical et du nerf maxillaire inférieur, pour une amputation de la langue, par voie sous-hyoïdienne.*
Le plancher sous-hyoïdien a été incisé; la langue est amenée au dehors.

verses, et serviront à faire l'anesthésie para-vertébrale du cou. Infiltrez ainsi toute la hauteur des tissus, peau, muscles, nerfs, de façon à toucher le plexus cervical profond. Prenez une aiguille de 9 centimètres, puis infiltrez une bande sous-cutanée et sous-aponévrotique, suivant le pointillé indiqué. Il faut 100 grammes de NS à 1/2 p. 100; ce procédé peut également servir pour les tumeurs malignes.

Laryngectomie totale.

Circonscrivez un hexagone sous-cutané, allant, depuis un peu au-dessus de l'os hyoïde jusqu'à la fourchette sternale puis faites l'infiltration para-vertébrale au moyen de deux boutons, comme pour le goitre, de façon à anesthésier la branche cervicale transverse; enfin, faites l'anesthésie du nerf laryngé supérieur; n'oubliez pas de faire la pulvérisation du pharynx avec la cocaïne pour supprimer les réflexes de déglutition et la toux. Cette opération comporte 200 à 250 grammes de solution NS à 1/2 p. 100. C'est un des cas où l'anesthésie partielle rend le plus de services.

V

RACHIS. THORAX. ABDOMEN

Les opérations sur le tronc peuvent se faire soit après une rachi-anesthésie générale à la cocaïne (Le Filliatre) plus ou moins haute, technique qui est en dehors des limites de ce livre, soit après une série d'injections paravertébrales ce qui constitue l'anesthésie régionale idéale.

INNERVATION. — Les *nerfs thoraciques* émergent des trous intervertébraux du rachis dorsal ; ils donnent immédiatement après leur sortie une anastomose avec le sympathique, puis se divisent en deux branches : l'une *antérieure* et l'autre *postérieure*. La branche postérieure est destinée aux muscles du dos, et à la peau qui avoisine la ligne médiane ; les rameaux antérieurs ou nerfs *intercostaux* cheminent dans l'espace intercostal, près du bord inférieur de la côte ; situés d'abord sur la plèvre, près de l'angle costal, ils se placent ensuite entre les deux muscles intercostaux.

Les trois premières dorsales (D. 1, 2, 3) innervent la face interne du bras et de l'avant-bras, l'aisselle et la région mammaire. Jusqu'à D. 7 inclusivement, les nerfs intercostaux sont destinés au thorax. D. 8 à D. 12 innervent thorax et abdomen ; de plus, par leur anas-

tomose sympathique, ils donnent la sensibilité aux viscères suivants : cœur (D. 1, 2, 3) ; poumon (D. 1, 2,
3, 4) ; estomac (D. 6, 7, 8, 9) ; foie et voies biliaires
(D. 7, 8, 9, 10) ; intestin (D. 9, 10, 11, 12) ; rein et uretère (D. 10, 11, 12) ; testicules, ovaires et utérus

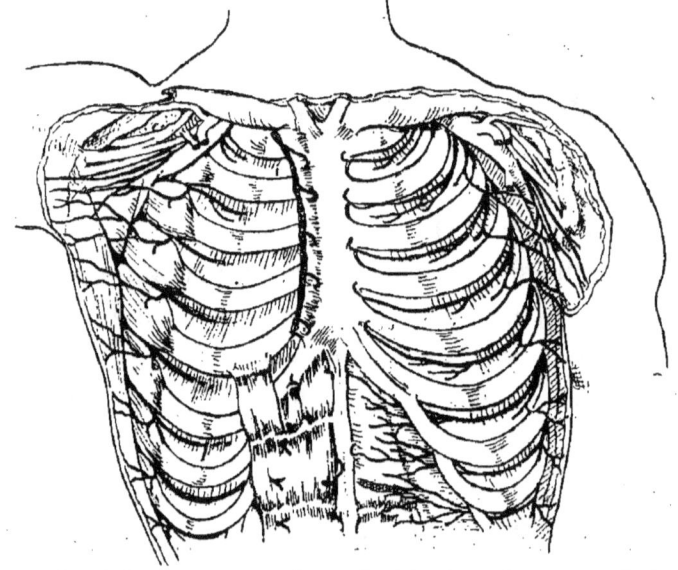

Fɪɢ. 100. — *Nerfs intercostaux et leur distribution ; ils peuvent être interrompus par l'injection paravertébrale ou simplement intercostale.*

(D. 10, 11, 12) (fig. 106). Pour annihiler cette sensibilité viscérale, il est nécessaire d'atteindre cette anastomose du sympathique (Dᴀɴɪs).

Les *nerfs lombaires* sont situés entre les apophyses
transverses des vertèbres lombaires, devant le muscle
intertransversaire, entourés des origines du muscle
psoas (fig. 101, 104, 105).

Les nerfs *abdomino-génitaux* et *génito-crural*, qui
innervent la paroi antérieure de l'abdomen, suivent
comme le 12ᵉ nerf intercostal la face antérieure du
muscle carré des lombes, entre celui-ci et l'enveloppe
graisseuse des reins. A partir du 2ᵉ lombaire, les troncs

nerveux sont si étroitement appliqués contre le corps
vertébral, qu'ils ne sont accessibles que par des injec-

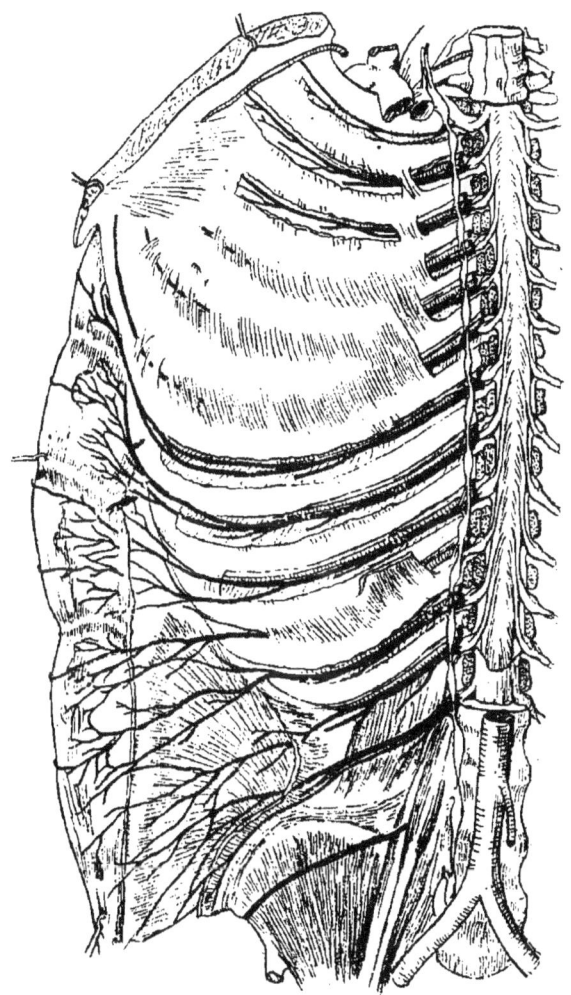

Fig. 101. — *Nerfs intercostaux et lombaires et leur distribution.*

On voit que ces nerfs reçoivent une anastomose des ganglions sympathiques ; l'aiguille arrive assez près de la colonne vertébrale pour
infiltrer ce rameau communiquant ; de cette façon, les viscères sont
anesthésiés.

tions faites au ras du corps vertébral à 3 centimètres de
la ligne médiane.

Les intercostaux et le 1er nerf lombaire sensibilisent, non seulement la paroi thoracique et la paroi abdomi-

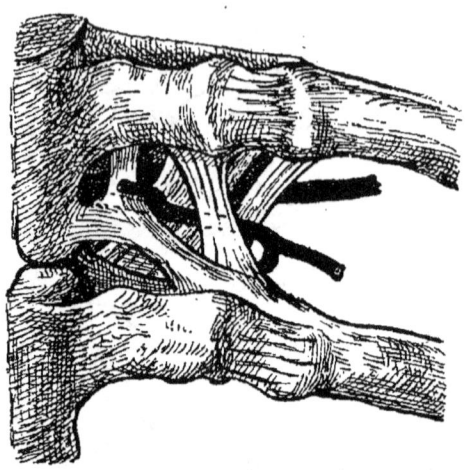

Fɪɢ. 102. — *Les nerfs dorsaux à leur émergence : leur bifurcation en branche antérieure (l'intercostal), et branche postérieure qui se divise elle-même en deux rameaux.*

nale, mais aussi les séreuses, plèvre et péritoine

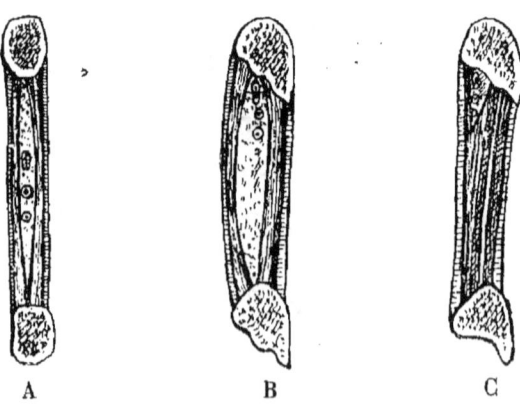

A   B   C

Fɪɢ. 103. — *L'espace intercostal* (Souligoux.)

A, en arrière à l'origine ; B, au tiers postérieur ; C, à la partie moyenne. L'intercostal interne est dédoublé pour entourer le paquet vasculo-nerveux.

pariétal. Les nerfs intercostaux moyens ne s'anastomosent pas entre eux à leur origine, mais le 1er et le 2^e

reçoivent une branche du plexus brachial, et le 12ᵉ une branche du 1ᵉʳ nerf lombaire ; au niveau de la peau, les territoires des intercostaux empiètent l'un sur l'autre, de

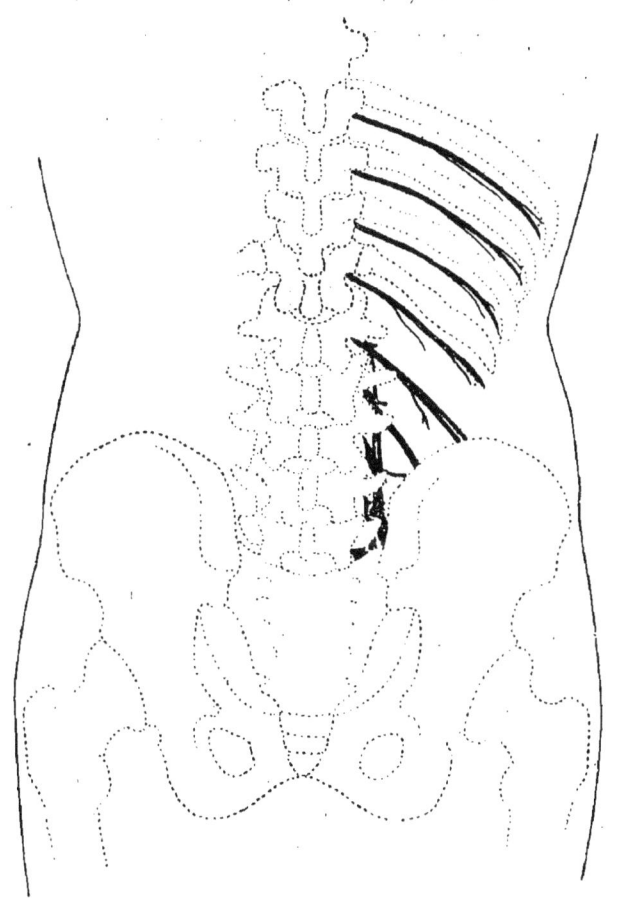

Fɪɢ. 104. — *Les nerfs lombaires à leur émergence.*

Ils sont accessibles entre les apophyses transverses des vertèbres lombaires, comme les nerfs intercostaux sous la côte.

sorte que l'*interruption d'un seul nerf* ne modifie pas la sensibilité cutanée ; il faut en infiltrer plusieurs à la partie supérieure du thorax pour obtenir une tranche d'anesthésie thoracique complète ; la peau thoracique reçoit d'ailleurs aussi des branches des plexus cervical et brachial.

L'anesthésie nécessaire aux opérations sur le rachis, le thorax et l'abdomen peut être obtenue par *deux méthodes*.

Quand il s'agit d'une opération bien limitée, résec-

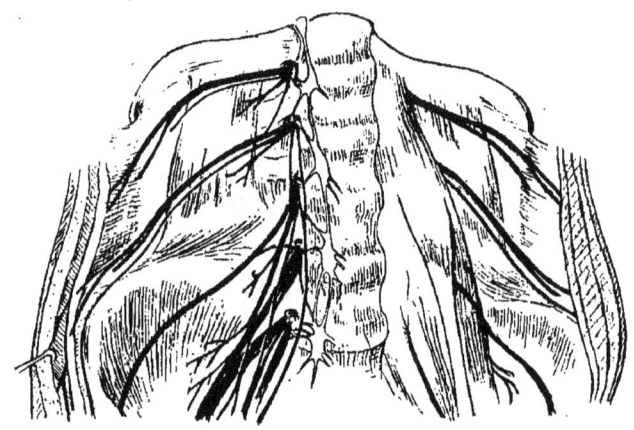

Fig. 105. — *Les nerfs lombaires à leur émergence.*
Ils sont accessibles entre les apophyses transverses des vertèbres lombaires, comme les intercostaux sous la côte.

tion d'une ou deux côtes, curettage du sternum, appendicite, hernie simple, etc., les injections faites sur le trajet des nerfs qui sensibilisent le champ opératoire et dont la technique est décrite plus loin, donnent une bonne anesthésie, *limitée à la paroi*. Les piqûres se font autour du champ opératoire, à quelque distance de celui-ci ; la technique varie pour chaque opération, comme l'innervation de la région. Cette méthode nous a permis entre autres opérations, de renoncer à l'anesthésie générale et rachidienne pour la cure radicale des hernies les plus volumineuses ; elle nous paraît être le procédé idéal pour la thoracotomie ; elle suffit pour l'appendicite à froid, à condition que l'appendice et le cæcum soient libres d'adhérences. Elle nous permet de faire la pylorectomie pour cancer, de grandes résections intestinales à condition d'injecter, dans les mésos, de l'urocaïne à 1 p. 100.

Quand l'opération doit porter sur les viscères unilatéraux (reins, foie, rate, voies biliaires), ou toucher une grande partie du tronc ou de l'abdomen, il nous paraît préférable de recourir à la méthode suivante, plus précise comme technique, et qui nous a permis d'étendre énormément les indications de l'anesthésie régionale : *l'anesthésie para-vertébrale.*

Nous en décrirons d'abord la technique qui est invariable pour toutes les opérations portant sur une moitié du tronc, nous exposerons ensuite la technique de l'anesthésie limitée de chaque région.

Anesthésie para-vertébrale.

Définition. — L'anesthésie para-vertébrale consiste à baigner les nerfs thoraciques et lombaires, *à la sortie des trous intervertébraux* du rachis dorsal et lombaire. L'injection donne l'anesthésie de la paroi thoraco-abdominale, et même celle des viscères, grâce aux anastomoses (rami-communicantes) avec le sympathique. Par conséquent, en injectant une solution NS à 1 p. 100, à 3 ou 4 centimètres de la ligne médiane dans les espaces intervertébraux, le chirurgien pourra produire l'anesthésie complète de la paroi thoraco-abdominale et des viscères unilatéraux situés de ce côté, viscères qui reçoivent les filets du sympathique anesthésié (foie, voies biliaires, rate, reins, uretère, testicules).

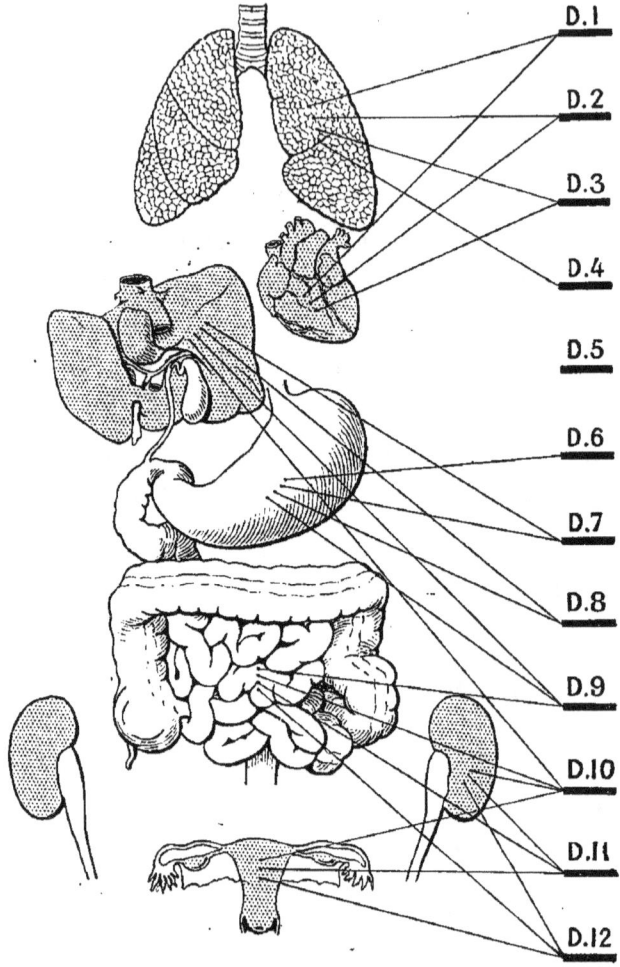

FIG. 106. — *Anesthésie paravertébrale dorsale des viscères.*

L'opérateur voit d'ici les points dorsaux qu'il faut infiltrer pour anesthésier le viscère correspondant. En pratique, il faut injecter plus haut et plus bas à cause des parois du tronc (anastomoses). Le poumon, le rein, les voies biliaires, la rate sont anesthésiés par l'injection d'un seul côté. Pour les autres organes, il faut injecter de deux côtés.

Quand l'opérateur voudra que l'anesthésie existe des deux côtés et sur des viscères médians (intestin), il

faudra nécessairement faire deux séries d'injections,
une à droite, l'autre à gauche ; mais le cas est exception-
nel. L'anesthésie para-vertébrale sert aux opérations

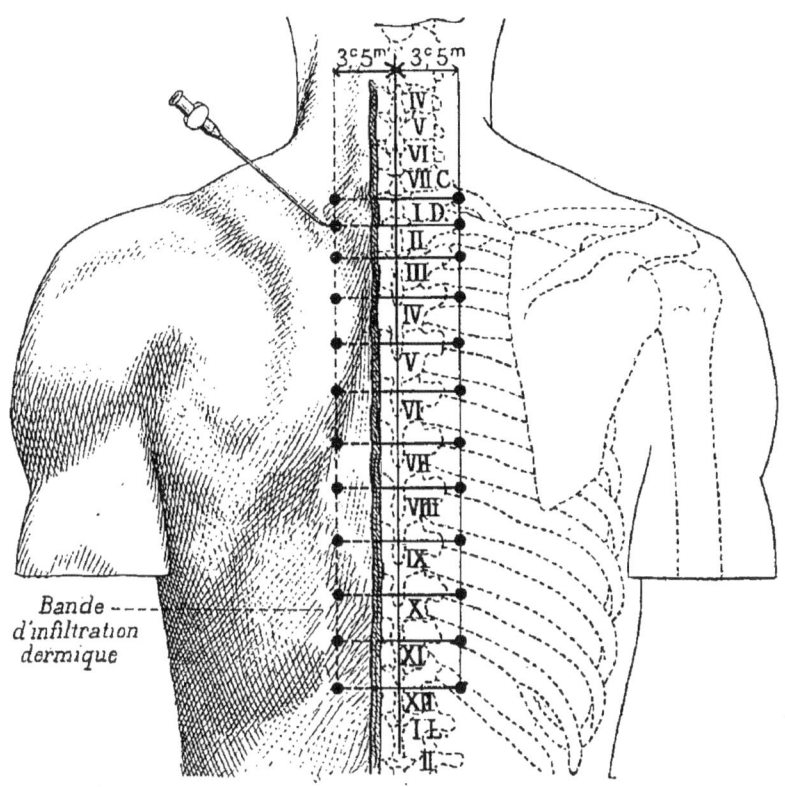

Fɪɢ. 107. — *Anesthésie paravertébrale dorsale.*

L'aiguille infiltre le derme suivant une bande de 1 centimètre placée
à 35 millimètres de la ligne médiane ; à travers cette bande anesthésiée, l'aiguille pique et tâtonne. Les points noirs indiquent là où l'aiguille doit piquer pour atteindre la côte, un peu en dehors de l'articulation costo-vertébrale. Quand l'aiguille a touché la côte, elle contourne
son bord inférieur et se dirige à un 1/2 centimètre plus en avant et en
dedans pour toucher l'anastomose du sympathique. Remarquez que
l'angle inférieur de l'omoplate correspond à la 7ᵉ apophyse épineuse et
l'épine de l'omoplate à la 3ᵒ.

portant sur le thorax, le cou et le ventre : sein, plèvre,
poumon, et pour les viscères latéraux, rein, foie, voies
biliaires, pylore, cœcum, etc...

Technique. — L'opérateur doit se rappeler qu'à leur origine, les nerfs thoraciques sont situés à égale distance des deux apophyses transverses, et à 2 centimètres en avant de l'espace intertransversaire.

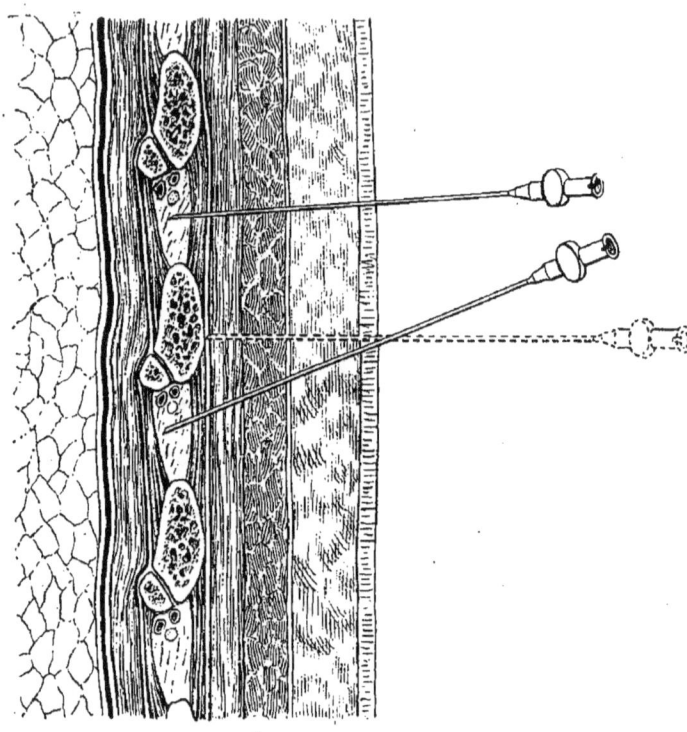

Fig. 108. — *Anesthésie intercostale ou paravertébrale dorsale.*

La 1re aiguille atteint directement l'espace intercostal et le voisinage du nerf. La 2e (en pointillé) a d'abord buté contre la côte, mais elle a obliqué en bas, et a atteint le voisinage du nerf.

Les apophyses épineuses, de la première à la sixième, sont situées à la hauteur de l'espace intertransversaire limité par les deux vertèbres qui suivent, et à la hauteur du nerf immédiatement inférieur. Par exemple, pour les apophyses D. 1 à D. 6, celles-ci correspondent aux paires D. 2 à D. 7 ; les apophyses épineuses D. 7 à D. 12 se trouvent au niveau de la partie inférieure de l'espace intertransversaire correspondant (fig. 111).

Les nerfs lombaires, au sortir des trous de conjugaison, sont situés à la hauteur de l'apophyse épineuse correspondante, un peu au-dessus de l'apophyse trans-

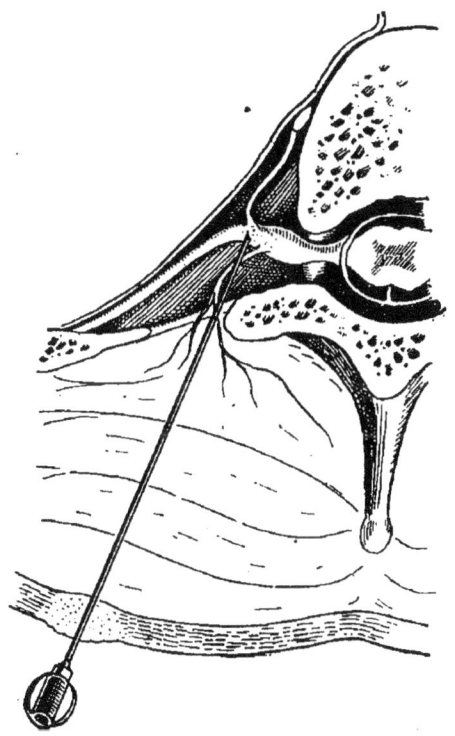

Fig. 109. — *Anesthésie paravertébrale dorsale.*
L'aiguille pénètre à 35 millimètres de la ligne médiane, rase le bord inférieur de la côte puis, à un centimètre en avant et en dedans, arrive à la racine et baigne l'anastomose avec le sympathique.

verse de la vertèbre immédiatement inférieure (fig. 104). Ils sont donc accessibles par les espaces intertransversaires, un peu en dehors de la ligne médiane, 3 centimètres ; ils sont à *un centimètre* en avant de l'apophyse transverse.

L'opérateur procédera ainsi (fig. 107 et 108).

Pour les nerfs dorsaux : enfoncer une aiguille de 6 ou
9 centimètres à 3 cent. 1/2 de la ligne médiane ; à une
profondeur de 4 à 5 centimètres, l'aiguille rencontre le

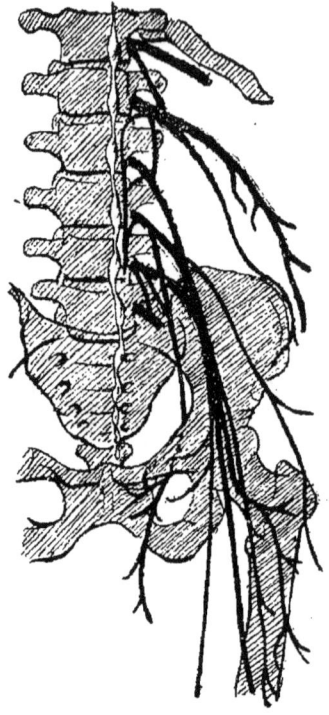

Fig. 110. — *Trajet des nerfs lombaires à leur sortie des trous
de conjugaison.*

Pour les atteindre, piquer à 3 centimètres en dehors de l'apophyse
épineuse ; pour les intercostaux 3 cm. 1/2 ; l'aiguille rasant le bord
inférieur de la côte atteint le nerf du numéro immédiatement inférieur à l'épine repère ; pour les nerfs lombaires 3 centimètres, l'aiguille
enfoncée à la hauteur de l'épine, passera au-dessus du *bord supérieur*
de l'apophyse transverse correspondante et touchera le nerf du même
numéro.

squelette, *côte, apophyse transverse,* ou mieux *articulation
costo-vertébrale.* Incliner la pointe pour atteindre le bord
inférieur de l'os, puis, suivant un angle de 25°, viser la
ligne médiane, et arrêter à 1/2 centimètre plus profondément. Alors, injecter soit 5 centimètres cubes de la

solution à 1 1/2 p. 100, soit 7 ou 8 centimètres cubes
de la solution à 1 p. 100. Il est bon de *faire subir un
léger va-et-vient à la pointe de l'aiguille*, pour être sûr

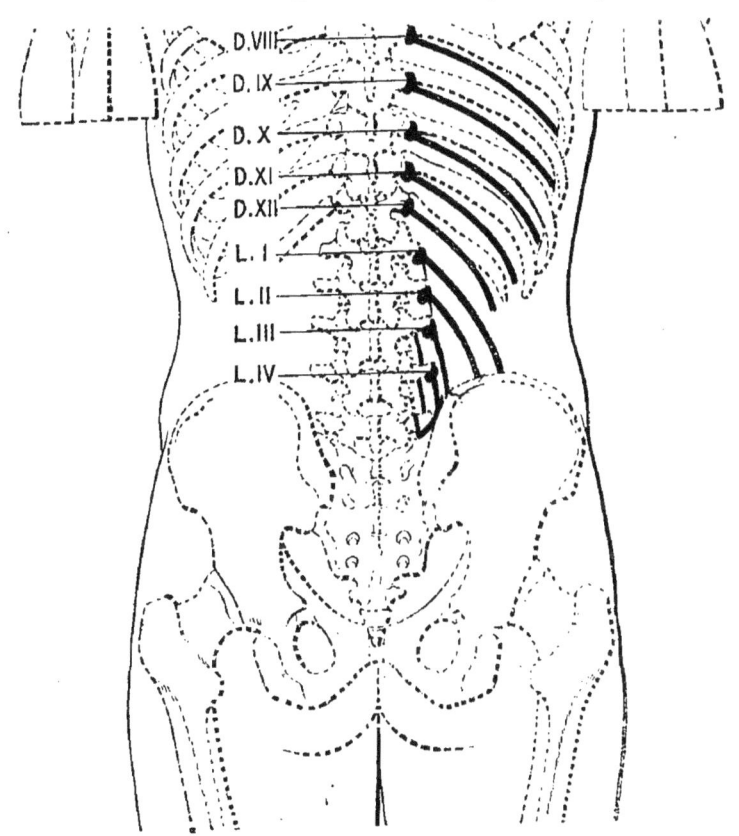

Fig. 111. — *Injection paravertébrale de la région dorsale et lombaire.*
L'aiguille s'enfonce à 35 millimètres en dehors de l'apophyse épineuse
dorsale ; elle pique au bord inférieur de la côte, de là se dirige un peu
en dedans, s'enfonce de 1 centimètre et atteint l'anastomose du sympathique, pour insensibiliser les viscères et la paroi thoracique et abdominale.

de bien baigner le nerf, et pour que dans ce bain anesthésique, soit comprise l'anastomose du sympathique,
et la branche postérieure comme la branche antérieure
de la racine rachidienne.

Deux accidents peuvent se produire :

a) Il *sort du sang* par l'aiguille. C'est qu'on pique une veine, il faut déplacer l'aiguille, sinon on injecterait la solution dans la veine, aucune anesthésie ne se produirait. Un fait à noter : quand cet accident se produit, le malade éprouve des nausées et pâlit.

b) Pénétration *dans la plèvre*. — Le malade tousse, il faut alors déplacer l'aiguille en arrière et un peu en dehors. Cet accident a aussi l'inconvénient de faire absorber de l'anesthésique sans aucun bénéfice pour l'anesthésie. Pour l'éviter, ne pas enfoncer l'aiguille plus qu'à 1 centimètre après avoir dépassé l'apophyse transverse, ou à 1/2 centimètre sous la côte elle-même.

Pour les nerfs lombaires, l'aiguille pénètre à 3 centimètres seulement de la ligne médiane et après avoir buté à 4 ou 5 centimètres de profondeur sur l'apophyse transverse, contourne à tâtons le *bord supérieur* et non plus le bord inférieur de cette apophyse ; puis, la pointe est enfoncée encore de 1 centimètre. L'injection est alors poussée (fig. 110 et 111).

L'opérateur commence par l'infiltration dermique et trace une bande de peau d'orange régulière, droite, parallèle à la ligne médiane sur toute la longueur de peau qui correspondra aux racines à injecter. La bande de « peau d'orange » (infiltration dermique) paravertébrale se tracera ainsi : prendre une aiguille très fine, bien piquante de 3 ou 5 centimètres : marquer sur la peau, avec une ficelle[1] iodée, la distance de 3 cent. 1/2 en dehors de la ligne médiane ; il est important et difficile de suivre cette ligne exactement sans dévier si on

---

[1] Ou un crayon dermographique contenu dans une boîte avec une pastille de trioximéthylène.

n'a pas un point de repère. Il faudra infiltrer une bande dermique large de 1 centimètre : le malade est assis, courbé en avant, les épaules fortement tirées comme pour une rachi-anesthésie, ou couché sur le côté.

La bande de peau d'orange étant infiltrée, l'opérateur, armé d'une aiguille de 6 ou 9 centimètres (suivant l'embonpoint) commencera ses piqûres nerveuses. La traversée de la peau sera indolore. Il cherchera avec l'index gauche chaque apophyse épineuse (difficile chez les obèses) et, à la hauteur de cette apophyse épineuse, il piquera à 3 cent. 1/2 de la ligne médiane jusqu'à ce qu'il rencontre le squelette, côte ou apophyse transverse. Chez les sujets musclés, l'opérateur peu expérimenté tâtonnera pendant quelques instants. Dès que la pointe bute sur la côte, il faut la retirer puis la diriger vers le bord inférieur qu'elle franchit ; la résistance de l'os disparaît, l'opérateur continue à pousser l'aiguille jusqu'à 1/2 centimètre de profondeur et *un peu en dedans ;* il injecte 5 à 8 centimètres cubes de la solution à 1 p. 100. L'aiguille exécutera des mouvements de va-et-vient, pour ne pas manquer la baignade du nerf. L'injection terminée, *l'aiguille restera en place* et servira de repère. L'opérateur recherchera l'apophyse épineuse de la vertèbre sous-jacente puis, à son niveau et exactement au-dessous de l'aiguille sus-jacente, il pique avec une aiguille sœur et recommence comme précédemment. Pour la troisième piqûre il aura laissé la seconde aiguille en place comme point de repère et utilisera la première, qu'il aura extraite de la peau.

Quand les injections seront terminées, l'anesthésie sera suffisante au bout d'un quart d'heure. L'espace intercostal, les muscles, la plèvre, le sternum, les côtes sont insensibles.

Verticalement, l'anesthésie cutanée commence, en haut : à un ou deux espaces sous le premier espace injecté ; transversalement, elle occupe l'espace intercostal ; en avant : elle atteint la ligne médiane ; sur le dos, elle cesse souvent en arrière du point où ont été faites les piqûres, sauf si celles-ci ont été exécutées correctement, c'est-à-dire immédiatement en dehors du trou de conjugaison car, alors, la branche postérieure est également interrompue. Si l'anesthésie est parfaite, elle permet de faire une *laminectomie*.

60 à 80 grammes de la solution à 1 p. 100 suffisent à anesthésier 12 nerfs, on obtient ainsi une anesthésie absolue de la paroi thoracique, en avant et en arrière jusqu'à la ligne médiane. Pour la partie supérieure du thorax il faut aussi interrompre l'action du plexus cervical : infiltrer une bande sous-cutanée le long de la clavicule et de l'épine de l'omoplate ; si le champ opératoire touche l'aisselle ou la fosse sus-claviculaire il faut baigner le plexus brachial.

Pour les *opérations thoraciques* qui portent uniquement sur les côtes et la paroi, il n'y a aucun inconvénient à remplacer l'anesthésie paravertébrale par l'anesthésie intercostale, c'est-à-dire à faire l'anesthésie plus en dehors sur le trajet du nerf intercostal, en amont de la région à opérer ; la technique est indiquée plus loin.

Thorax.

PONCTION DE LA PLÈVRE. — Injecter avec l'aiguille de 3 centimètres le trajet que suivra le trocart en allant de la peau à la plèvre ; la solution à 1/2 p. 100 suffit : cette anesthésie préalable permet d'employer de gros trocarts sans douleur.

THORACOTOMIE POUR EMPYÈME AVEC RÉSECTION COSTALE. — L'opérateur peut exécuter une anesthésie paravertébrale

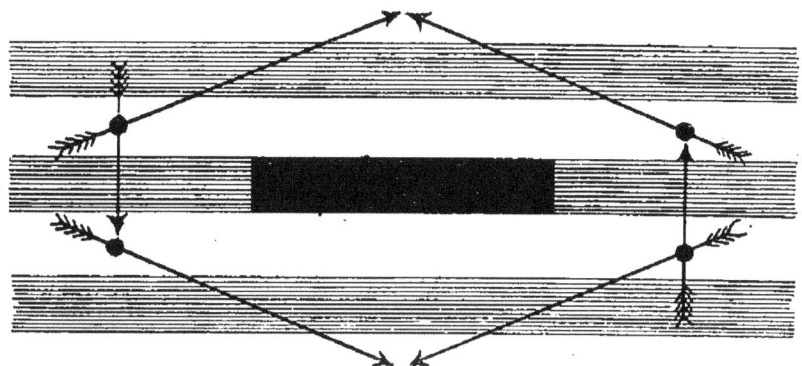

FIG. 112. — *Résection d'une côte.*

Injection dans les espaces intercostaux adjacents en avant et en arrière de la partie à réséquer ; puis infiltration périphérique sous-cutanée et intra-musculaire.

ou plus modestement l'anesthésie intercostale ou péricostale dont voici la technique :

Regardez la figure 112 : elle représente trois côtes adjacentes ; sur celle du milieu, la partie noire doit être réséquée, soit, deux espaces intercostaux à anesthésier. Marquez 4 boutons par lesquels vous injectez 5 centimètres cubes de solution à 1 p. 100 dans l'épaisseur des muscles intercostaux. La pointe de l'aiguille cherche la côte supérieure et en suit le bord inférieur pour tomber dans l'espace. Infiltrez les muscles et le tissu sous-cutané avec 30 ou 40 grammes de la solution à 1/2 p. 100 dans la direction de la flèche. L'anesthésie est absolue. Néanmoins, soyez prévenu que le malade se plaindra si vous exercez sur les côtes une traction produisant l'entorse des ligaments costo-vertébraux ; le tiraillement brutal des côtes arrachera des plaintes au patient et des reproches *justifiés* à l'opérateur. Votre

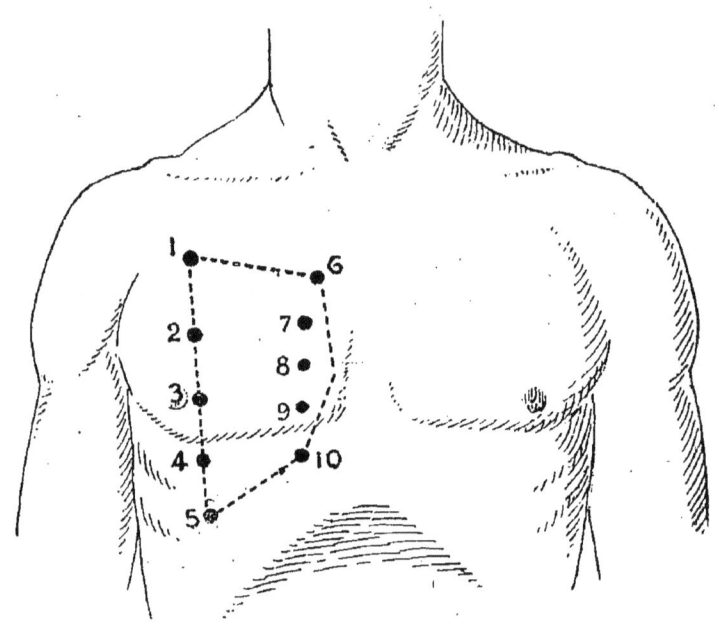

Fɪɢ. 113. — *Résection des cartillages costaux.*

Tracé de l'infiltration pour la mobilisation des côtes (emphysème). Cette zone d'anesthésie doit être prolongée plus bas, jusqu'au rebord costal, si on veut prélever un copeau cartilagineux destiné à combler une *perte de substance crânienne.*

opéré se plaindra encore s'il entend la section des côtes ; il est bon de couper les côtes sans brutalité et de boucher les oreilles du patient. Une fillette de onze ans, nièce d'un collègue, à qui nous avons fait une résection de 3 côtes, pour pleurésie purulente inter-lobaire, criait chaque fois qu'elle entendait la section de la côte ; elle n'a pas prononcé une plainte pour le reste de l'intervention, sauf pour les boutons dermiques. Un homme de trente ans poussa un cri dès qu'il entendit le fragment de côte tomber dans le seau !

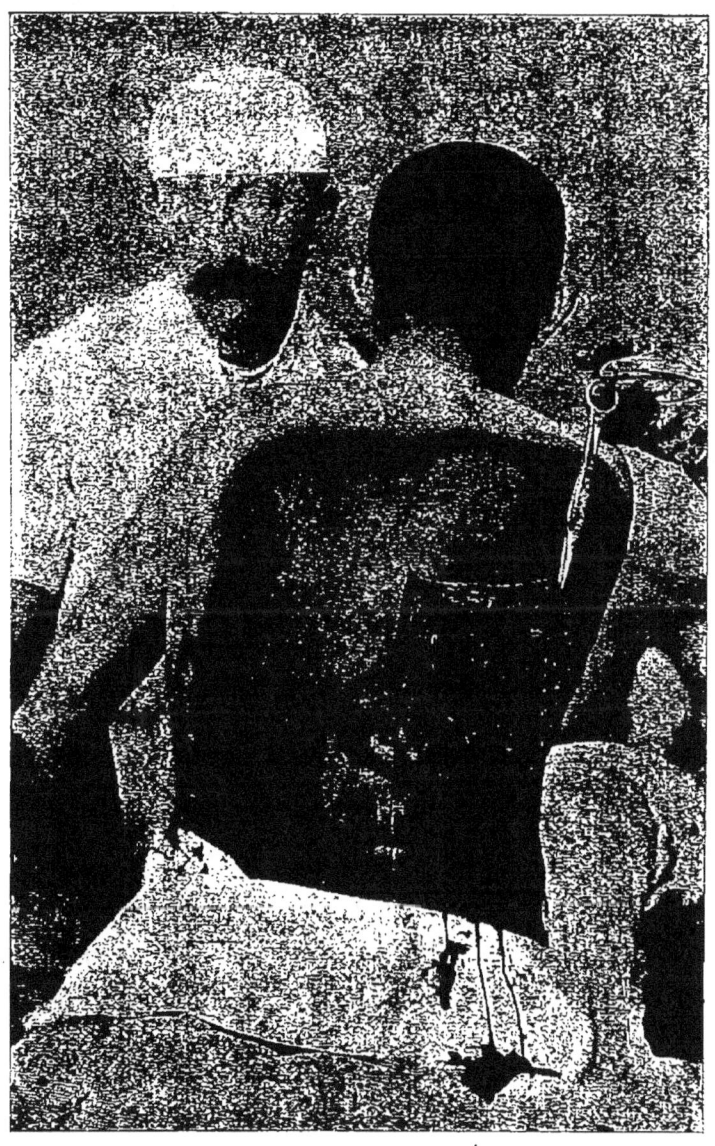

Fig. 114. — *Large pleurotomie et résection costale pour fistule pleurale.*
Le décollement du lambeau de parties molles.

RÉSECTION DU 2° AU 5° CARTILAGE COSTAL POUR THORAX

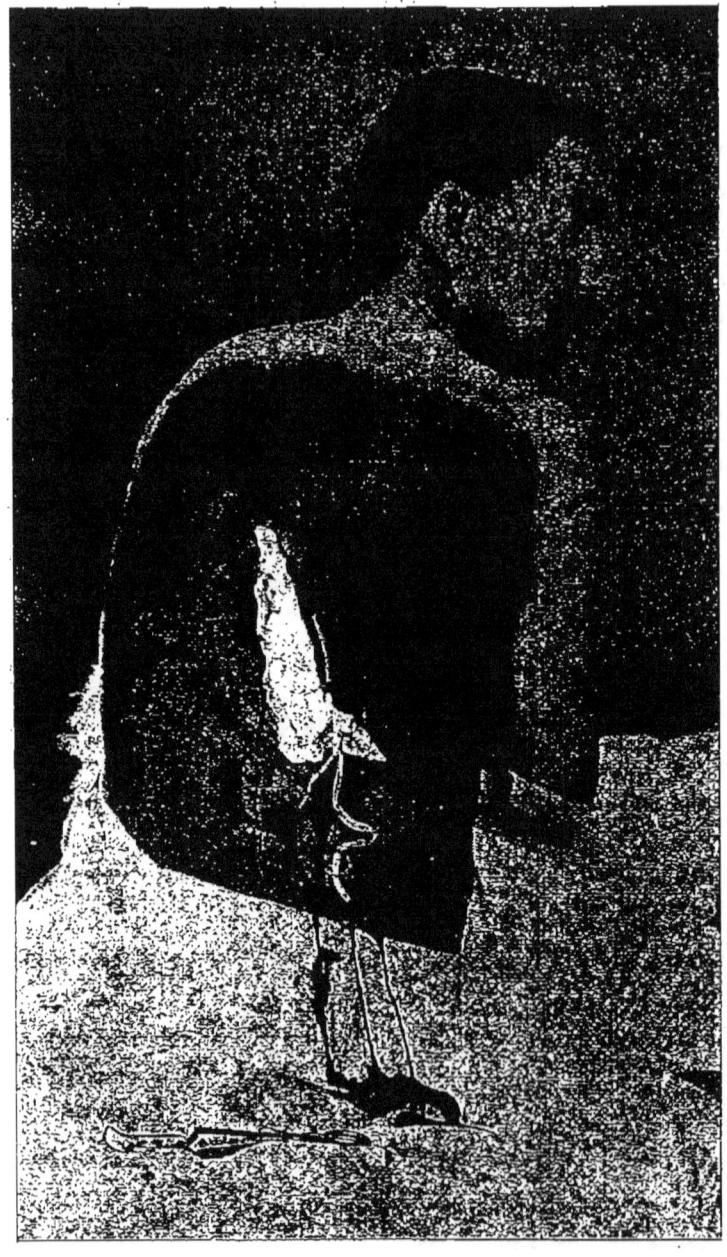

Fig. 115. — *Large pleurotomie et résection costale pour fistule pleurale.*
La plaie tamponnée à la fin de l'opération.

RIGIDE. — Du 2ᵉ au 5ᵉ espace faire deux rangées de
« boutons » (fig. 113), l'externe sur le bord externe des

cartilages, l'interne le long du sternum. Injecter par chaque piqûre 5 grammes de la solution à 1 p. 100, circonscrire le champ opératoire dans la ligne ponctuée; avec 50 centimètres cubes de la solution à 1/2 p. 100. Le même procédé sert pour les opérations portant sur

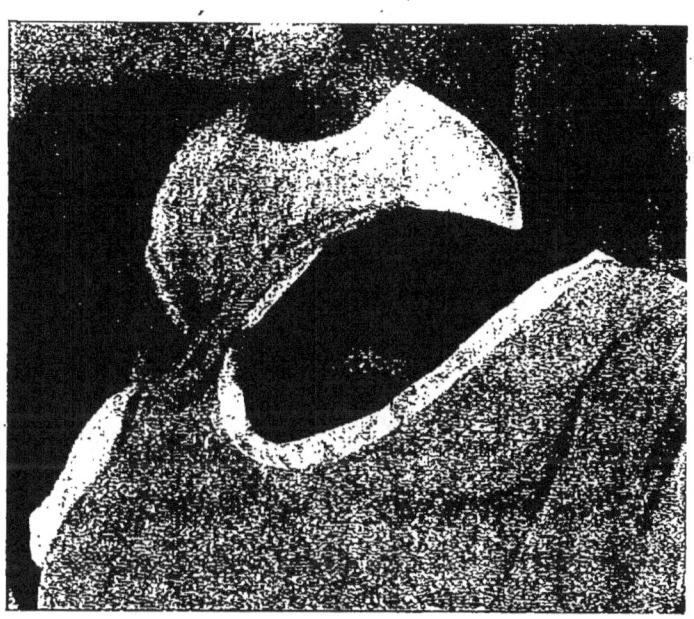

Fig. 116. — *La bande d'infiltration intra-dermique de l'injection para-vertébrale pour large thoracotomie.*

le péricarde et le cœur, les abcès sous-phréniques, la chondrite costale suppurée. Quand on pratique la décortication du poumon pour fistule pleurale, il faut se rappeler que les malades ayant subi des résections costales, ont les côtes soudées entre elles; il est alors indispensable d'avoir recours à l'anesthésie paravertébrale, l'infiltration intercostale n'est pas possible.

OPÉRATIONS SUR LE STERNUM. — Injecter des deux côtés 5 centimètres cubes de la solution à 1 p. 100 dans chaque espace tout près du sternum; puis infiltrer la

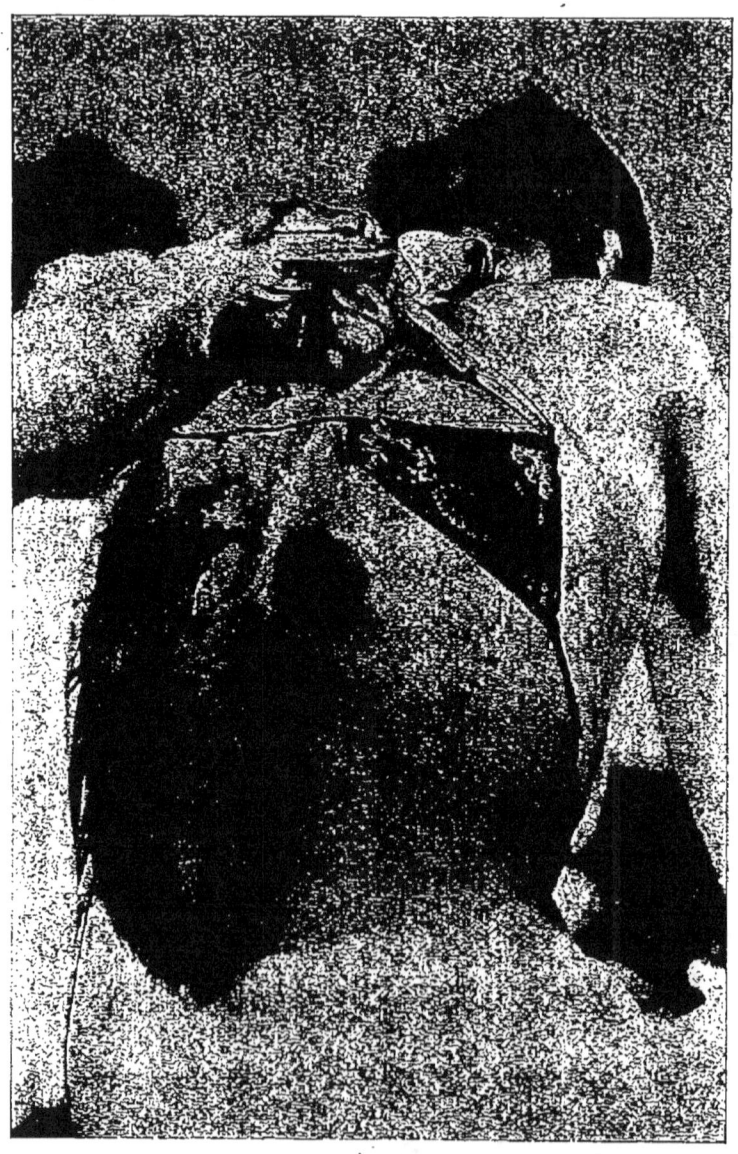

Fɪɢ. 117. — *La plaie faite pour résection de deux côtes*
(pleurésie interlobaire).

peau et le tissu sous-cutané, à distance, avec la solution NS à 1/2 p. 100.

THORACOTOMIE POUR OUVERTURE D'ABCÈS DU POUMON, EXTIR-
PATION DE CORPS ÉTRANGERS, OUVERTURE D'ABCÈS INTERLO-
BAIRES, TUMEUR DU POUMON, ETC. — Il faut une anesthésie
étendue des nerfs intercostaux à leur origine. L'opérateur peut, indifféremment, faire l'anesthésie paravertébrale, ou infiltrer les nerfs intercostaux à 5 centimètres
en dehors de la ligne épineuse, c'est-à-dire au bord
latéral de la masse des muscles spinaux, ce qui est plus
simple parce que, en ce point, les espaces intercostaux
sont faciles à repérer.

L'opérateur tracera une ligne verticale avec une ficelle
trempée dans l'iode, à 5 centimètres des apophyses
épineuses, puis avec l'aiguille de 6 centimètres, très
fine, bien piquante, il fera une bande de peau d'orange
de 1 centimètre de large avec la solution à 1/2 p. 100.
Le malade est assis, courbé en avant, les épaules tirées
vers les pieds, ou couché sur le côté. Dans la peau
d'orange, à la hauteur de chaque apophyse épineuse, il
injectera immédiatement au-dessous de la côte correspondante.

Mais l'anesthésie paravertébrale, qui analgésie le
poumon, reste le procédé de choix.

ABLATION D'UNE TUMEUR DU SEIN. — Pour les opérations bénignes sur le sein, extirpation d'adénome,
extirpation totale de la glande, nous circonscrivons un
grand losange sous-cutané, à travers 4 ou 6 boutons,
puis nous infiltrons le tissu sous-mammaire : cette
anesthésie circonférencielle est absolue. Il faut injecter
une assez grande quantité de solution à 1/2 p. 100,
environ 100 ou 150 grammes. La moitié du liquide injecté
s'écoule avec le sang au cours de l'opération.

AMPUTATION D'UN CANCER DU SEIN. — Nous l'avons employée à plusieurs reprises non seulement chez les femmes maigres, mais chez les femmes grasses quand il y avait contre-indication à l'anesthésie générale : insuffisance rénale, myocardite, etc... Les résultats ont été bons. Parfois, il a fallu une bouffée de kélène au moment de la dissection de l'aisselle.

Voici la technique :

A) Interruption du plexus brachial avec 10 grammes de la solution 1 p. 100 au-dessus de la clavicule, ou dans le creux de l'aiselle ; l'injection du plexus brachial dans l'aisselle aura l'avantage d'anesthésier en même temps le tissu cellulaire du voisinage (voir la technique plus loin).

B) Injection para-vertébrale de D.1 à D.10 avec 50 grammes de solution à 1 p. 100.

C) Injection sous-cutanée de 100 grammes de NS à 1 p. 200 commençant à l'acromion, suivant la clavicule pour interrompre le plexus cervical, suivant la ligne médiane du thorax, le bord inférieur du thorax puis, en arrière, jusqu'à la saillie du grand dorsal. Chez une femme grasse, nous employons couramment jusqu'à 1 gr. 50 de NS ; mais une grande partie du liquide s'écoule au cours de l'opération. En prenant la solution salée hypertonique on peut diminuer encore la dose de NS.

OPÉRATIONS DE L'AISSELLE. — Théoriquement, il faut interrompre le plexus brachial par une piqûre sus-claviculaire, et les 5 premiers nerfs intercostaux par une injection para-vertébrale. Au technicien inhabile, nous conseillons simplement l'infiltration de l'aisselle (v. plus loin).

Abdomen.

S'il ne s'agit que d'inciser un abcès péritonéal antérieur, appendiculaire ou autre, la simple infiltration de
la paroi, suivant la méthode de Reclus suffit. Pour une

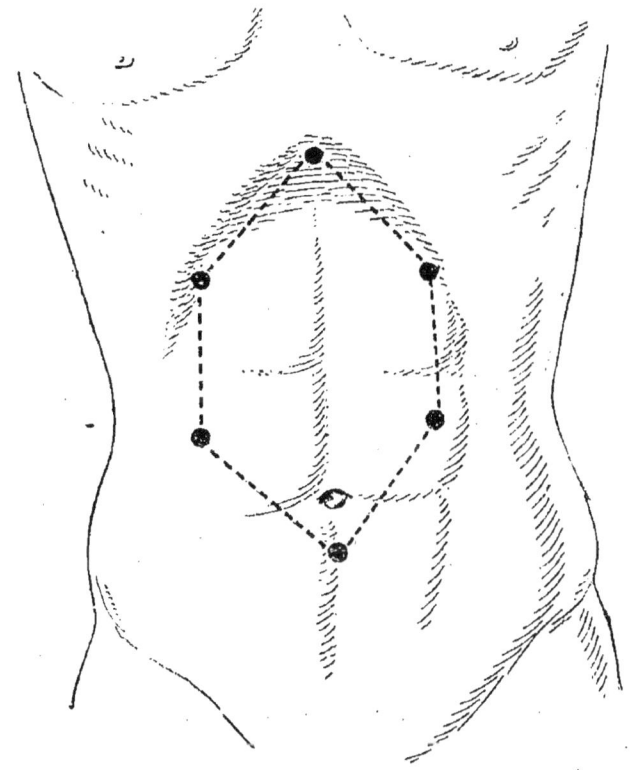

Fig. 118. — *Tracé de l'infiltration pour laparotomie sus-ombilicale.*
Six « boutons ». Gastrectomie, gastro-entérostomie.

opération véritable, comprenant des manœuvres prolongées, une exploration du ventre, il faut recourir,
soit à l'anesthésie de la paroi à distance, soit à l'anesthésie para-vertébrale.

A) L'*infiltration de la paroi à distance* du champ
opératoire produit le barrage de ses nerfs en amont de

lui et donne une anesthésie parfaite, mais pariétale seulement : elle n'atteint pas les viscères. Seuls, l'incision, l'écartement, la suture de la parói sont indolores. Les viscères, il est vrai, sont peu sensibles, à condition

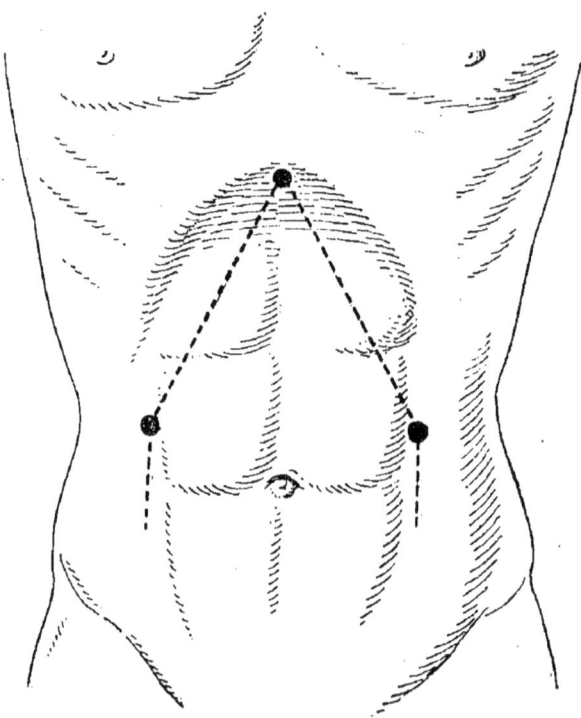

Fig. 119. — *Autre tracé pour laparotomie haute, donnant une plus large surface anesthésiée.*

Gastrectomie, gastro-entérostomie. Opérations sur la vésicule et le côlon.

de n'exercer *aucune traction;* cette demi-sensibilité permet de faire des gastro-entérostomies, des résections de l'intestin sans shock.

Dans certains cas, le ventre étant ouvert, on peut continuer l'anesthésie par injection directe de *solution d'urocaïne dans les mésos :* 1 centimètre cube de solution à 1 p. 100 dans le méso-appendice pour appendi-

cectomie; injection de quelques gouttes à 1 p. 100 au
niveau de chaque vaisseau épiploïque pour résection
de l'épiploon. Cette injection entre les 2 feuillets du
péritoine, le long des vaisseaux, donne une anesthésie
parfaite; mais elle n'est possible que dans des cas bien

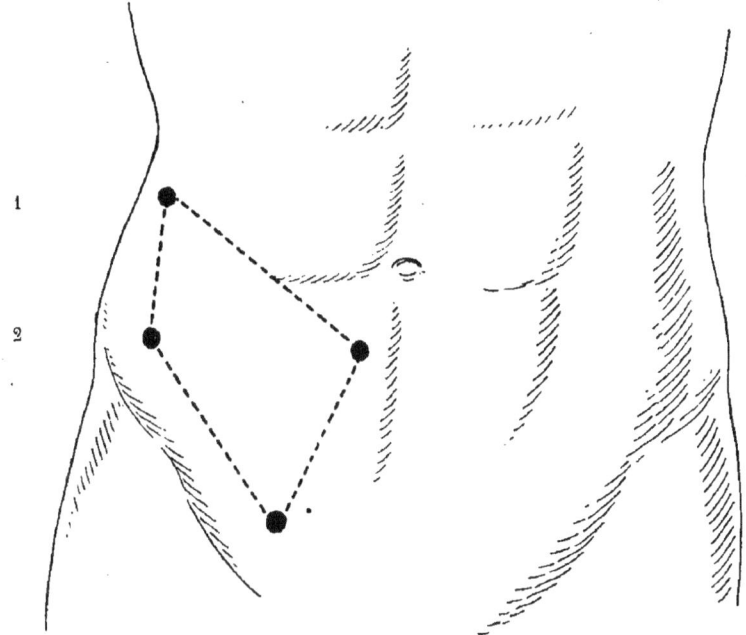

Fig. 120. — *Infiltration pour opérer sur la région iléo-cæcale.*

De 1 à 2, et par deux « boutons », infiltrer l'épaisseur de la paroi.
Infiltrer sous la peau et *dans les muscles* un losange circonscrivant la
future incision. Appendicite, résection iléo-cæcale.

déterminés. Pour une résection de l'estomac, par exemple,
nous anesthésions bien les nerfs de l'organe par infiltration du péritoine au niveau de la coronaire stoma-
chique, de la pylorique et des deux artères gastro-
épiploïques. Mais il ne faut se permettre que des manœuvres très douces ou bien donner, pendant les manœuvres
nœuvres douloureuses, quelques gouttes de chlorure
d'éthyle, de chloroforme ou d'éther : l'anesthésie est

donc souvent incomplète, exigeant, soit le concours
moral du patient, soit quelques gouttes de narcose.
Dans les 3/4 des cas cette méthode est toutefois bonne
et permet de faire des opérations graves sans shock.

B) L'*anesthésie para-vertébrale* donne, au contraire,
une anesthésie absolue, du moins du côté du tronc où

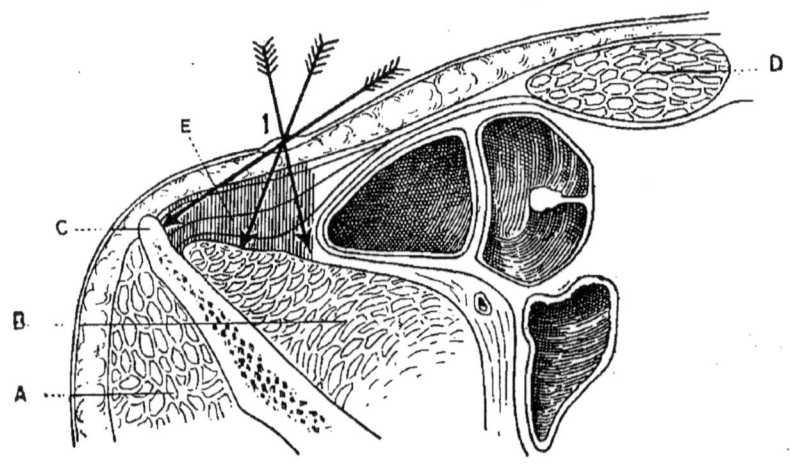

FIG. 121. — *Injection profonde « en éventail » pour infiltrer la tranche mus-*
culaire au point où passent les nerfs de la région inguino-crurale.

D, grand droit ; B, psoas iliaque ; A, fessier; C, os iliaque; E, trois
directions de l'aiguille : la 1re perpendiculaire à la peau, se dirigean
vers le tissu cellulaire sous-péritonéal ; la 2e parallèle à la peau sous
l'aponévrose ; la 3e intermédiaire, oblique dans l'intervalle inter-musculaire, où se trouvent les nerfs. I. « bouton » dermique.

elle est faite : elle doit être bilatérale si les viscères
sont médians. Une cholédocotomie, une tumeur du
cæcum se font parfaitement avec l'anesthésie paravertébrale droite ; pour une néphrectomie, une tumeur
limitée du côlon, l'anesthésie unilatérale suffit. Mais
pour intervenir sur l'estomac (gastrectomie), le pancréas,
il faut injecter des deux côtés.

L'opérateur peut intervenir sur tout le ventre en infiltrant du 5e nerf intercostal au 2° nerf lombaire de

chaque côté ; mais ces **22** piqûres finissent par être pénibles et nécessitent une assez forte dose de NS.

A plusieurs reprises, nous avons fait une incision transversale bilatérale après infiltration paravertébrale de 6 nerfs seulement de chaque côté : l'anesthésie était parfaite. Pour les estomacs, nous ne l'employons

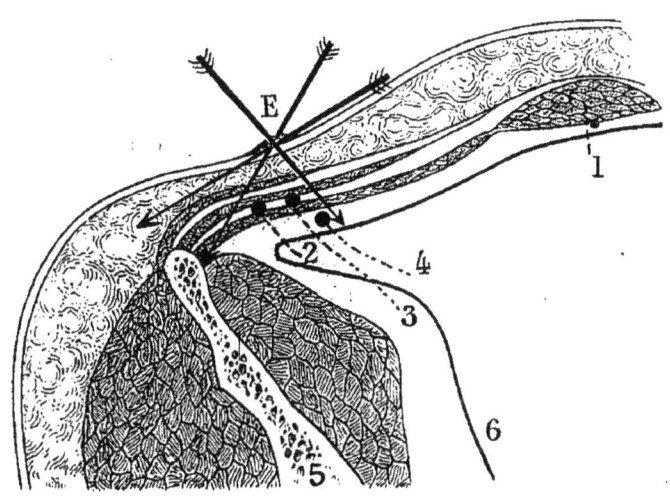

Fɪɢ. 122. — *Injection profonde en éventail pour infiltrer la tranche musculaire du point où passent tous les nerfs de la région inguino-crurale.* (Coupe horizontale au niveau des épines iliaques.)

1, muscle grand droit. — 2 et 3, nerfs grand et petit abdomino-génital situés à ce niveau entre le « petit oblique » et le transverse. — 4, nerf génito-crural. — 5, os iliaque. — 6, péritoine pariétal. E, bouton situé à deux travers de doigt en dedans de l'épine iliaque et par où se fait l'injection en éventail.

pas systématiquement parce que nous préférons l'incision verticale très longue, et nous nous contentons de l'infiltration simple de la paroi avec injection d'urocaïne dans quelques mésos. On pourra combiner les deux avantages : *a)* en faisant une double injection paravertébrale des nerfs D. 6, 7, 8, 9, soit 8 piqûres — 4 de chaque côté — qui anesthésieraient l'estomac et la paroi épigastrique ; *b)* en infiltrant ensuite la ligne médiane au-dessous du nombril sur une hauteur de 5 à 6 centimètres avec la solution faible.

La pratique de l'injection *paravertébrale* pousse l'opérateur à étendre de plus en plus, avec l'expérience, les indications de l'anesthésie régionale en chirurgie de l'abdomen. Plus le chirurgien acquiert l'habitude de la

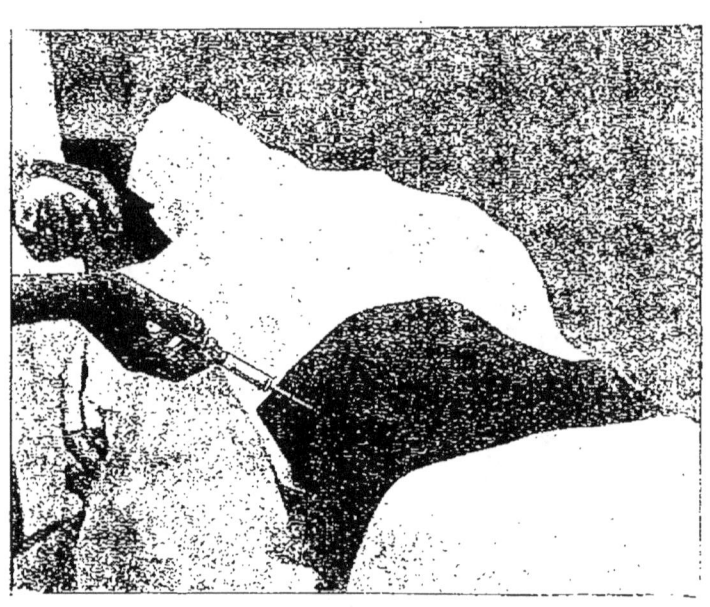

Fig. 123. — *Injection « en éventail » profonde, au-dessus de l'épine iliaque antéro-supérieure pour anesthésier la paroi de la fosse iliaque* (appendicectomie, cœcostomie, résection iléo-cœcale).
Cette figure montre l'injection directe perpendiculaire au plan de la paroi.

technique paravertébrale, plus il a tendance à la substituer aux infiltrations pariétales. Nous indiquerons cependant, pour chaque intervention, les détails de technique de ces dernières ainsi que les précautions à prendre au cours de l'opération sous anesthésie régionale.

Estomac, gastrostomie et gastro-entérostomie. — Trois « boutons » dermiques sont infiltrés, un au niveau de l'appendice xiphoïde, les autres au rebord costal, à 10

ou 12 centimètres du précédent; on infiltre successivement le tissu cellulaire sous-cutané et la tranche musculaire qui s'attache au rebord costal gauche, de façon
à interrompre les filets nerveux qui innervent la ligne
médiane sur les 2/3 de la longueur de l'abdomen sus-
ombilical : nous pouvons ensuite inciser la paroi abdo-

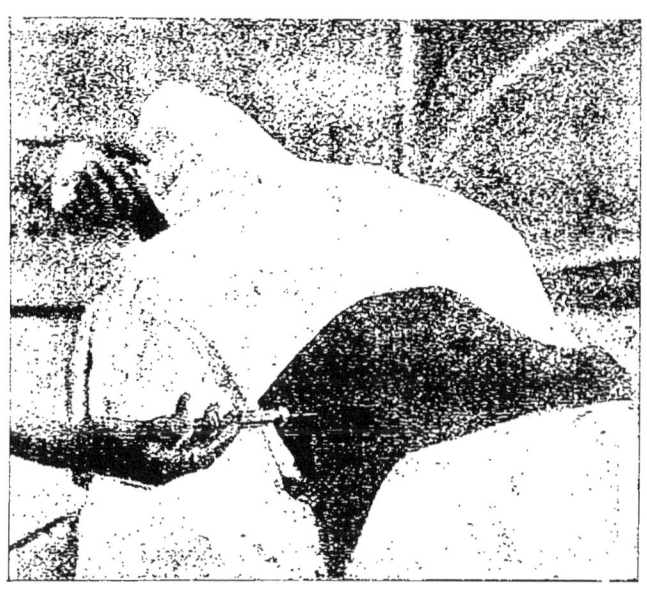

Fig. 124 — *Injection oblique en haut.*
Remarquez la direction donnée à la seringue et à l'aiguille.

minale, soit sur la ligne médiane, soit à gauche de
cette ligne. Donc : infiltrer peau et muscles sur toutes
les lignes qui correspondent au rebord costal gauche
sur une longueur de 10, 12, 15 centimètres.

Les manœuvres sur l'estomac sont très peu douloureuses; toute anesthésie complémentaire est inutile.
Cette infiltration comprend 100 à 120 grammes de la
solution faible; les muscles abdominaux sont relâchés;
cette anesthésie est suffisante aussi pour la gastro-
entérostomie. Nous injectons préalablement du pantopon

ou de la scopolamine-morphine pour diminuer les réac-
tions du patient.

GASTRECTOMIE. — Même incision paracostale mais
bilatérale (fig. 119).

Cette opération est un peu plus douloureuse à cause

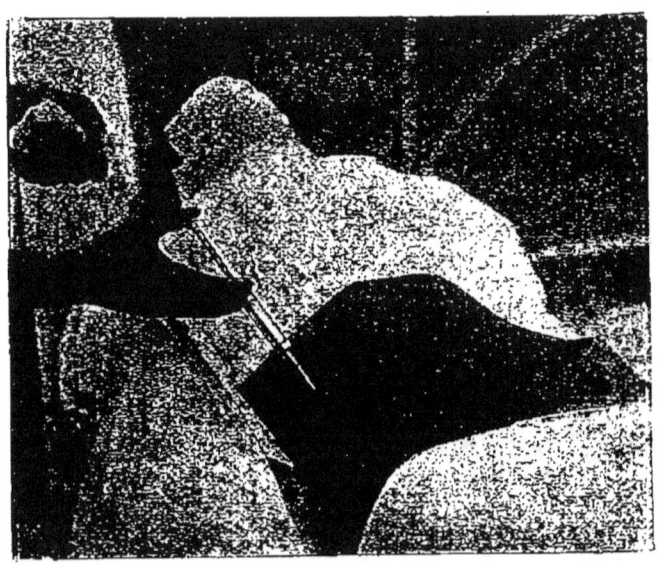

FIG. 125. — *La même injection dirigée obliquement en bas.*

des manœuvres étendues et prolongées sur l'estomac ;
si on veut que l'anesthésie soit parfaite, il faut faire, soit
une double paravertébrale (6 nerfs de chaque côté), soit,
une fois le ventre ouvert, donner pendant les manœuvres
douloureuses, quelques bouffées de chloroforme ou
infiltrer les mésos avec l'urocaïne ; il suffit de chloro-
former légèrement le malade pendant la libération et
l'exploration ; les sutures, les sections intestinales sont
indolores. L'état mental du sujet est énorme ; il y a un
grand contraste entre les caractères : certains sujets
ne desserrent pas les dents pendant toute l'opération,

d'autres, au contraire, réclament quelques bouffées d'anesthésique et geignent sans arrêt.

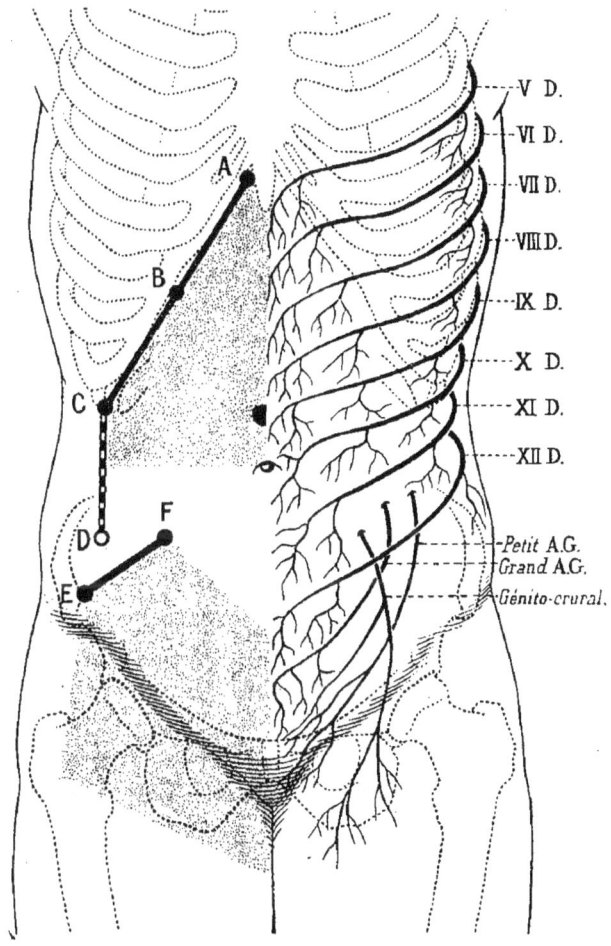

Fig. 126. — *Anesthésie para-costale, costo-iliaque et para-iliaque.*

Insensibilisation de toute la paroi abdominale (zone anesthésiée en gris) ; à droite, nous voyons les filets intercostaux qui innervent la paroi abdominale, et plus bas les deux nerfs abdomino-génitaux, et génito-crural (direction verticale) ; à gauche de la figure, A, B, C, indiquent l'infiltration paracostale d'une tranche de muscles et de peau (estomac, foie, duodénum) ; C, D, anesthésie de la paroi pour les opérations du côlon droit ; E, F, sert aux opérations cœcales, appendicitaires et aux cures de hernie inguinale.

INCISION MÉDIANE HYPOGASTRIQUE. — Nous ne pratiquons

guère d'opérations abdomino-pelviennes avec anesthésie
locale ; toutefois, l'évacuation d'ascite tuberculeuse,
l'ablation de tumeur de l'ovaire bien mobile peut être
faite très facilement par ce procédé. Il faut alors infiltrer
le pédicule avec une solution à 1 p. 100 d'urocaïne sans

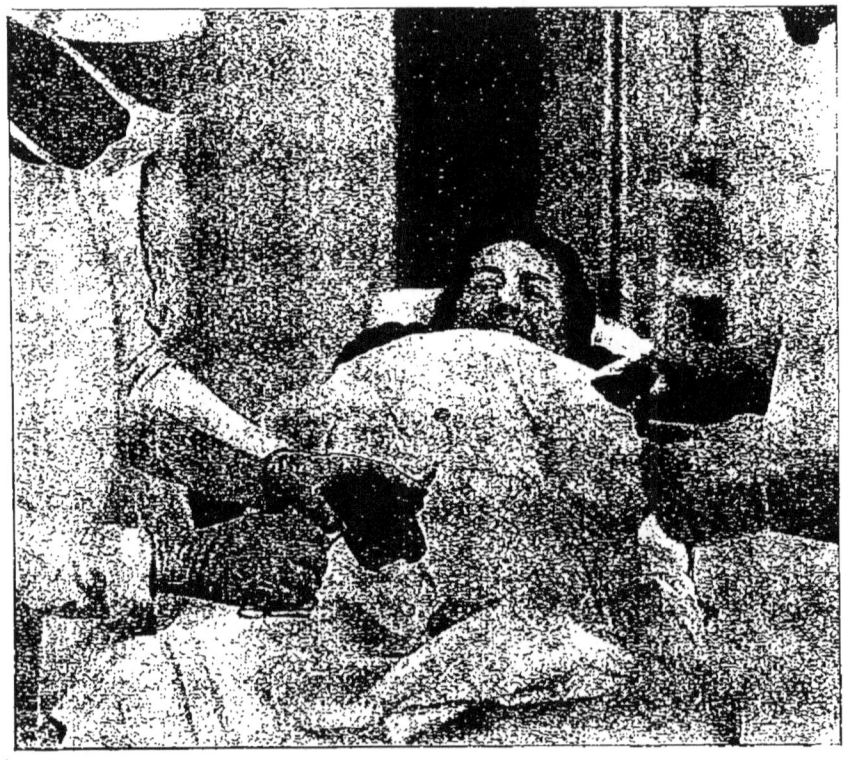

Fig. 127. — *Appendicite (incision de la paroi)*.

injecter les viscères qui y sont contenus ; le pédicule,
étant infiltré, peut être facilement écrasé et lié sans
douleur.

L'*opération césarienne* peut se faire facilement :

Infiltration d'un losange abdominal médian large de
trois doigts, de façon à interrompre la terminaison
musculo-cutanée des nerfs abdominaux. Le ventre étant
ouvert — ce qui se fait sans douleur puisque le péri-

toine est insensibilisé par l'interruption des nerfs pariétaux — l'opérateur arrive sur l'utérus. Celui-ci est peu
sensible ; néanmoins, il est bon de l'insensibiliser à
l'urocaïne, en infiltrant une bande de tissu utérin de
chaque côté de la future section utérine, à deux ou trois

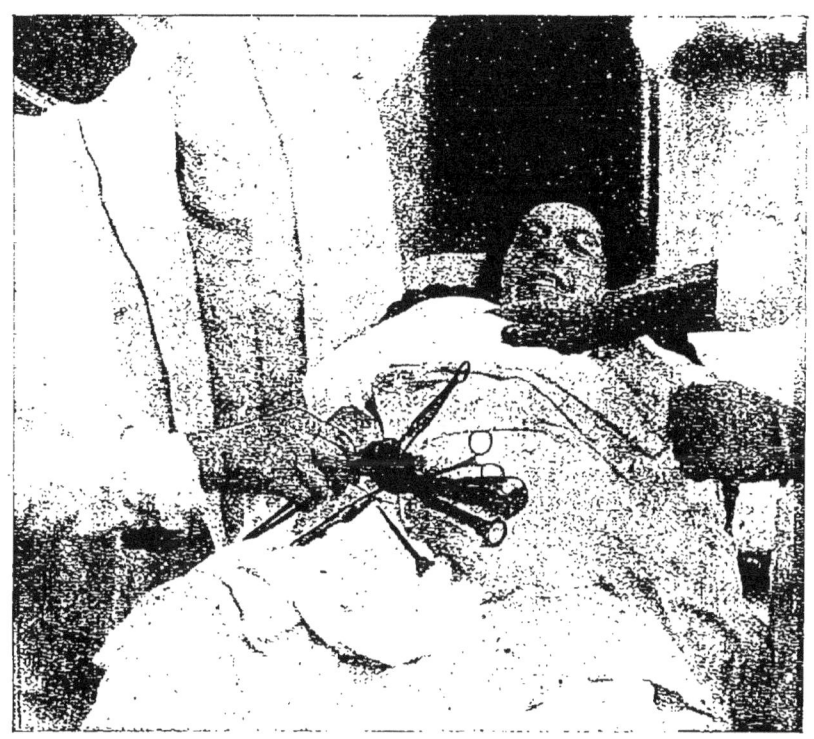

Fig. 128. — *L'appendice et le cæcum sont extériorisés.*
Appendicite à froid.

doigts de la ligne médiane. La tranche utérine saigne
peu.

Pour les hystérectomies (cancer, fibrome, salpingite),
nous préférons la rachianesthésie, mais l'anesthésie
paravertébrale bilatérale suffit. Il faut injecter 12 paires
de chaque côté, les six derniers intercostaux, trois lombaires et trois sacrés. Pour les petites opérations : hys-

téropexies, ovaire kystique, etc., nous préférons l'anesthésie générale qui est de courte durée.

L'*anesthésie hypogastrique* pour cystotomie comporte

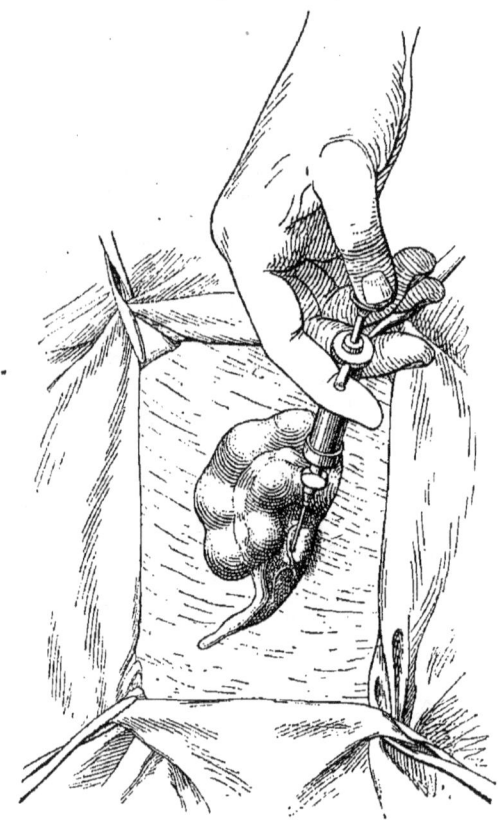

Fɪɢ. 129. — *Anesthésie du méso-appendice.*
(Opération de l'appendicite à froid) : l'aiguille pénètre entre les deux
feuilles du méso, au voisinage de l'artère appendiculaire. La seringue
injecte 1 centimètre cube d'urocaïne à 1 p. 100 ; l'opérateur peut alors
lier et sectionner, sans douleur, le méso-appendice et le vermis.

deux « boutons » anesthésiques ; l'un à l'ombilic et
l'autre au pubis ; par là on infiltre, non pas sur la ligne
médiane, mais de chaque côté, la peau et les muscles ;
le péritoine se trouve lui-même anesthésié ; il faut infiltrer les muscles et non la ligne blanche parce que

l'anesthésie des muscles est indispensable si on veut provoquer *l'écartement* de ces derniers sans douleur.

OPÉRATIONS SUR LES FOSSES ILIAQUES (région iléo-cæcale). — Le mieux est de faire l'anesthésie paraver-

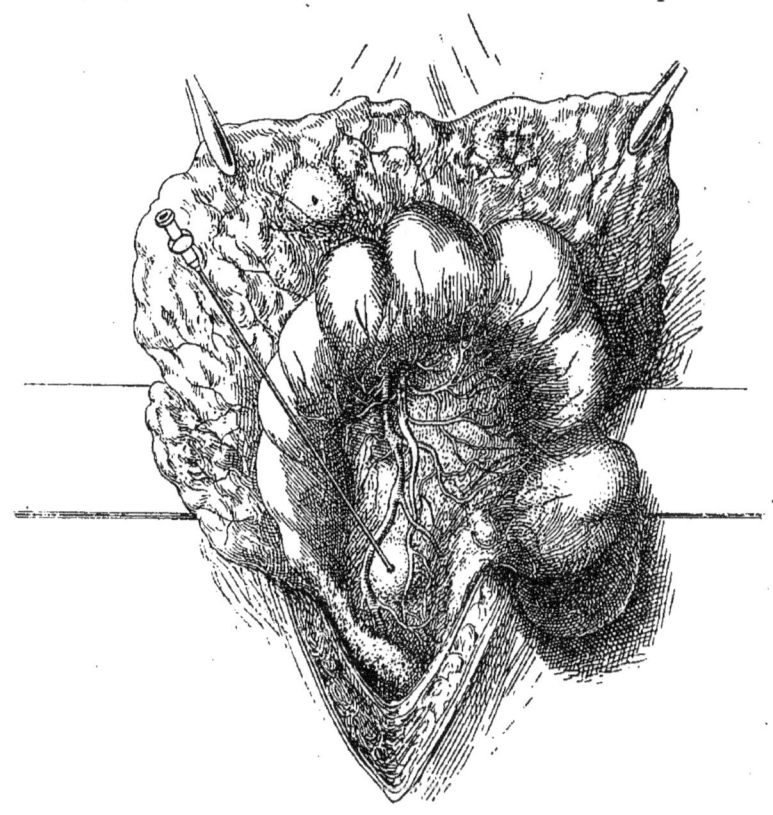

FIG. 130. — *Comment on anesthésie, avec de l'urocaïne,*
les nerfs mésentériques, avant une résection de l'intestin.

L'aiguille pique le premier feuillet du mésentère ; elle injecte 1 ou 2 centimètres cubes d'urocaïne (1 p. 100) ; l'opérateur pourra ensuite couper le pédicule vasculaire et réséquer l'intestin sans colique. Il s'agit là du côlon transverse.

tébrale assez basse, c'est-à-dire sur les deux derniers nerfs intercostaux et les trois premiers lombaires. Si, *pour des raisons de difficultés techniques qui n'existent pas,* l'opérateur ignorant cette technique préfère interrompre les nerfs plus près du foyer opératoire, il recourra à l'infiltration de la paroi, et voici comment il procédera (fig. 120 et suivantes) :

Faire quatre « boutons » dermiques en forme de losange ; les deux « boutons » latéraux seront, l'un en

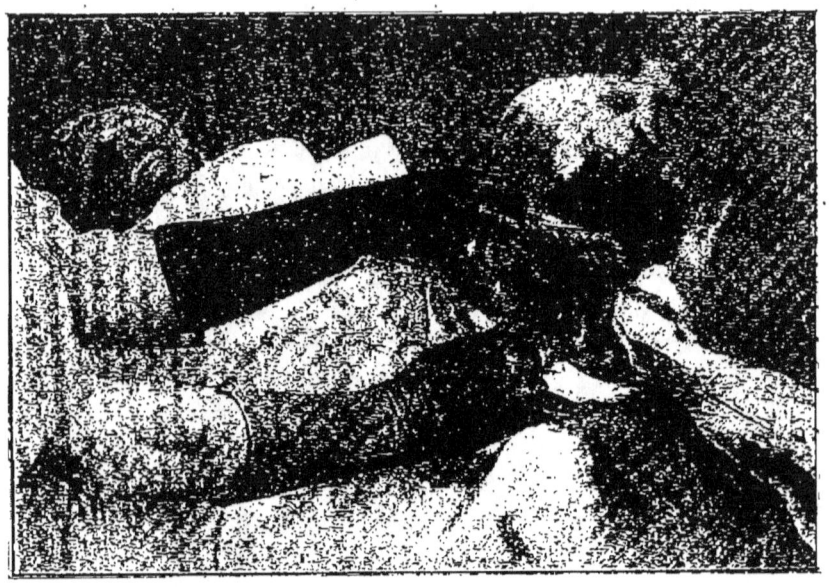

FIG. 121. — *Pylorectomie pour ulcère calleux.*
1er temps : exploration de l'abdomen (malade de l'hôpital de la Pitié).

dedans de l'épine iliaque antéro-supérieure, l'autre à un ou deux doigts de la ligne médiane ; et les deux « boutons » supérieur et inférieur seront, l'un à trois travers de doigt du premier, l'autre à trois travers de doigt du second. La tranche musculaire sera infiltrée seulement au niveau des deux lignes supérieures du losange ; sur les deux lignes inférieures on infiltrera simplement le tissu cellulaire sous-cutané. L'infiltration des muscles produit non seulement leur anesthésie, mais aussi l'anesthésie du péritoine.

Par cette méthode nous avons fait les opérations

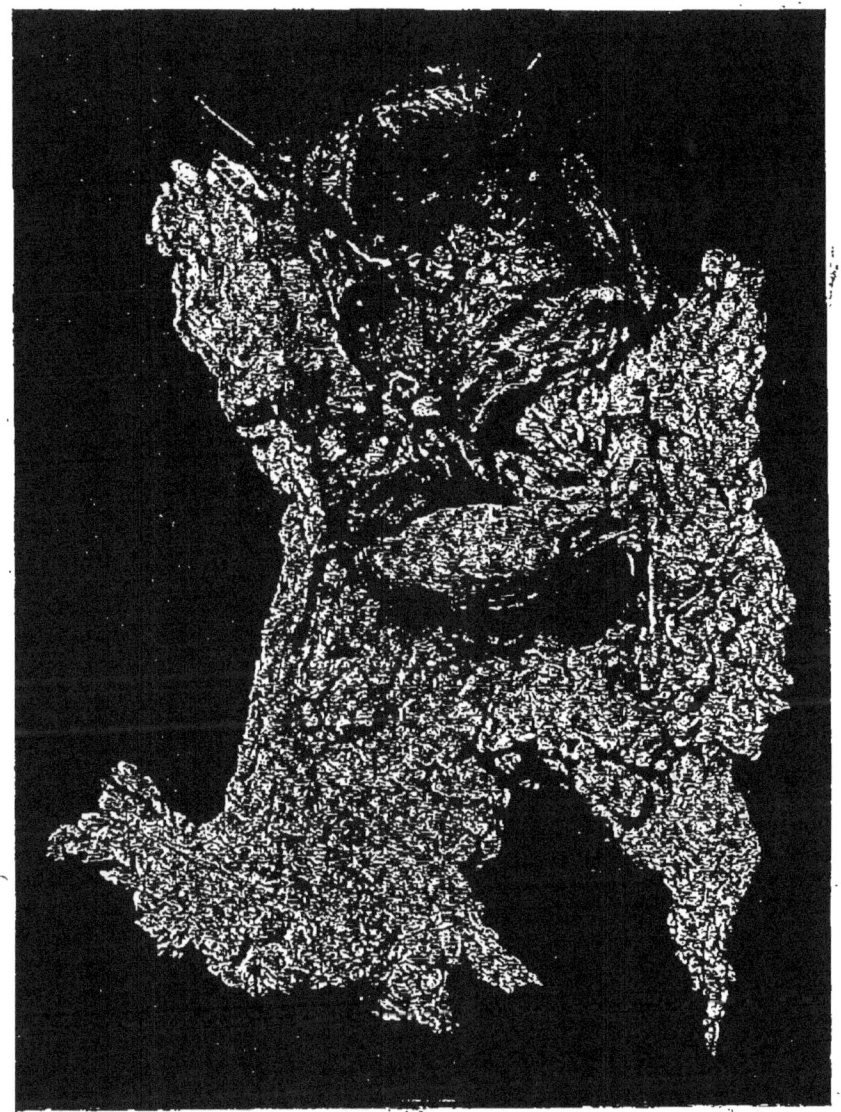

Fig. 132. — *Segment pylorique réséqué* (malade de la figure précédente)
pour ulcère calleux du pylore.

Le canal a été fendu en long, au niveau de la grande courbure, puis
étalé ; en bas, on voit le grand épiploon inséré à la grande courbure,
avec un ganglion inflammatoire.

suivantes : cœcostomie, appendicectomie, fermeture de
fistule intestinale, entérostomie, résection du segment

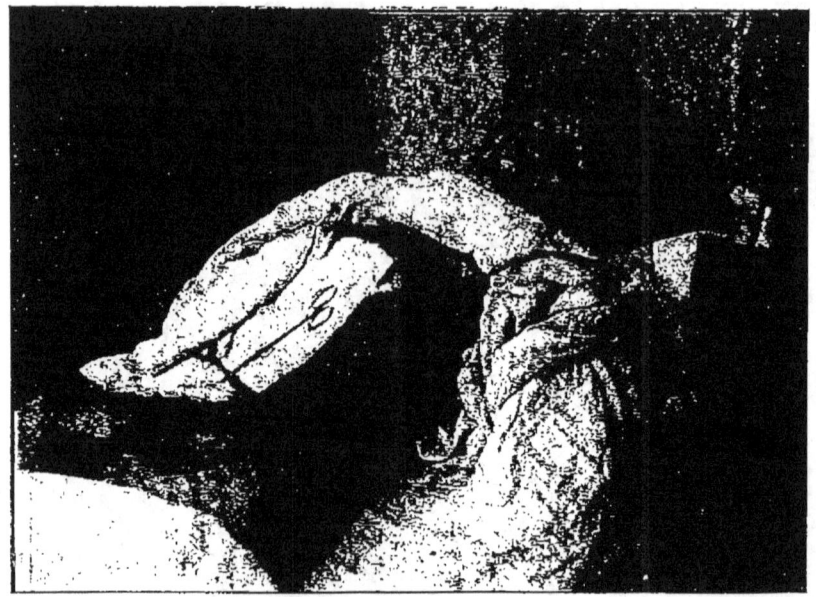

Fig. 133. — *Jéjunostomie continente pour cancer massif de l'estomac*
(malade de l'hôpital de la Pitié).

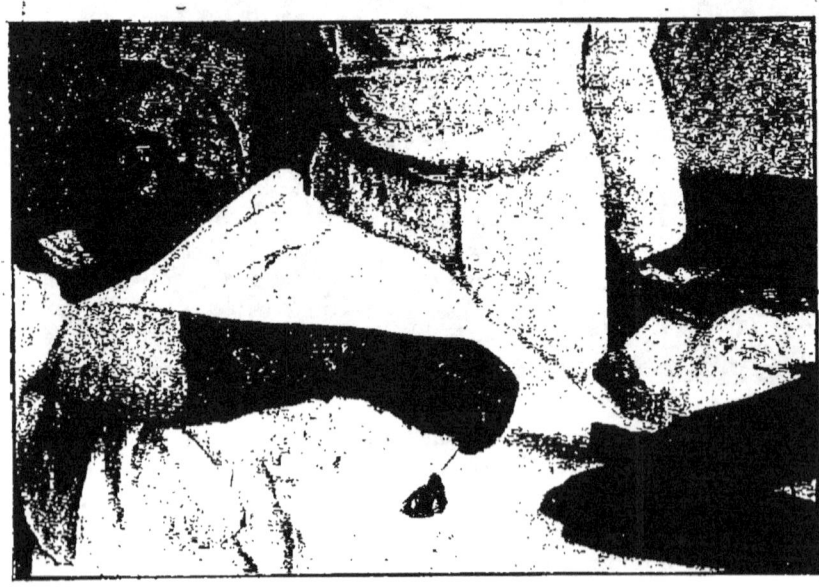

Fig. 134. — *Blessé militaire de l'hôpital de la Pitié. — Anus contre
nature par plaie d'intestin* (éclat d'obus).
Entérorraphie circulaire.

iléo-cæcal pour cancer ou tuberculose. L'ouverture de la paroi et son écartement sont indolores, mais il est nécessaire d'infiltrer le méso-appendice ou la fin du

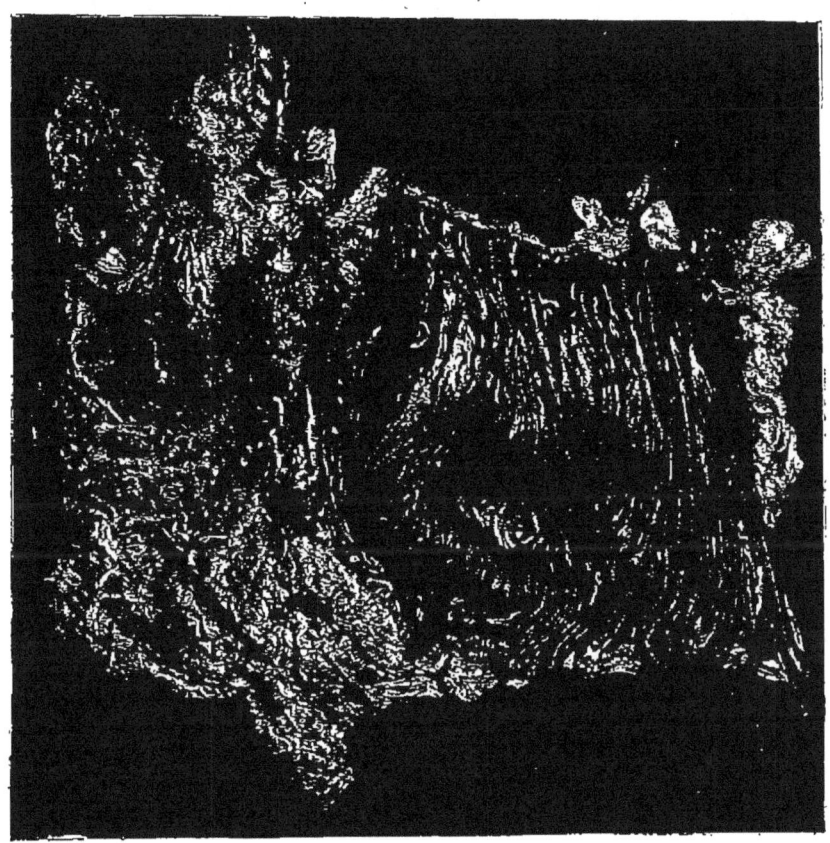

Fig. 135. — *Segment iléo-cæcal atteint de tuberculose cicatricielle.*

A droite du lecteur, on reconnaît la fin de l'intestin grêle ; le cæcum est transformé en un bloc fibreux, avec petit canal muqueux à peine perceptible (hôpital de la Pitié).

mésentère avec l'urocaïne si on veut sectionner ces derniers.

Je répète que l'anesthésie paravertébrale qui s'adresse aux viscères, est plutôt à recommander ; l'opération de l'appendicite peut être presque toujours faite ainsi ;

nous avons opéré des enfants de 8 ans, et à plus forte
raison de 10 à 15 ans sans anesthésie générale.

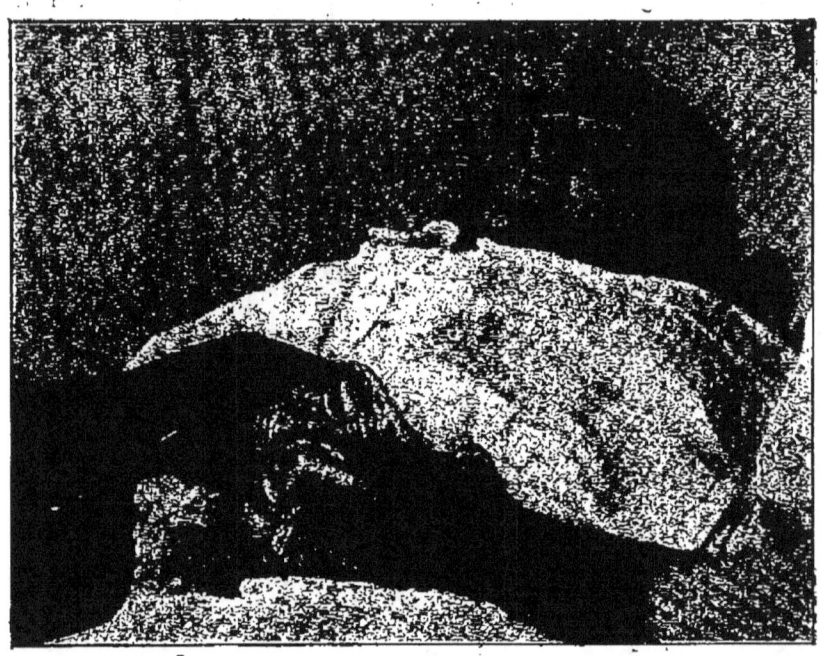

Fɪɢ. 136. — *Gastrectomie segmentaire pour ulcère en selle de la petite
courbure de l'estomac.*

1ᵉʳ temps de l'opération : décollement épiploïque fait au bistouri.
L'aide tient de la main gauche le côlon transverse ; l'opérateur tient de
la main droite le bistouri et de la main gauche l'épiploon, qui se sépare
du côlon transverse pour l'exploration de la face postérieure de l'estomac.

Hᴇʀɴɪᴇ ᴏᴍʙɪʟɪᴄᴀʟᴇ. — Les hernies ombilicales, les
hernies de la ligne blanche, les éventrations médianes
s'opèrent par infiltration latérale des muscles, comme
les laparotomies. L'opérateur infiltrera successivement
la peau, les muscles jusqu'au tissu cellulaire sous-péritonéal avec la solution faible. Nous avons opéré en 1914,
à Amiens, une femme obèse, atteinte d'une hernie
médiane étranglée grosse comme une tête d'adulte,
et contenant 1 m. 50 d'intestin gangréné ; la malade

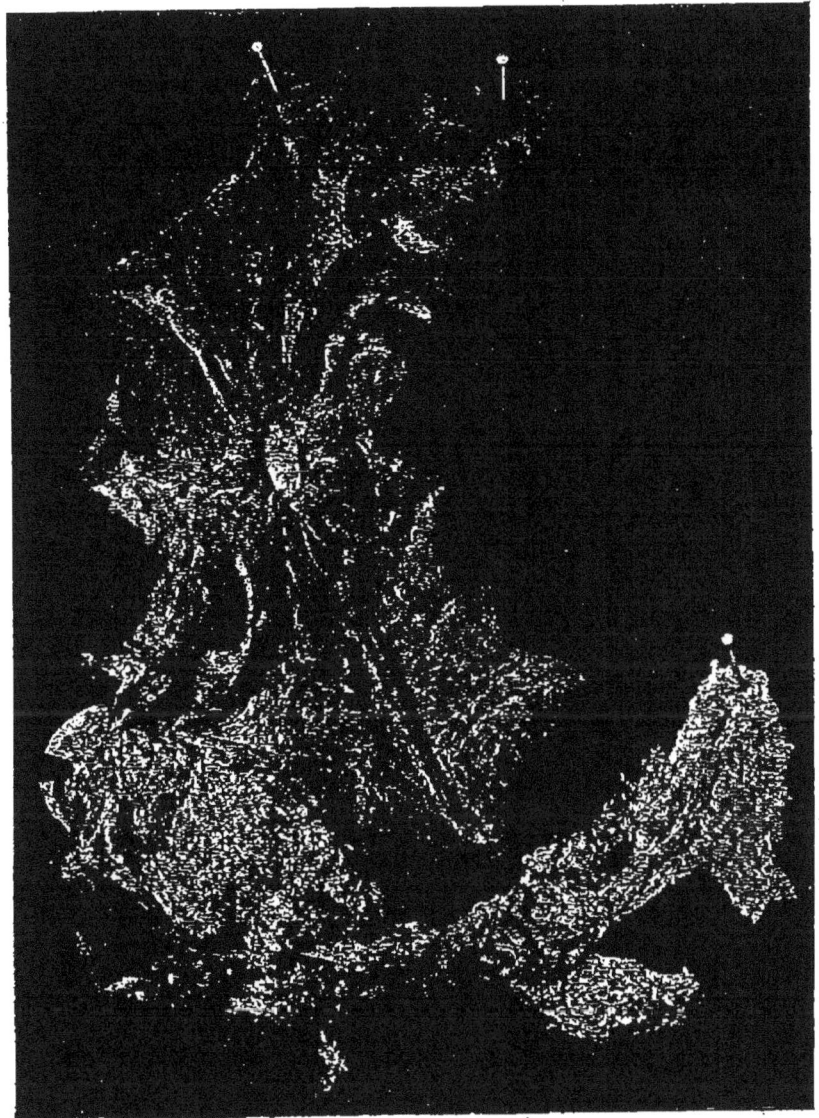

Fig. 137. — *Pièce de la malade précédente, segment moyen de l'estomac,
sur laquelle se trouve l'ulcère en selle de la petite courbure.*

Le segment réséqué a été fendu, suivant la grande courbure à laquelle
l'épiploon reste adhérent en bas ; le centre de la figure, où se trouve l'ulcère, correspond au milieu de la petite courbure. (Anesthésie régionale.)

fit entendre quelques plaintes au moment de la ligature
du mésentère, il ne fut pas nécessaire de lui faire

inhaler quelques gouttes de chloroforme. Nous avions
employé 250 grammes de solution faible à 1/2 p. 100.

Chez une femme extrêmement obèse atteinte de hernie

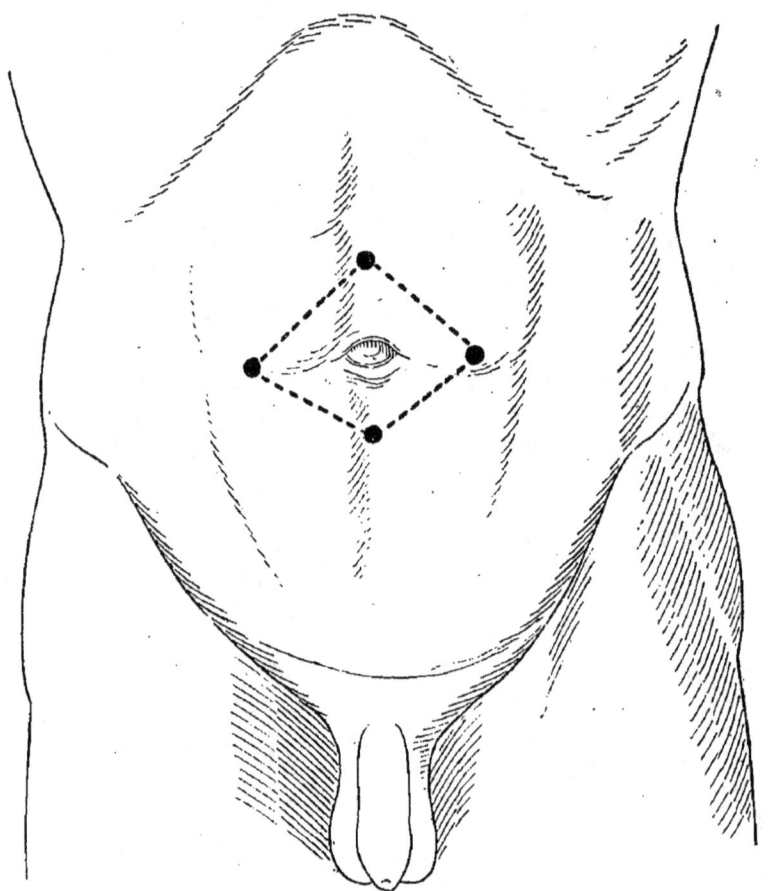

Fig. 138. — *Anesthésie pour cure radicale d'une hernie ombilicale
réductible.*

Par les « boutons », l'anneau est circonscrit, suivant la ligne pointillée,
sous la peau et dans l'épaisseur des muscles.

ombilicale simple, l'un de nous a injecté 300 grammes
de la solution faible, mais une partie de la solution
s'est écoulée au cours de l'opération ; nous avons dû
employer les aiguilles de 12 centimètres.

Pour toutes ces opérations la méthode est toujours la même : établir un mur d'infiltration en losange autour de l'ombilic. Par quatre « boutons » infiltrer toute la tranche de tissu sous-cutané et de muscles, suivant les

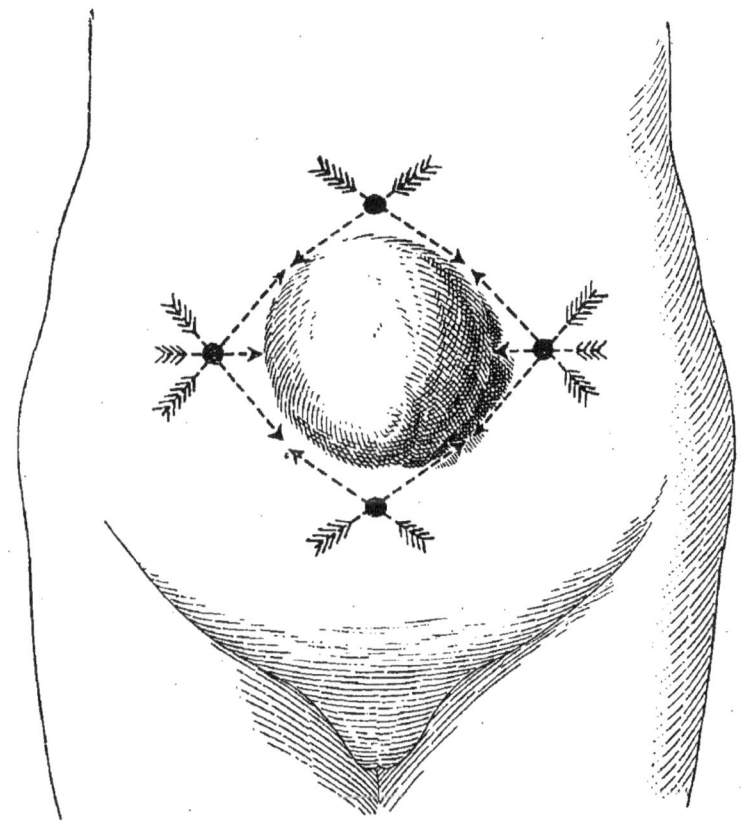

Fig. 139. — *Les « boutons » et la direction dans laquelle il faut pousser l'injection pour anesthésie d'une hernie ombilicale irréductible.*

lignes qui figurent le losange ; c'est en cas de hernie ombilicale et d'éventration post-opératoire qu'on a l'occasion de recourir à l'injection d'urocaïne dans l'épiploon, au niveau des vaisseaux, avant de réséquer la membrane épiploïque, qui devient absolument insensible.

Hernies inguinales. — La cure de la hernie inguinale est certainement, de toutes les opérations, une de celles qu'il est le plus indiqué d'opérer avec anesthésie régionale, si volumineuse soit-elle. L'indication résulte de trois facteurs : la maladie elle-même ne fait guère courir plus de risques que l'anesthésie générale ; cette der-

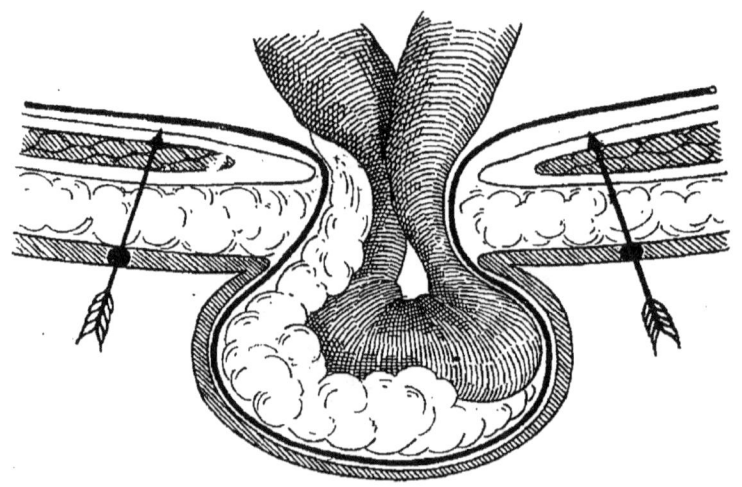

Fig. 140. — *Injection pour hernie ombilicale irréductible.*
L'infiltration est faite à distance de l'anneau et dans toute l'épaisseur
de la paroi.

nière peut provoquer la bronchite qui nuit à la consolidation de la suture ; enfin, l'anesthésie qui, il faut le reconnaître, est imparfaite pour certaines opérations se montre absolue pour la cure d'une hernie inguinale, si elle est exécutée par quelqu'un en ayant l'habitude, car, pour cette opération le procédé est très facile. Nous avons opéré en avril 1916 à l'hôpital de la Pitié, une hernie inguinale du volume d'une forte tête d'adulte sans la moindre douleur.

Répétons que *l'anesthésie paravertébrale*, qui même chez les obèses donnera à distance une bonne anesthésie, nous paraît être le procédé de choix. Quel que

soit le volume de la hernie, il suffira d'injecter les
deux derniers nerfs intercostaux et trois ou quatre
nerfs lombaires. Mais la plupart des chirurgiens pré-

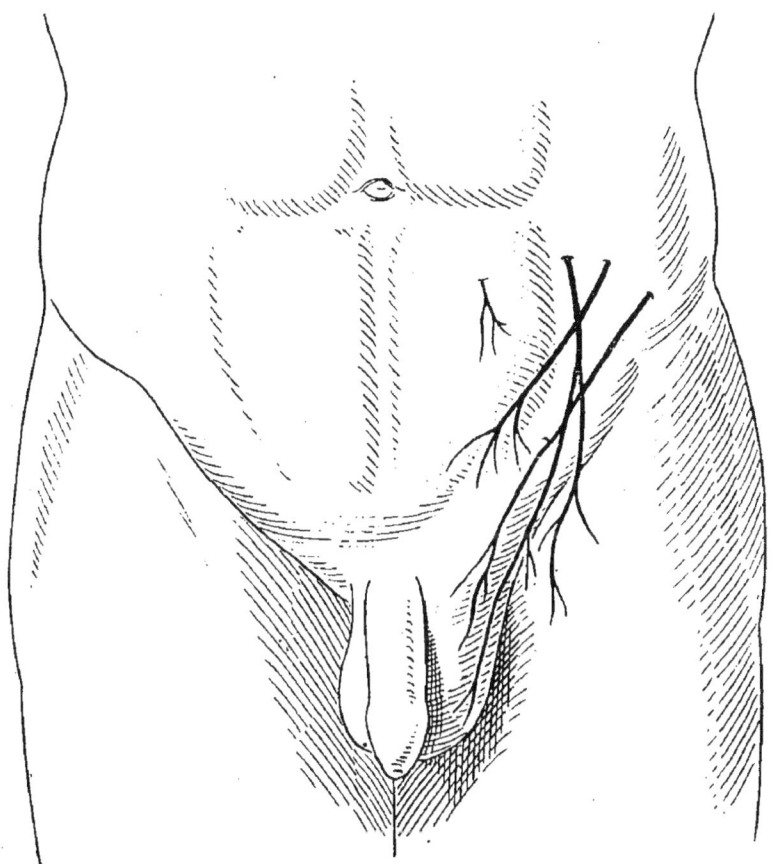

Fig. 141. — *Innervation de la région inguinale* (schématique).
Points d'émergence des nerfs génito-crural, abdomino-génitaux, et
d'un rameau antérieur du 12e intercostal. C'est là qu'il faut les atteindre
par l'injection pour obtenir l'anesthésie de la région inguino-crurale
piquer en dedans de l'épine iliaque antéro-supérieure.

fèrent l'anesthésie par infiltration localisée des nerfs de
la région, dont voici la technique :

Les figures 141 et 126 montrent l'innervation de l'aine
et de la région crurale. Le rameau génital du nerf génito-

crural gagne par l'anneau inguinal interne le cordon spermatique, l'accompagne dans le canal et se termine dans la peau des bourses ou de la grande lèvre. Le nerf

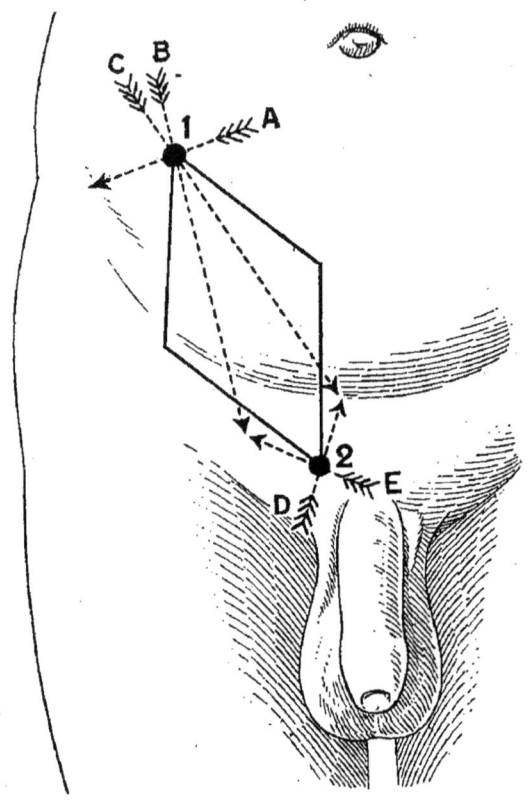

Fɪɢ. 142. — *Situation des deux « boutons » pour anesthésie d'une hernie inguinale réductible.*

Les flèches indiquent la direction dans laquelle doivent être poussées les injections profondes. Le trait plein est la place de l'infiltration sous-cutanée.

petit abdomino-génital est situé au-dessus de l'épine iliaque, entre les muscles obliques ; il passe sous l'aponévrose du grand oblique, quitte le canal inguinal à la face antérieure du cordon et du sac, se termine dans la peau du scrotum ou du mont de Vénus. Le grand abdomino-génital parallèle au précédent et un peu plus haut chemine entre les deux muscles obliques. Arrivé dans la région inguinale il passe sous l'aponévrose du grand oblique, traverse le feuillet antérieur de la gaine du grand droit, et se termine dans la peau de l'aine. Ces

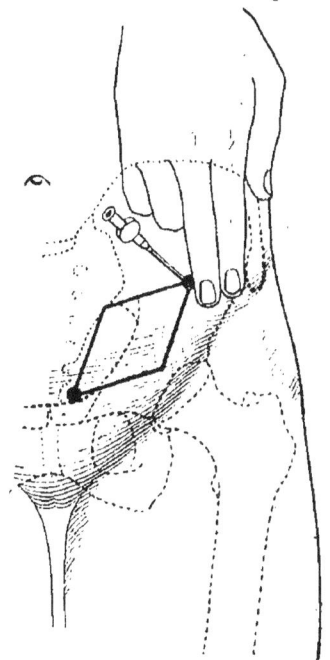

Fig. 143. — *Anesthésie d'une hernie inguinale réductible.*

Un bouton à deux travers de doigt en dedans de l'épine iliaque antéro-supérieure. Le second au-dessus de la branche horizontale du pubis. Le trait plein figure le tracé de l'infiltration sous-cutanée.

trois nerfs s'anastomosent entre eux, il faut donc que tous trois soient anesthésiés ; tous trois se trouvent groupés sur un espace de 2 ou 3 travers de doigt en dedans et au-dessus de l'épine iliaque.

HERNIE INGUINALE RÉDUCTIBLE (fig. 142 et 143). — Faire deux « boutons », le premier, 1, est situé à deux travers de doigt en dedans de l'épine iliaque antéro-supérieure et le second, 2, correspond au pubis au niveau de l'anneau inguinal externe. Par le bouton 1, infiltrer suivant le schéma des figures 121 et 122, indiqué par la flèche, toute la tranche musculaire située entre le point 1 et l'os iliaque, avec 20 grammes de solution à 1/2 p. 100. L'ai-

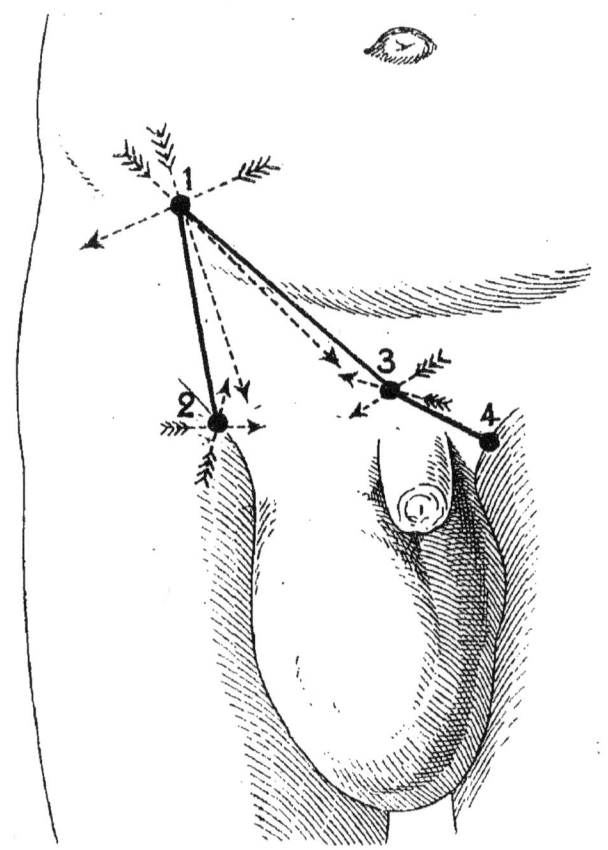

Fig. 144. — *Trajet des bandes d'infiltration pour hernie inguinale irréductible ou étranglée.*

guille de 9 centimètres est piquée perpendiculairement à la peau, elle traverse l'aponévrose du grand oblique, les muscles petit oblique et transverse ; puis, en éventail, et de plus en plus obliquement vers l'épine iliaque jusqu'à l'os iliaque ; la couche musculaire est très épaisse.

L'injection atteint les deux nerfs grand et petit abdomino-génitaux. Par le point 1, il faut infiltrer de nouveau sous l'aponévrose du grand oblique une bande

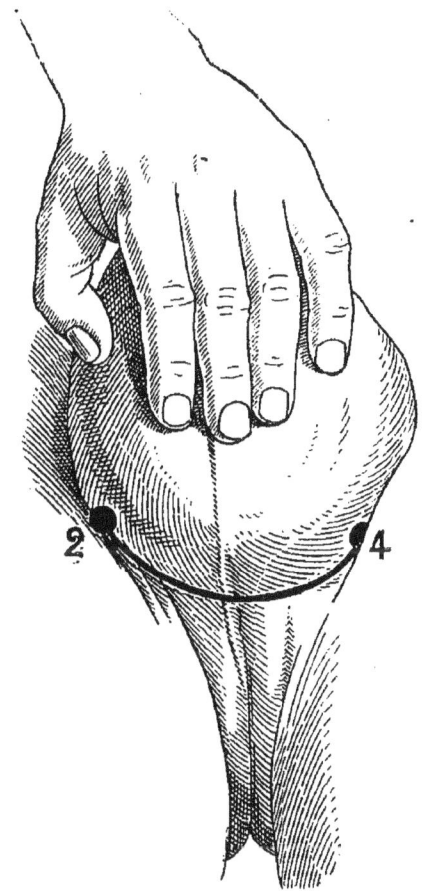

Fig. 145. — *Anesthésie du scrotum pour hernie irréductible.*
Infiltration sous-cutanée de la racine des bourses, par une couronne
de « boutons ».

aboutissant à deux points situés en dedans et en dehors
de l'anneau herniaire, soit environ 20 grammes de la
solution faible. Par le « bouton » 2, injecter en éventail
10 grammes de solution dans la profondeur, *en piquant
le cordon ;* l'aiguille doit buter sur l'os pubis. Par ce

même point 2, injecter 10 grammes dans le canal inguinal même le long du cordon. Enfin, sous la peau, faire
une infiltration sous-cutanée suivant le losange indiqué

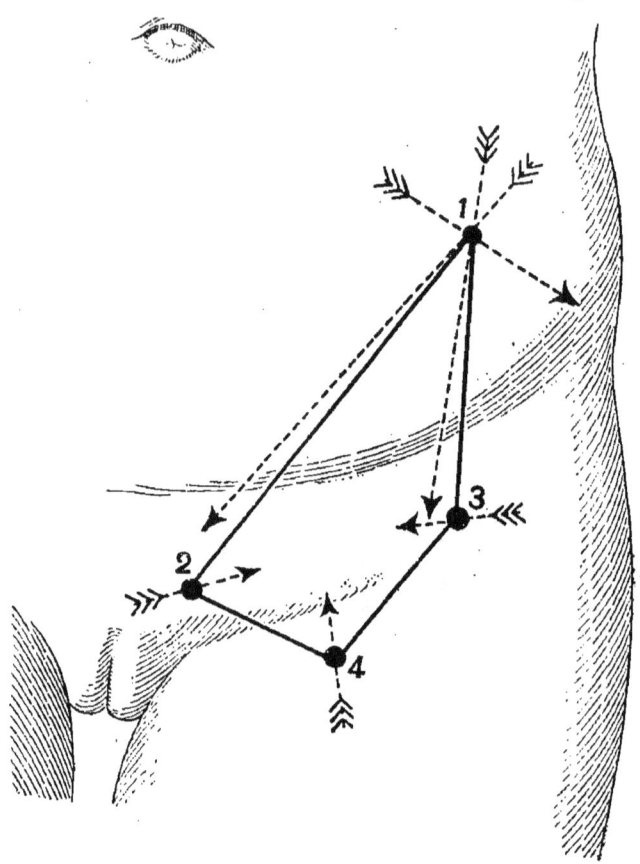

Fɪɢ. 146. — *Hernie crurale réductible.*
Place des « boutons » 1, 2, 3, 4, par lesquels sont faites les injections
profondes (flèches) et la circum-infiltration sous-cutanée.

sur la figure. En somme il faut environ 100 grammes
de solution faible.

Hᴇʀɴɪᴇ ɪɴɢᴜɪɴᴀʟᴇ ɪʀʀÉᴅᴜᴄᴛɪʙʟᴇ ᴏᴜ ÉᴛʀᴀɴɢʟÉᴇ (voir les
fig. 144 et 145. — Faire 4 « boutons » comme l'indique
la figure 144. Par le bouton 1 injecter comme précé-

demment contre l'os iliaque, continuer vers les deux boutons 2 et 3 en injectant sous l'aponévrose ; puis faire
deux injections profondes par les points 2 et 3, tandis
que la main gauche entraîne latéralement en dedans et

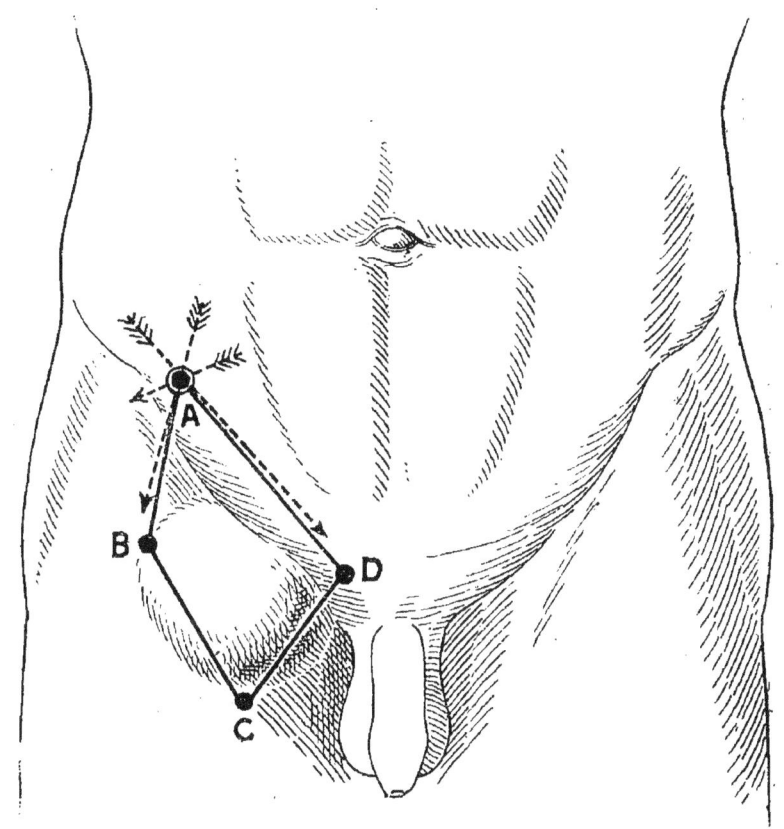

Fig. 147. — *Hernie crurale irréductible.*
Par le point A, injection intra-musculaire en éventail.
Par les points A, B, C, D, infiltration d'une bande sous-cutanée entou-
rant la tumeur herniaire et le collet.

en dehors la masse herniaire, pousser l'aiguille jusqu'au
pubis, sous la hernie, injecter profondément dans le
canal par les points 2 et 3 et le long du collet du sac.
Terminer par l'injection sous-cutanée entre les points 1,
2, 3 ainsi que 2, 4. Pour les grosses hernies il faut

150 grammes de la solution faible ; nous préférons dans les cas semblables l'anesthésie para-vertébrale, qui touche les nerfs destinés au cordon mais celle que nous venons d'indiquer est bonne.

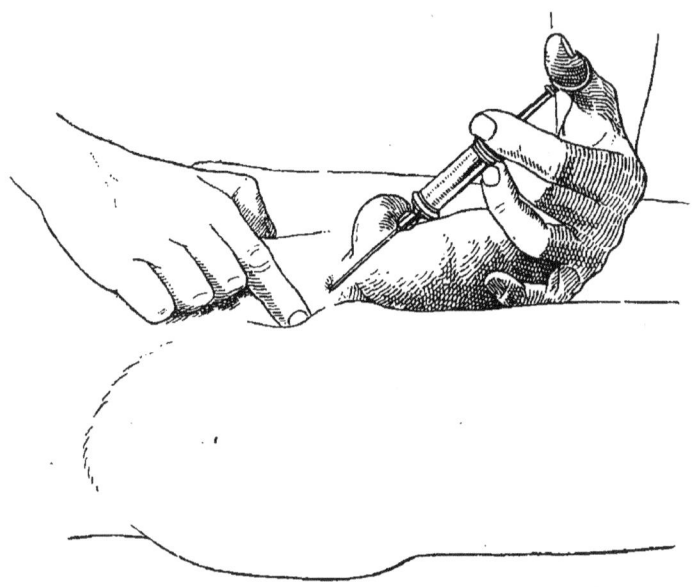

Fig. 148. — *Anesthésie du sac herniaire et du testicule par infiltration du cordon.*
Injection du cordon dans le trajet inguinal.

HERNIES CRURALES. — L'innervation dans la hernie crurale est la même que celle de la région inguinale, le procédé est donc à peu près le même :

Faire 4 boutons dermiques. Le point 1 occupe la même place que pour la hernie inguinale, c'est-à-dire deux travers de doigt en dedans de l'épine iliaque antéro-supérieure. Les points 2 et 3 sont en dedans et en dehors de la hernie, et des deux extrémités de la future incision parallèle à l'arcade crurale. Le point 4 est sous la masse herniaire.

Vous commencez par les injections intra-musculaires au point 1. Par ce point 1, vous injectez sous l'aponévrose jusqu'en dedans et en dehors du collet ; puis, sous l'arcade crurale par le point 4, vous infiltrez 10 grammes de solution autour du collet, et tout près de ce dernier ; vous terminez par l'infiltration sous-cutanée. L'arcade crurale est anesthésiée par ce procédé. S'il faut combiner l'incision inguinale à l'incision crurale supérieure l'anesthésie est suffisante. Nous n'avons jamais été obligé de donner de kélène au malade pendant la libération de l'intestin. Toutefois, chez un malade obèse nous avons voulu pratiquer la cure radicale de la hernie crurale par voie inguinale ; le malade a fait entendre quelques plaintes au moment où nous agissions dans la profondeur ; l'anesthésie avait dû être exécutée imparfaitement.

OPÉRATIONS SUR LE REIN. — La néphrectomie est une des interventions pour lesquelles l'anesthésie régionale est le plus indiquée. Cette méthode ménage le tissu rénal, comme le tissu hépatique, l'anesthésie est très bonne. La position latérale du sujet ne nécessite pas l'emploi d'un aide pour le soutenir, le malade gardant par sa volonté la position nécessaire. La décortication du rein comme la ligature du pédicule sont indolores. Nous employons l'injection paravertébrale, unilatérale, des six derniers nerfs intercostaux et de deux nerfs lombaires. Une fois que vous aurez la technique bien « en main », vous n'aurez plus besoin d'ajouter quelques inhalations de kélène au moment de la décortication du rein.

Opérations sur les voies biliaires. — Comme pour le rein elles gagnent beaucoup à être pratiquées sans éther. ni chloroforme, dont on connaît l'action néfaste sur la cellule hépatique. Nos premières interventions après anesthésie paravertébrale ont été faites sur des malades atteints d'ictère chronique, datant chez l'une de deux mois (tumeur du pancréas), chez l'autre de six mois (lithiase ancienne, avec crises d'obstruction du cholédoque). Les suites opératoires furent d'une simplicité remarquable et les opérations absolument indolores, même dans le second cas rendu très difficile par des adhérences anciennes multiples. Depuis, toutes nos opérations hépatiques et biliaires ont été faites avec anesthésie paravertébrale.

L'infiltration paravertébrale droite doit porter sur les six derniers intercostaux et les deux premiers lombaires ; ici, comme pour le rein et les autres opérations analogues, on est frappé de la *diminution fréquente des douleurs post-opératoires* dans les vingt-quatre heures qui suivent. Cette méthode permet la cholédocotomie avec drainage du cholédoque, la cholécystectomie ; on peut employer les incisions verticales ou transversales pourvu qu'elles ne dépassent pas la ligne médiane. Le coussin sous le thorax peut être un sujet de plainte auquel il faut parer par une piqûre préalable de morphine.

VI

ORGANES GÉNITO-URINAIRES ET RECTUM

Les organes pelviens et génitaux externes sont innervés par le *nerf honteux interne*, le *petit sciatique*, les *plexus sacrés et coccygiens* qui s'unissent aux rameaux sympathiques pelviens.

Le nerf honteux interne sort du bassin par la grande échancrure sciatique, contourne la face externe de l'épine sciatique, traverse la fosse ischio-rectale, et se distribue à la peau du périnée, de l'anus, de la moitié postérieure du scrotum, de la verge, de la vulve. La moitié antérieure du scrotum et des grandes lèvres est innervée par le *génito-crural*, et les *abdomino-génitaux*; les 2ᵉ, 3ᵉ et 4ᵉ paires sacrées forment le *plexus hypogastrique*, et par suite innervent : vessie, prostate, utérus, rectum et périnée pelvien.

L'anesthésie de ces organes périnéaux et pelviens peut se faire par la voie sacrée, antérieure ou postérieure ; la voie présacrée permet d'aborder les trous sacrés au niveau de la concavité du sacrum ; la voie postérieure nécessite l'introduction de l'aiguille dans chaque trou sacré postérieur, après un repérage exact. Chez les gens gras nous employons l'anesthésie présacrée, parce qu'elle est plus facile et presque aussi efficace, mais chez les

sujets maigres où le repérage du squelette est aisé, il
est plus anatomique et aussi plus précis d'avoir recours
à la voie postérieure. Il faut donc connaître les deux
méthodes que l'on peut combiner chez le même sujet.

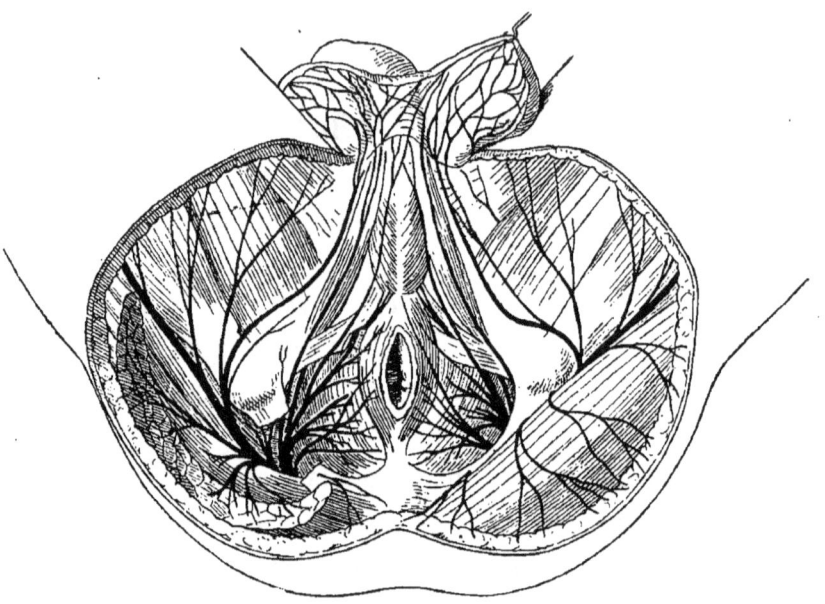

Fig. 149. — *Innervation du périnée chez l'homme.*
Tronc du nerf honteux interne et branches du petit sciatique.

ANESTHÉSIE PRÉSACRÉE. — Le sujet est placé dans la
position dorso-sacrée, les cuisses fléchies sur l'abdomen,
et les jambes sur les cuisses comme pour une opération
sur l'anus. L'opérateur fait 2 « boutons » à 2 centimètres de la ligne médiane, de chaque côté, immédiatement en dehors de l'articulation sacro-coccygienne;
prenant ensuite la longue aiguille de 12 centimètres, il
pique dans le bouton, et, parallèlement à la ligne
médiane, et toujours à 2 centimètres de cette médiane
il vise la concavité du sacrum. L'aiguille est enfoncée
à 10 centimètres de profondeur, elle bute contre le

sacrum à la hauteur du premier trou sacré ; on injecte
20 grammes de la solution à 1 p. 100 ; puis l'aiguille est
ramenée de haut en bas, en sentant toujours de la pointe
tantôt le sacrum lui-même, tantôt les vides que produisent les trous sacrés. Il est plus sûr d'injecter au niveau

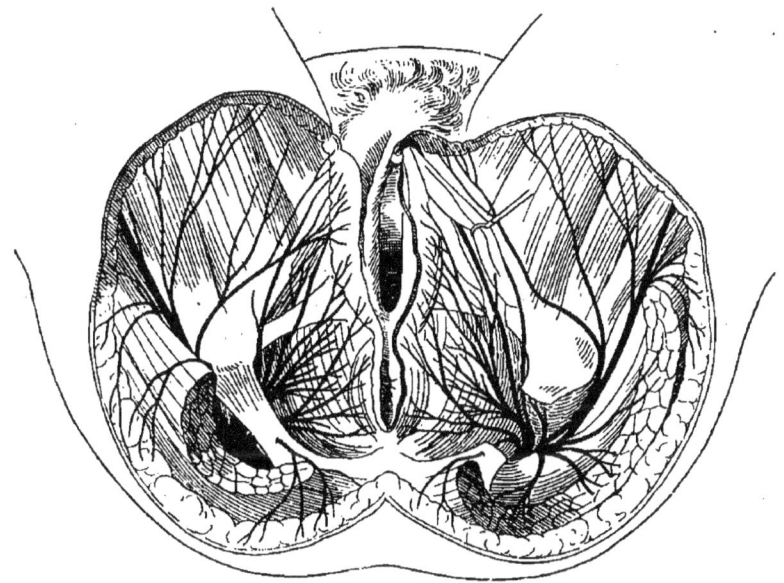

FIG. 150. — *Innervation du périnée chez la femme.*
Nerf honteux interne et branches du petit sciatique.

des vides, mais l'injection au niveau des pleins est bonne
aussi, car elle diffuse jusqu'aux nerfs. En somme il faut
injecter de la NS sur toute la hauteur de la concavité
du sacrum, c'est-à-dire sur 8 centimètres environ. On
injecte ainsi 50 grammes de chaque côté, à 1 p. 100 soit
100 grammes de NS en tout. On peut mettre un doigt
dans le rectum les premières fois qu'on fait cette anesthésie, pour bien se rendre compte de la direction de
l'aiguille.

ANESTHÉSIE TRANSSACRÉE. — Cette méthode est plus

sûre, plus « propre », plus précise ; elle consiste à plonger, par les *trous sacrés postérieurs*, dans les canaux sacrés et à injecter les nerfs dans ces « canaux » osseux où ils se continuent. Tracer une ligne droite sur la

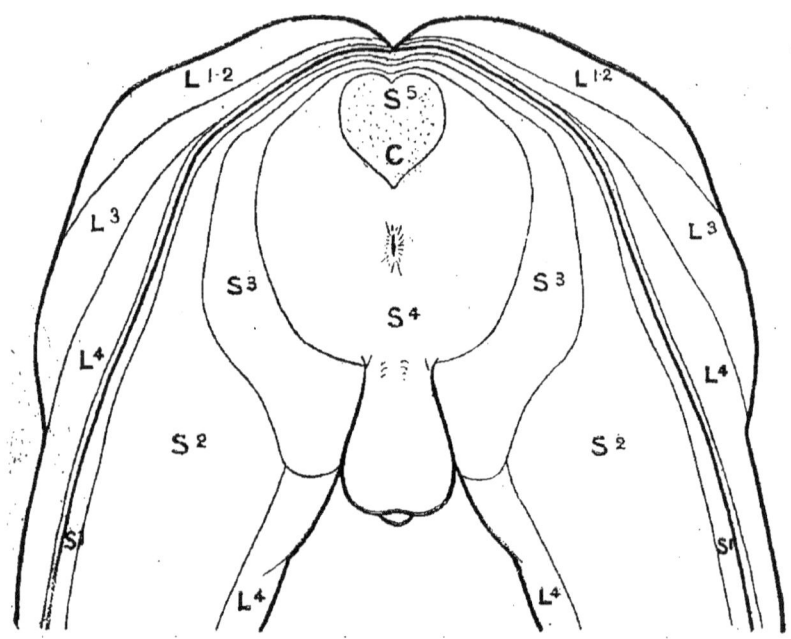

Fig. 151. — *Segments sensitifs du périnée correspondant aux dernières paires rachidiennes.*

Les branches S indiquent les sacrées, avec le chiffre du trou de sortie. Les branches L sont lombaires. Le chiffre indique le nombre de la branche correspondante.

peau ; elle commence en haut à 3 centimètres en dehors de l'apophyse épineuse de la 5e vertèbre lombaire, s'arrête en bas, immédiatement en dehors de la corne sacrée. Cette ligne oblique couvre la rangée des trous sacrés. Le 5e trou est au niveau des cornes mêmes, le 4e à 15 millimètres plus haut, le 3e à 30 millimètres plus haut, le 2e à 50 millimètres, le 1er à 75 millimètres au-dessus. Ou, si on veut un autre moyen de repère : Le

L 5 est à deux doigts en dehors de l'apophyse épineuse de la 5° lombaire ; S1 est à un pouce au-dessus et en

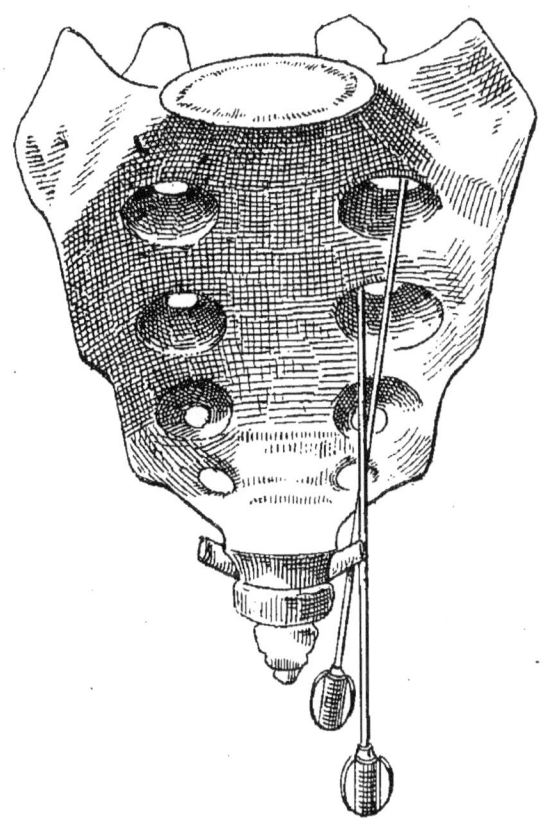

Fig. 152. — *Anesthésie pré-sacrée.*

L'aiguille poussée le long de la face antérieure du sacrum, doit constamment conserver le contact de l'os, elle atteint les nerfs à leur émergence des trous sacrés antérieurs. L'aiguille, qui est ici dans le 2° trou sacré a conservé le contact de l'os, et s'est maintenue à 2 centimètres de la ligne médiane ; elle a pénétré au bord de l'articulation sacro-coccygienne. La grande aiguille de 12 centimètres qui atteint le 1ᵉʳ trou sacré, n'a aucun contact avec la face antérieure du sacrum, elle a pénétré aussi près de l'articulation sacro-coccygienne, a visé le détroit supérieur du bassin ; dès qu'elle a atteint le plan résistant osseux elle était au niveau du trou supérieur.

dedans de l'épine iliaque postérieuro-inférieure, qu'on reconnaît souvent sur la peau à une fossette ; S2 est à

un travers de doigt en dedans, et un peu en dessous ;
S3 est à un pouce au-dessous de l'épine iliaque posté-

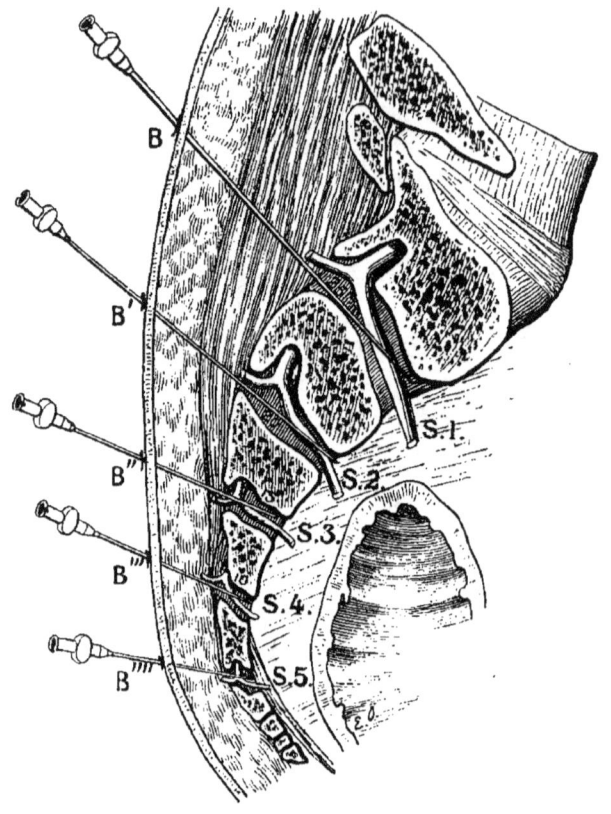

Fig. 153. — *Anesthésie trans-sacrée.*

Remarquez pour l'aiguille B. la profondeur à laquelle celle-ci pénètre
pour atteindre le trou postérieur S4 ; au contraire B″ trouve l'orifice S5
sous la peau ; le chiffre indiqué dans le trou sacré montre la longueur
du canal sacré correspondant : 25, 20, 15, 10 MM. Les deux premières
aiguilles pénétreront seulement à 1 centimètre ; les trois dernières à
1/2 centimètre ; on voit dans chaque canal les deux branches sacrées,
l'antérieure et la postérieure. Les débutants font le toucher rectal pour
surveiller l'aiguille qui ne traverse pas la paroi rectale.

rieure et à un pouce de la ligne médiane ; S4 est un
pouce plus bas que le précédent ; S5 est immédiatement
en dehors de la pointe des cornes sacrées.

L'opérateur se souviendra que la longueur des canaux sacrés diminue du premier au dernier : le S1 a 25 milli-

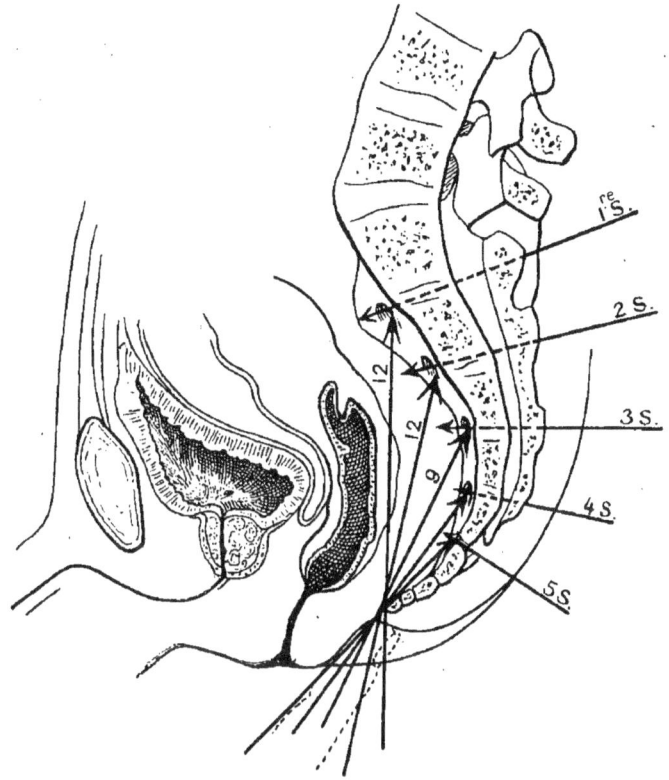

FIG. 154. — *Anesthésie pré-sacrée et trans-sacrée.*

La première est indiquée chez les gras et la deuxième chez les maigres, chez ces derniers les saillies osseuses étant plus faciles à repérer. Remarquez la direction de l'aiguille pré-sacrée pour chaque trou. Les 4 premières flèches antérieures atteignent les trous 5, 4, 3, 2. La pointe de l'aiguille doit conserver le contact permanent avec la concavité du sacrum, en se tenant toujours parallèlement à la ligne médiane de cet os. La grande flèche destinée à SI, vise directement le détroit supérieur du bassin ; dès qu'elle le touche, elle est au trou sacré I. Si on craint le rectum, faire le toucher rectal pendant l'introduction de l'aiguille.

mètres, le S2 a 20 millimètres, le S3 a 10 millimètres, les S4 et S5 ont 5 millimètres de longueur.

Faire coucher le malade à plat ventre. Avec une

aiguille fine de 6 centimètres infiltrer une bande de
peau d'orange sur la longueur indiquée ; à travers cette
peau anesthésiée diriger l'aiguille vers la profondeur ;

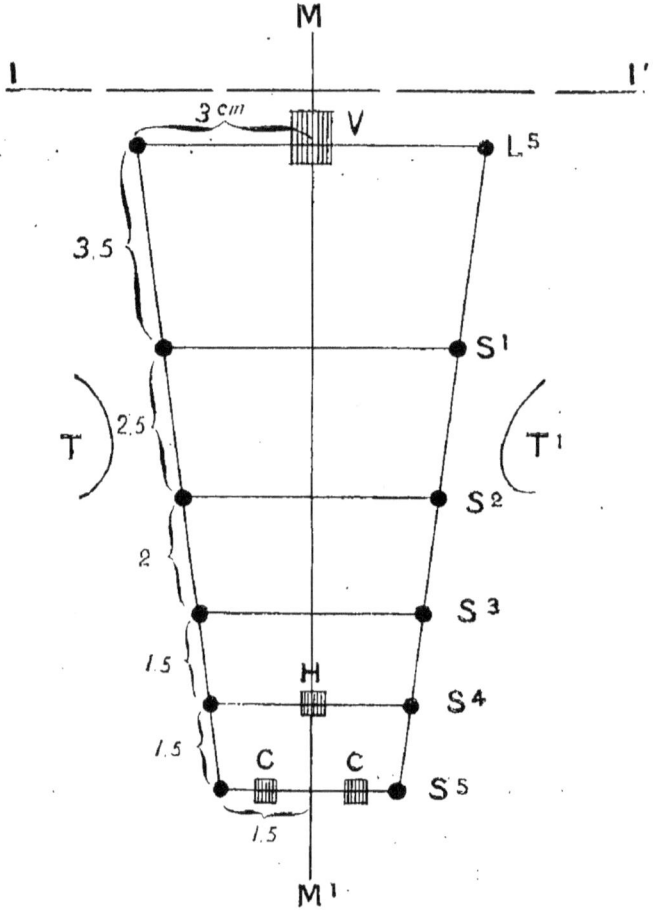

Fig. 155. — *Situation des trous sacrés postérieurs.*

MM, ligne médiane du corps. — V, apophyse épineuse de la 5e vertèbre lombaire. — I, I', lignes joignant les crêtes iliaques. — T, T', épines
iliaques postéro-inférieures. — H, quatrième apophyse épineuse sacrée. —
C, C, cornes sacrées. — H, C, C, hiatus sacré.

l'aiguille rencontre généralement l'os ; elle se retire un
peu, tâtonne, et finit par sentir que la résistance cède ;
souvent le malade accuse un éclair dans le bassin ou la

cuisse : on dépose 2 ou 3 grammes de solution à 1 p. 100 et on continue pour les autres trous.

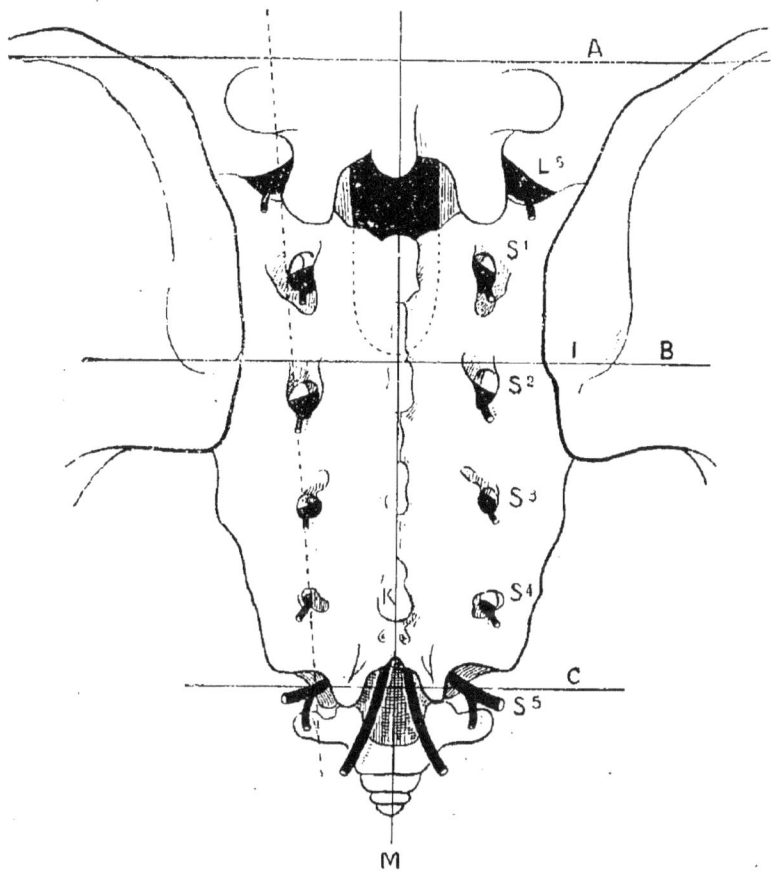

Fɪɢ. 156. — *Face postérieure du sacrum ; trous sacrés postérieurs ; nerfs sacrés.*

A, correspond à la ligne bis-iliaque. — B, correspond à la ligne réunissant les deux épines postéro-inférieures. — La ligne médiane M indique la réunion des apophyses épineuses médianes. — C, est une horizontale qui passe par les deux cornes sacrées, au niveau du trou sacré 5. La ligne oblique, correspond à la place des trous sacrés. Elle est située à 25 millimètres de la ligne médiane, au niveau du trou sacré 2 ; elle aboutit à 15 millimètres de la ligne médiane, au niveau des deux cornes sacrées. Remarquez que l'espace lombo-sacré, par où peut se faire la rachi-anesthésie (Lefilliâtre) est au milieu de l'intervalle qui sépare A de B. K, correspond à la 4ᵉ apophyse épineuse sacrée. A 1 centimètre en dehors de K se trouve S4.

L'anesthésie sacrée produit l'anesthésie des lèvres,

de la prostate, de la vessie, du rectum, de l'anus, de l'utérus (il n'y a pas assez de péritone pariétal anes-

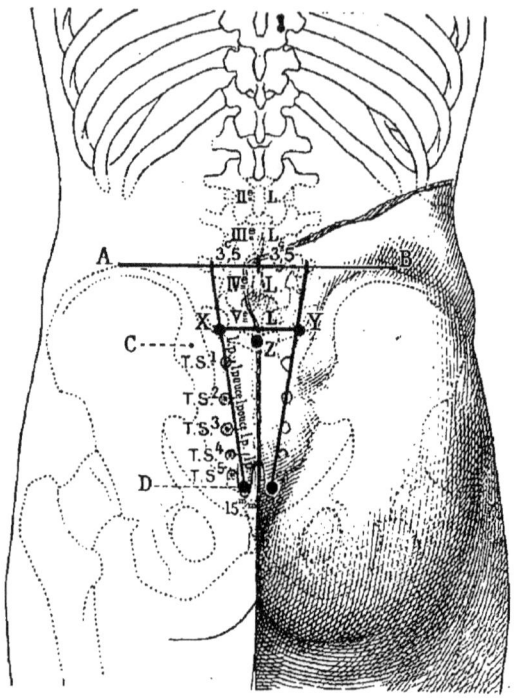

FIG. 157. — *Anesthésie trans-sacrée.*

Insensibilisation des organes du bassin et du péritoine pelvien. Par le palper, reconnaissez les deux crêtes iliaques et marquez la ligne A-B. La saillie de l'épine postéro-inférieure C. Les cornes sacrées D (articulation sacro-coccygienne). C, sur ce dessin est placé un peu trop haut ; à droite du lecteur celui-ci remarquera la saillie de l'épine postéro-inférieure exactement en dehors du trou S2. S5 est exactement en dehors des cornes sacrées. S2 et S1, sont séparés par la largeur d'un grand pouce. S2 et S3 sont séparés par la largeur d'un petit pouce. S4 et S5, sont séparés par un travers de petit doigt. S4, correspond au sommet de l'hiatus sacré. Les trous sacrés sont placés sur une ligne partant des cornes sacrées à 15 millimètres de la ligne médiane et aboutissent à la ligne A-B à 35 millimètres de la ligne médiane. Z (hiatus lombo-sacré) est à égale distance de S2 et de AB. X-Y, correspond à la 5e lombaire. Tous ces repères sont utilisés pour l'anesthésie sacrée postérieure et la rachi-anesthésie basse.

thésié pour faire une hystérectomie), de la peau de la face postérieure de la cuisse. Nous nous servons de ce procédé pour faire des prostatectomies, les extirpations du rectum, les prolapsus, toutes les opérations vésicales,

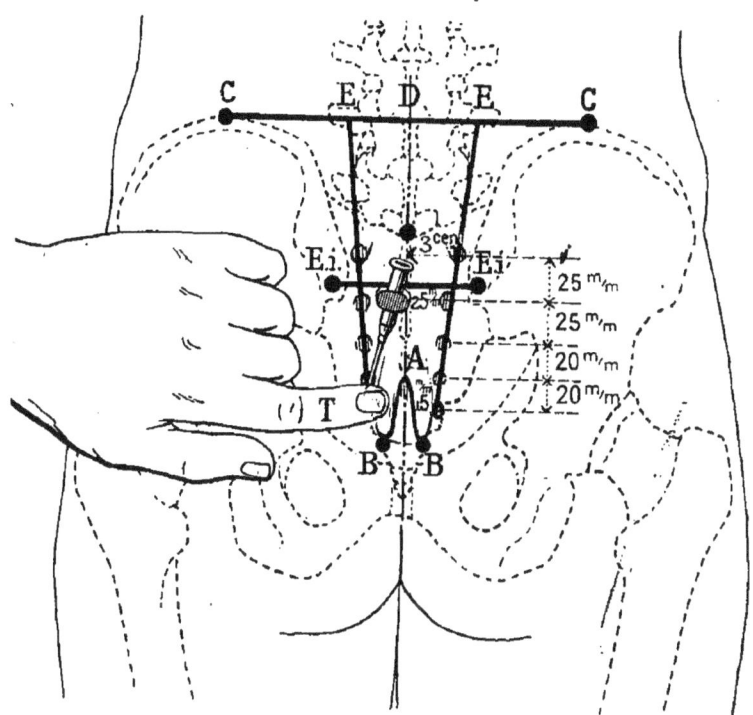

Fig. 158. — *Anesthésie trans-sacrée*. Repères postérieurs (fig. 157).

CC : ligne biliaque. EB BE : trapèze, dont la base est de 8 centimètres et le sommet de 3 centimètres. Les points **BB** correspondent à l'articulation sacro-coccygienne et aux cornes du sacrum ; elles sont à 15 millimètres de la ligne médiane, c'est immédiatement en dehors d'elles qu'on trouve le 5e trou sacré. — EI : épine iliaque postéro-inférieure (ici elle est indiquée un peu haute). Le point noir qui est entre D et la ligne EI EI, doit être exactement à égale distance de D et de EI EI ; c'est l'espace lombo-sacré, lieu d'élection pour la ponction lombaire. Les distances qui séparent chaque trou sacré de la ligne médiane sont également indiquées. L'index T montre qu'il y a un travers de doigt entre un trou sacré et l'autre. L'aiguille pénètre dans le trou sacré n° 4.

curettage de l'utérus, cathétérisme des uretères chez l'homme (cystite tuberculeuse), etc...

CYSTOSTOMIE SUS-PUBIENNE. — La prostatectomie sus-pubienne nécessite l'anesthésie trans-sacrée et l'anes-

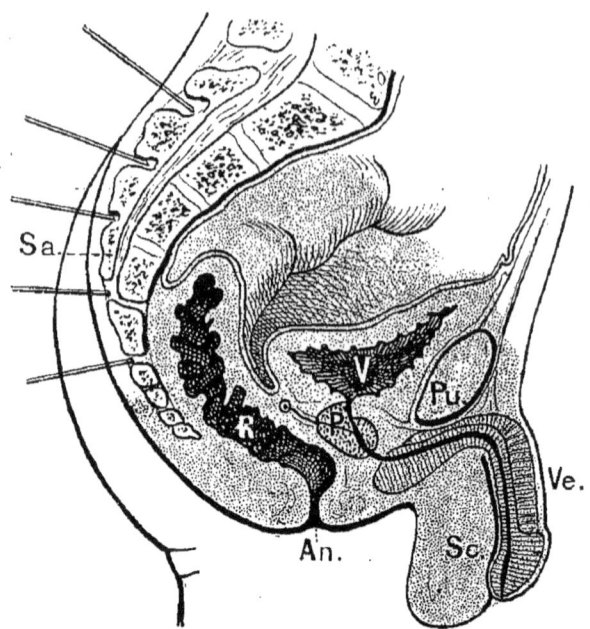

FIG. 159. — *Anesthésie sacrée chez l'homme.*

Elle permet d'opérer un cancer du rectum, des hémorroïdes, un adénome prostatique, une amputation de la verge, une tumeur de la vessie, etc.

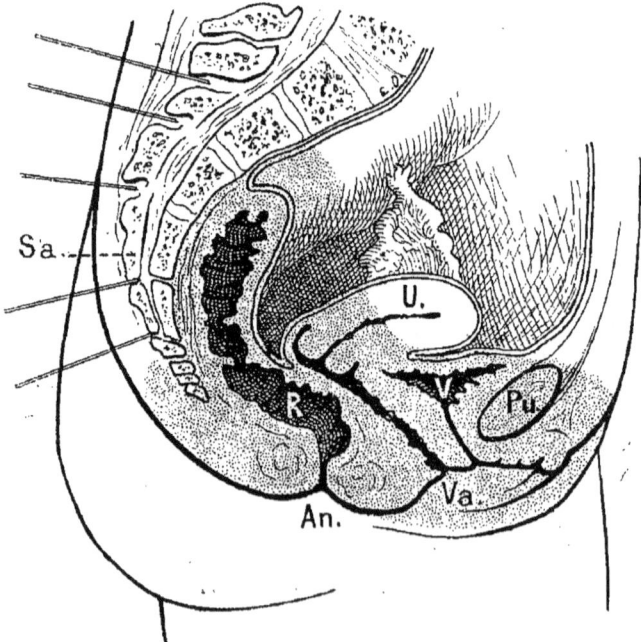

FIG. 160. — *Anesthésie trans-sacrée chez la femme.*

La teinte grise montre la région du corps anesthésiée par l'injection des nerfs sacrés (bassin et périnée) ; elle permet au chirurgien d'opérer un cancer du rectum, des hémorroïdes, un prolapsus utérin, cystocèle, à l'accoucheur de faire un forceps sans douleur.

thésie hypogastrique de la taille. Faire pour la cystostomie un losange dont la hauteur correspond à la
moitié inférieure de l'espace ombilico-pubien : infiltrer
la peau, les muscles avec la solution faible ; la vessie

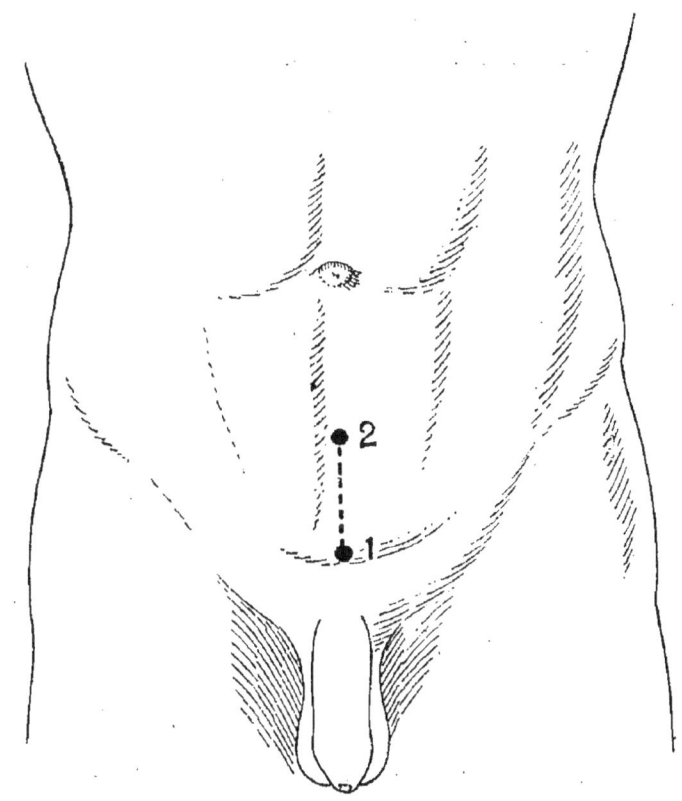

Fig. 161. — *Cystostomie sus-pubienne.*

L'opérateur fait deux « boutons » : 1 et 2 ; puis il infiltre le tissu cellulaire sous-cutané, sur la largeur d'un pouce, puis à droite et à
gauche les deux muscles grands droits, et par le « bouton » 1, il injecte
la cavité de Retzius, de façon à rendre la vessie insensible.

n'est point insensibilisée ; toutefois, l'infiltration de
la cavité de Retzius diminue suffisamment la sensibilité. Nous y joignons une injection intra-vésicale de
50 grammes de solution faible à 1/2 p. 100 pendant un
quart d'heure ou vingt minutes pour la taille simple et

l'exploration vésicale. La vessie est tout à fait insensible
par la méthode sacrée mais il faut d'abord infiltrer la
paroi abdominale avant de l'inciser.

OPÉRATIONS SUR LES TESTICULES ET LES BOURSES. — L'opérateur devra anesthésier d'abord le cordon puis faire

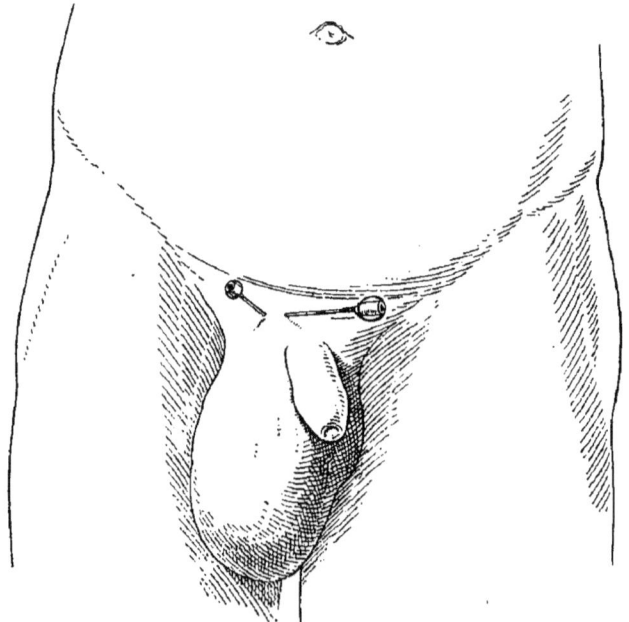

FIG. 162. — *Anesthésie du testicule par infiltration du cordon.*
Infiltration du cordon par transfixion sur le pubis servant de billot.
Pour ne pas manquer le cordon, l'aiguille est poussée successivement
dans deux ou trois directions divergentes.

une couronne anesthésique sur la racine des bourses,
des deux côtés. Il fera d'abord un « bouton » au niveau
de l'anneau inguinal externe ; fixant de la main gauche
le cordon sur le pubis, il piquera, avec une aiguille sans
seringue, le cordon jusqu'au pubis, puis, ramenant
l'aiguille, il injectera 5 grammes de solution faible :
celle-ci infiltre le cordon. Pour être sûr du fait, l'opéra-

teur recommence une seconde fois : il immobilise le
cordon sur le pubis, repique et infiltre 5 nouveaux
grammes de solution faible : puis, cherchant, avec
l'index de la main gauche, l'anneau inguinal externe, il

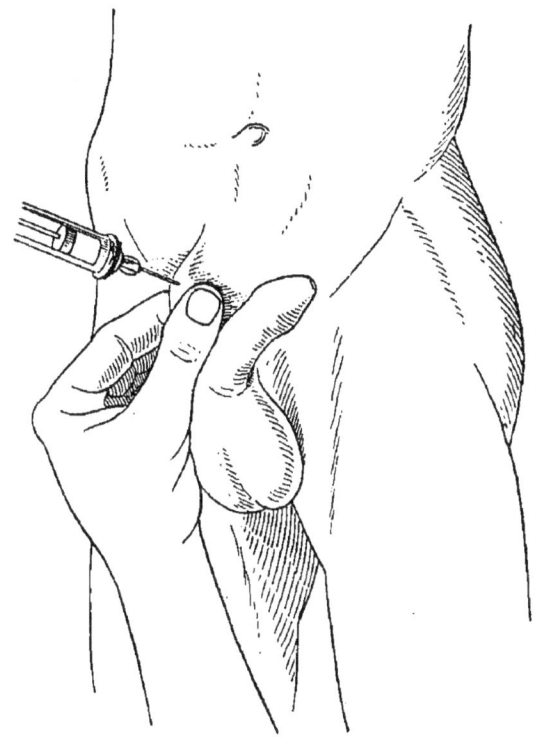

Fig. 163. — *Anesthésie du testicule par infiltration du cordon.*
Le cordon est pincé à travers la peau, soulevé entre deux doigts et
piqué.

introduit l'aiguille de 6 ou 9 centimètres dans le trajet
inguinal, et injecte encore 10 grammes de solution
faible. Pour anesthésier les bourses, l'opérateur fera
le tour de la racine des bourses, il commencera à la face
inférieure de la verge, et retrouvera celle-ci du côté
opposé ; il infiltre le tissu cellulaire sous-cutané dans
toute la largeur des bourses, il passe ensuite en avant

du périnée et dans les plis génito-cruraux. La solution faible suffit, il faut environ 50 grammes.

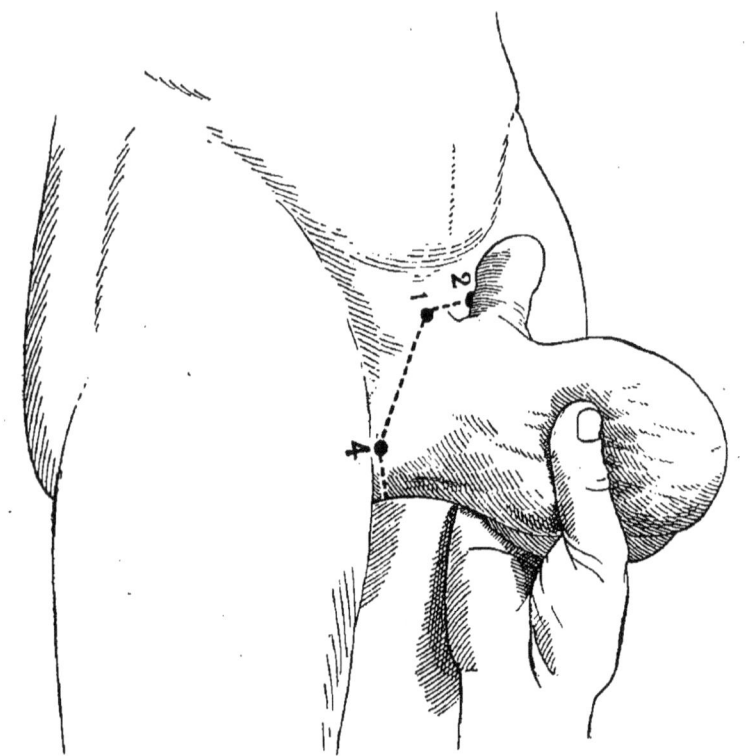

Fig. 164. — *Opérations sur le scrotum, bande d'infiltration sous-cutanée circonscrivant sa racine.*

OPÉRATIONS SUR LE PÉNIS. — (Cancer de la verge, etc.). Si on veut faire une fente dorsale, avec simple section du filet, on pratiquera « à la Reclus » l'infiltration médiane de la peau, depuis l'extrémité antérieure du prépuce jusqu'à la couronne du gland ; on pourra ainsi donner un coup de ciseau pour fendre cette membrane, et placer trois ou cinq points de suture sur les bords de la plaie. Une seconde piqûre faite au niveau du frein permettra de le débrider d'un coup de ciseau et d'y placer un ou deux points de suture ; nous pensons d'ailleurs que cette opération simple est meilleure que la circoncision.

Si l'opérateur veut faire une circoncision classique, amputer la verge ou opérer un hypo-spadias, il faut faire l'anesthésie totale de la verge, de la façon suivante : Faire un « bouton » à droite et à gauche de la racine de

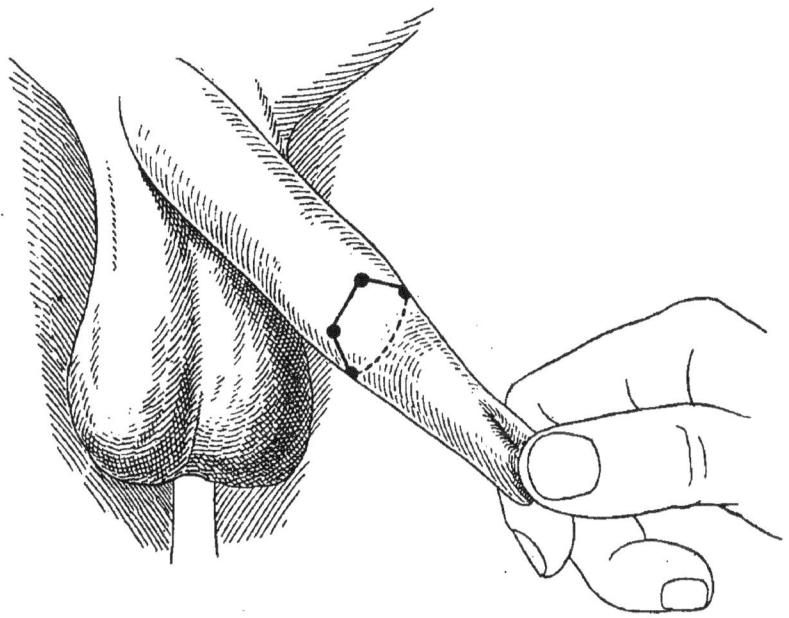

Fig. 165. — *Anesthésie du prépuce par une injection en couronne.*

la verge, où le cordon croise la branche horizontale du pubis, enfoncer l'aiguille par ce bouton jusqu'aux corps caverneux et injecter abondamment de la solution faible, autour de la racine des corps caverneux, sous le ligament suspenseur de la verge, et profondément autour de la verge.. Il faut 40 grammes de NS à 1/2 p. 100 ; cette injection anesthésie urètre, corps caverneux, verge, gland, etc...

OPÉRATIONS SUR L'URÈTRE POSTÉRIEUR (Suture de l'urètre, urétrotomie, etc.). — Faire un « bouton » devant l'anus et sur la ligne médiane, puis, par ce bouton infiltrer le plan vertical des tissus qui sépare l'anus et le rectum en arrière, de l'urètre, du bulbe et de la prostate en avant. Introduire dans le rectum l'index gauche, prendre de la main droite l'aiguille de 9 centimètres, l'enfoncer

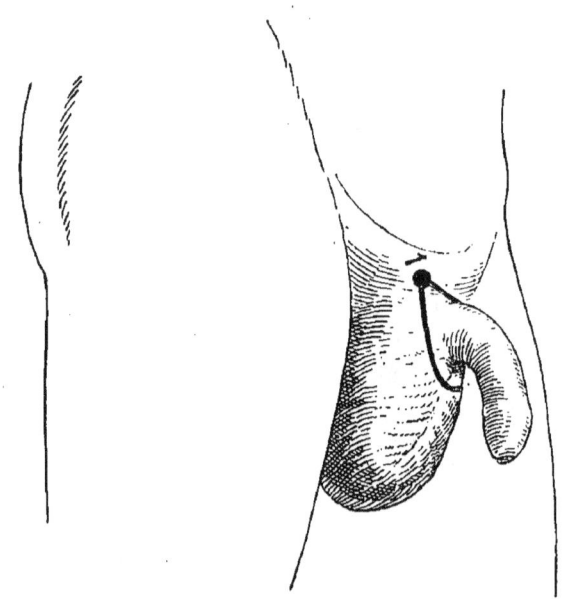

Fig. 166. — *Anesthésie du pénis par une injection faite à la racine.*

Par deux « boutons », une injection est poussée d'abord profondément, jusqu'à la racine des corps caverneux et au ligament suspenseur, puis sous la peau en couronne.

très haut sur la ligne médiane entre la prostate et le rectum, puis injecter en la ramenant à soi. Recommencer ensuite, toujours par le même trou, à droite, à gauche, de façon à infiltrer un plan de 9 centimètres de haut et sur une largeur de 2 ou 3, plan qui sépare le rectum et l'anus, en arrière, de l'urètre et de la prostate en avant. Tous les tissus sous-cutanés cellulaires et les muscles doivent être infiltrés.

En somme, il faut infiltrer le plan de section qui
correspond à l'incision de la *périnéotomie* pour opération prostatique ; l'opérateur peut ainsi aller jusqu'au

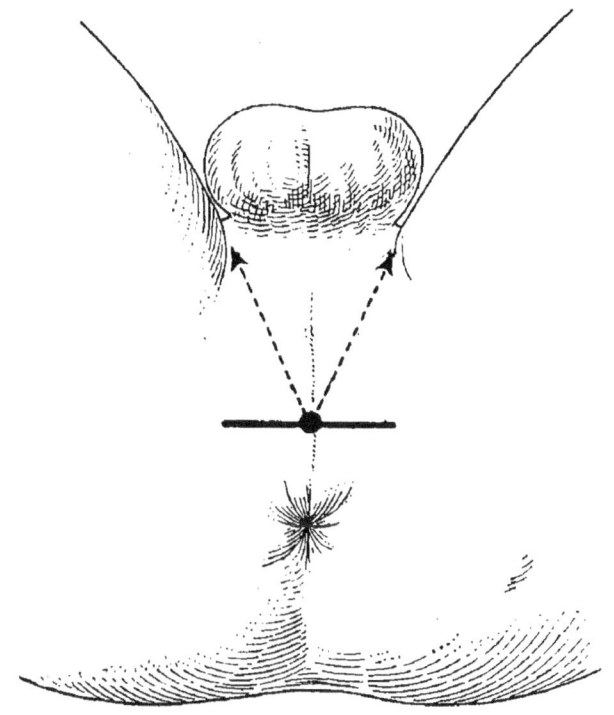

Fig. 167. — *Anesthésie du périnée antérieur par un « bouton »
situé devant l'anus.*

col vésical, jusqu'à la prostate, avec une anesthésie parfaite. Cette anesthésie peut être remplacée par l'anesthésie sacrée antérieure ou postérieure.

Anesthésie pour la prostatectomie. — On peut avoir
recours à l'une des quatre méthodes suivantes :

1° L'infiltration périprostatique par voie transvési-
cale.

2° L'infiltration périprostatique par voie périnéale.

3° L'anesthésie sacrée par voie antérieure.

4° L'*anesthésie trans-sacrée* par voie postérieure.

1° Anesthésie périprostatique par voie transvésicale (Félix Legueu).

A) L'opérateur fait d'abord l'anesthésie de *la paroi abdominale* (partie inférieure) pour l'exécution de la taille hypogastrique ; il incise la région sus-pubienne dans l'intervalle inter-musculaire, puis la cavité de Retzius. L'infiltration pure et simple des tissus donne une anesthésie suffisante ; il faut avoir soin d'injecter l'épaisseur des deux muscles grands droits pour que leur écartement ne fasse percevoir aucune douleur.

B) L'anesthésie de la prostate se fera ainsi : la vessie étant ouverte, l'opérateur prend une longue aiguille courbe de *Legueu*, il traverse la muqueuse vésicale autour de la prostate en se guidant sur le doigt, il injecte ainsi 150 centimètres cubes environ de la solution faible de NS. Cette infiltration suffit à produire l'anesthésie. Environ cinq ou six minutes après, l'opérateur peut enlever la prostate.

2° Méthode périprostatique par voie périnéale.

L'opérateur, après avoir infiltré la paroi abdominale comme précédemment pour la taille sus-pubienne, aura à anesthésier une tranche de tissus entre les deux ischions comprenant : la peau et les parties molles situées entre l'urètre en avant, le rectum et l'anus derrière ; cette tranche d'infiltration peut servir à toutes les opérations périnéales (v. fig. 167).

Pour atteindre la prostate, l'opérateur met l'index gauche dans le rectum et reconnaît la prostate hypertrophiée. Ce doigt gauche surveille la marche de l'aiguille en avant des parois rectales. La main droite saisit une aiguille de 9 centimètres et l'introduit dans le périnée. L'aiguille monte vers la prostate, le doigt rectal la reconnaît sur la face postérieure de cet organe ; dès qu'elle a atteint la région périprostatique, l'opérateur injecte 50, 60, 80 centimètres cubes de la solution faible de NS.

3° Méthode sacrée par voie antérieure.

L'opération consiste à infiltrer toute la concavité du sacrum de solution à 1 p. 100 ; l'aiguille devra passer entre le rectum qui est en avant et le sacrum qui est en arrière. L'opérateur injecte environ 5 centimètres cubes de NS au niveau de chacun des huit trous sacrés. Il est inutile d'injecter le trou sacré supérieur (v. fig. 154).

Le malade est placé dans la *position de la taille périnéale* (position dorso-sacrée), les cuisses repliées sur l'abdomen. L'opérateur cherche d'abord l'articulation sacro-coccygienne, de chaque côté de l'articulation et à *son contact même*, à 2 centimètres de la ligne médiane, il injecte un « bouton » dermique ; par ce bouton il introduit l'aiguille de 9 centimètres. L'aiguille doit d'abord *sentir le bord externe du sacrum,* elle se trouve alors à 2 centimètres à peine de la ligne médiane. Elle devra pendant tout le temps de l'opération *se tenir exactement parallèle à ligne médiane et garder contact constant* avec la concavité du sacrum. Dès que cette aiguille a « senti » le bord externe de la partie inférieure du sacrum, elle

pénètre plus avant de façon à percevoir constamment la
face antérieure de cet os. Quand elle a cheminé de
1 centimètre elle doit être à peu près au niveau du cinquième trou sacré, là elle injecte 5 centimètres cubes
de NS. Elle pénètre alors de 1,5 à 2 centimètres plus
loin en sentant toujours la face antérieure du sacrum.
Dès que l'aiguille a de nouveau pénétré de 1 centimètre
à 1 cent. 5 plus haut, elle doit se trouver au contact
du quatrième trou sacré, là on injecte de nouveau
5 centimètres cubes de la solution, puis toujours au contact du sacrum et toujours à 2 centimètres environ de
la ligne médiane et parallèlement à cette ligne médiane,
l'aiguille continue à cheminer vers un trou sacré situé
plus haut ; dès qu'elle l'a atteint, c'est-à-dire, dès qu'elle a
pénétré à 0 m. 015 plus haut elle injecte encore 5 centimètres cubes. Une quatrième fois, l'aiguille est poussée
et arrive ainsi au second trou sacré, là, elle injecte encore
5 centimètres cubes. L'aiguille est retirée et est remplacée par celle de 12 centimètres ; celle-ci va pénétrer
dans la peau au même endroit mais au lieu de prendre
contact avec la concavité du sacrum, elle se dirige
un peu plus en avant, elle est enfoncée de 8, 9, 10 centimètres vers la ligne innominée. Elle part d'abord dans
le vide et tout à coup, elle rencontre un rebord osseux,
c'est le détroit supérieur du bassin, là se trouve le premier trou sacré. On injecte 10 centimètres cubes de la
solution NS à 1 p. 100. L'aiguille est alors retirée ; du
côté opposé, on recommence la même manœuvre.

4° Méthode trans-sacrée.

Placez le sujet à plat ventre de façon à bien voir la
région du sacrum et vous allez tracer quatre lignes. La

première est la *ligne médiane*, tracez-la au crayon dermographique ; la seconde est horizontale et réunit transversalement les deux points correspondant à la saillie
des épines iliaques postéro-inférieures (au niveau de la
fossette fessière) ; la troisième (ligne transversale) aussi
est parallèle à la seconde et correspond à la saillie des
cornes sacrées, ou à l'articulation sacro-coccygienne ; la
quatrième, verticale, est parallèle à la ligne médiane, à
un bon travers de doigt en dehors d'elle. Vous avez donc
ainsi quatre lignes : deux lignes verticales et deux transversales. La ligne verticale du milieu correspond aux
apophyses sacrées, la ligne latérale correspond à peu
près aux cinq trous sacrés. En réalité le premier trou
sacré est en dehors de cette ligne, les derniers sont un
peu en dedans, les moyens correspondent à elle. Chacun
des trous est séparé du précédent par un espace large
d'un travers de doigt *environ* (v. fig. 155 et suiv.) :

Entre le premier trou sacré et le second : un travers
de pouce.

Entre le second trou sacré et le troisième : un travers
de médius.

Entre le troisième et le quatrième : un travers d'index.

Entre le quatrième et le cinquième : un travers de
petit doigt.

Les points de repère ont été tracés au crayon dermographique (le crayon est maintenu dans une boîte
contenant un comprimé de trioxyméthylène, de façon à
être toujours stérilisé). Dès que ces repères sont indiqués, l'opérateur prend l'aiguille de 6 ou 9 centimètres
et cherche les orifices. La pointe de l'aiguille bute contre
la face postérieure du sacrum, mais elle finit par trouver l'orifice et pénètre dans le canal ; il faut pénétrer

de 1 centimètre pour les deux orifices supérieurs et de 1/2 centimètre pour les derniers. Dans chaque orifice l'opérateur injectera 5 centimètres cubes de la solution à 1 p. 100. Toutefois pour provoquer l'anesthésie prostatique et vésicale il n'est pas nécessaire d'injecter la solution dans les 10 orifices sacrés. Les deux orifices 3 et 4 suffisent. Pour être plus sûr, on peut injecter trois trous de chaque côté, soit : S2, S3, S4.

Les débutants feront bien de combiner à la fois ces différentes méthodes en se servant de la solution faible.

C'est au fur et à mesure que les anesthésies seront meilleures et qu'ils arriveront à être plus habiles qu'ils pourront choisir la *dernière* méthode qui est *de beaucoup la préférable*, à savoir : la méthode *trans-sacrée*. Celle-ci comporte, en effet, la consommation de très peu d'anesthésique. L'injection de la paroi abdominale antérieure et de 2 trous sacrés S3 et S4 suffisent.

Opérations sur la vulve. — La moitié postérieure de la vulve est innervée par les nerfs sacrés ; la partie antérieure, par les nerfs abdomino-génito-cruraux. S'il s'agit d'une opération de faible importance, il est préférable d'anesthésier la vulve directement. Faire 3 « boutons » : un médian devant l'anus, 2 latéraux à la partie inférieure des grandes lèvres ; puis infiltrer le tissu mou immédiatement en dehors des grandes lèvres : l'anesthésie est complète (fig. 168).

Si on veut anesthésier le vestibule du vagin, cette méthode est insuffisante ; il faut infiltrer avec la solution faible, suivant un plan frontal, ainsi que nous l'avons indiqué pour la périnéotomie de l'homme. Pour infiltrer la cloison recto-vaginale, un doigt, introduit dans la vulve ou le rectum, permet de diriger l'aiguille de 9 centimètres : c'est une infiltration à la Reclus. Il faut 100 grammes de solution. On peut ainsi opérer une fistule recto-vaginale, faire une périnéorraphie, etc...

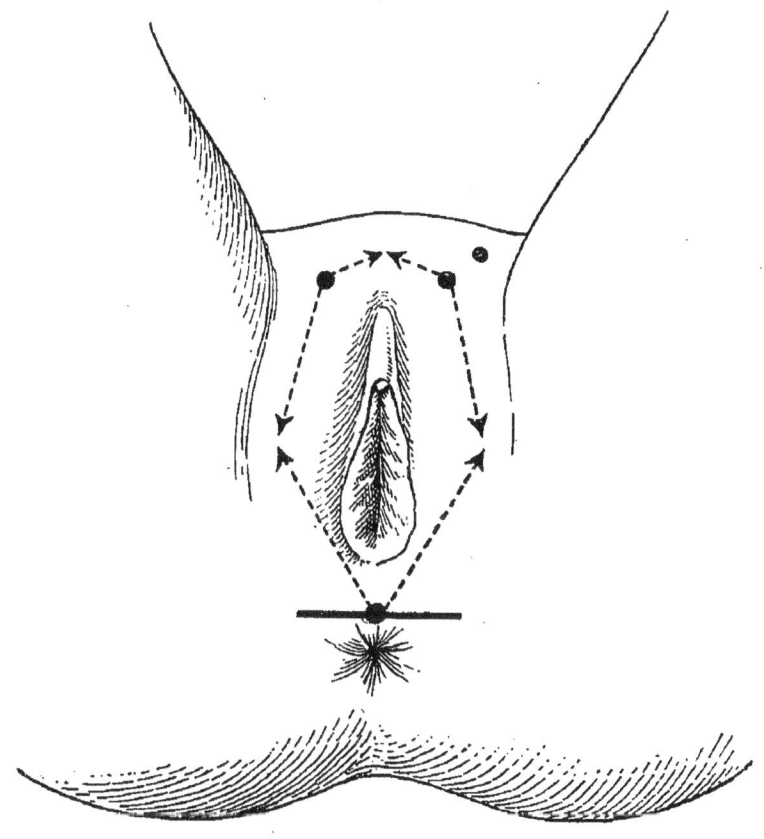

Fig. 168. — *Anesthésie de la vulve et du vestibule du vagin.*

LIBÉRATION DU VAGIN ET DE L'UTÉRUS (Prolapsus, colporraphies, colpotomies.) — Les anesthésies précédentes peuvent suffire ; néanmoins, l'infiltration simple n'anesthésie pas le plancher pelvien ; il faut y ajouter l'infiltration de la voûte vaginale. Pour cela, pincez le col et l'abaissez à la vulve ; piquez l'aiguille de 9 centimètres dans le cul-de-sac antérieur du vagin, et injectez

20 grammes entre la vessie et le col utérin (pas sous la muqueuse). Faites une autre piqûre sous le méat uréthral et injectez cette fois à droite et à gauche sous la muqueuse et de chaque côté 10 grammes. Attirez le col à droite, piquez le cul-de-sac latéral du vagin à gauche, et infiltrez la base du ligament large avec 15 grammes. Recommencez à droite, puis, piquez l'aiguille de 9 centimètres dans le cul-de-sac postérieur entre la muqueuse vaginale et le Douglas (20 grammes). Lâchez l'utérus et faites l'infiltration du périnée comme nous venons de le dire ; il faut au moins 200 grammes.

L'anesthésie sacrée donne d'une façon simple, méthodique, précise, l'anesthésie nécessaire, mais elle ne fait pas l'hémostase, tandis que si vous infiltrez directement à la Reclus, l'opération est exsangue ; dans la périnéorraphie c'est un avantage appréciable ; néanmoins, la méthode trans-sacrée est, au point de vue anatomique, plus séduisante ; c'est à elle que nous avons recours le plus souvent.

OPÉRATIONS SUR L'ANUS. — La méthode trans-sacrée donne sur l'anus une très bonne anesthésie ; l'infiltration périnéale donne, non seulement une bonne anesthésie, mais même une ischémie parfaite ; or, opérer des hémorroïdes sans avoir une goutte de sang, sans avoir une ligature à mettre est certainement très séduisant ; aussi nous préférons pour l'extirpation de Whitehead l'infiltration directe, à distance, autour de l'anus et du rectum. L'opération se fait comme sur un cadavre.

Marquez 4 « boutons » dermiques en losange, l'un devant l'anus, deux sur ses côtés, le dernier, derrière

lui, *pas trop près*, à deux travers de doigt de l'orifice
anal (fig. 169 et 171), c'est par ces quatre points que vous
ferez toutes les injections, avec la solution à 1/2 p. 100.
Par le bouton pré-anal, enfoncez l'aiguille, d'abord perpendiculairement à la surface, puis *en éventail* à droite

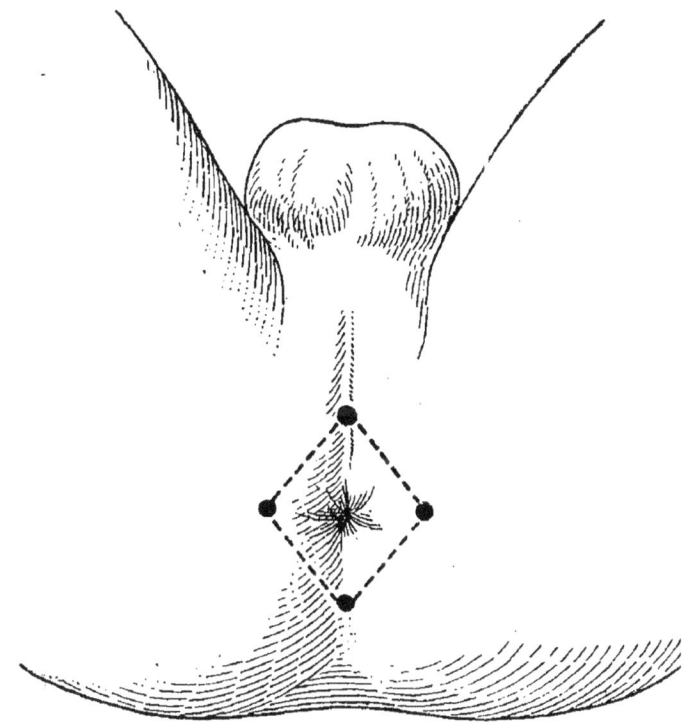

F₁ɢ. 109. — *Anesthésie de la région anale par quatre « boutons »
circonscrivant l'anus et à distance de celui-ci.*

et à gauche, en injectant chaque fois 4 à 5 centimètres
cubes de la solution dans la profondeur, dans le
sphincter et sous la peau. Par les boutons latéraux, faites
de même une injection en éventail parallèle à la paroi
rectale, atteignant *le releveur de l'anus* et baignant les
fosses ischio-rectales, le sphincter et le tissu sous-
cutanéo-muqueux (fig. 170).

Enfin, en arrière du rectum et de l'anus, infiltrez une
dernière tranche en éventail. Par leurs bords ces
4 tranches se rejoignent et le rectum est complètement
entouré de solution.

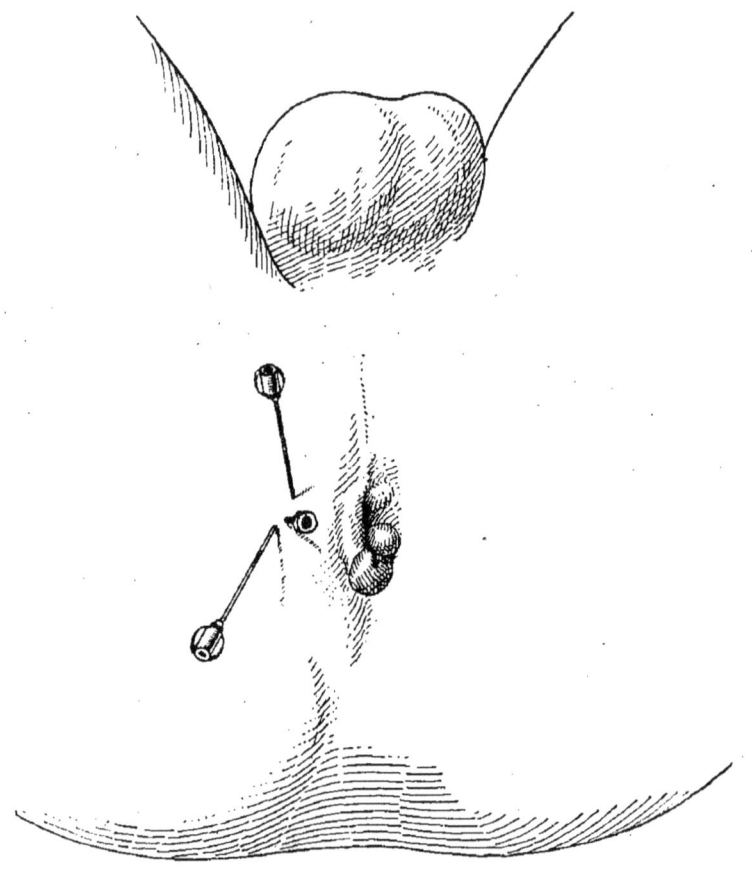

FIG. 170. — *L'injection en éventail par le « bouton latéral ».*
Les trois positions qu'il faut donner à l'aiguille pour infiltrer toute la
tranche de tissus par une piqûre unique.

A la fin de l'injection, quand elle est réussie, *le
sphincter devient béant ;* quelques minutes après, dilata-
tion, dissection et abaissement de la muqueuse, résection et cautérisation sont possibles sans douleurs, avec

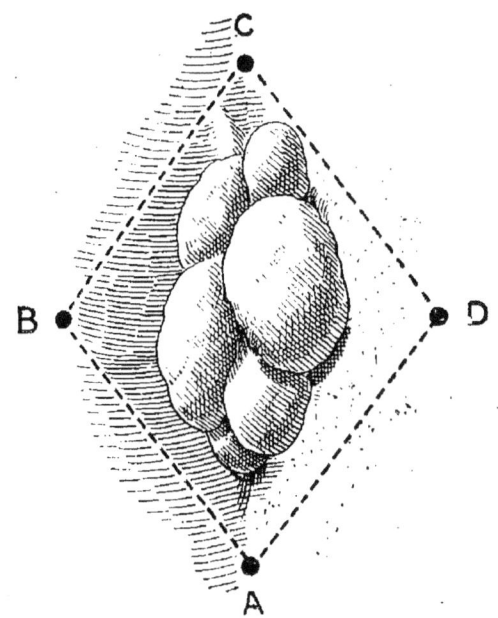

FIG. 171. — *Cure radicale d'hémorroïdes par le procédé de* Whitehead.

Par les « boutons » A, B, C, D, on infiltre une bande de tissu sous-cutané suivant le pointillé. Par ces mêmes boutons, des injections profondes, en éventail, sont ensuite poussées dans le sphincter et la graisse ischio-rectale, tout autour du cylindre ano-rectal.

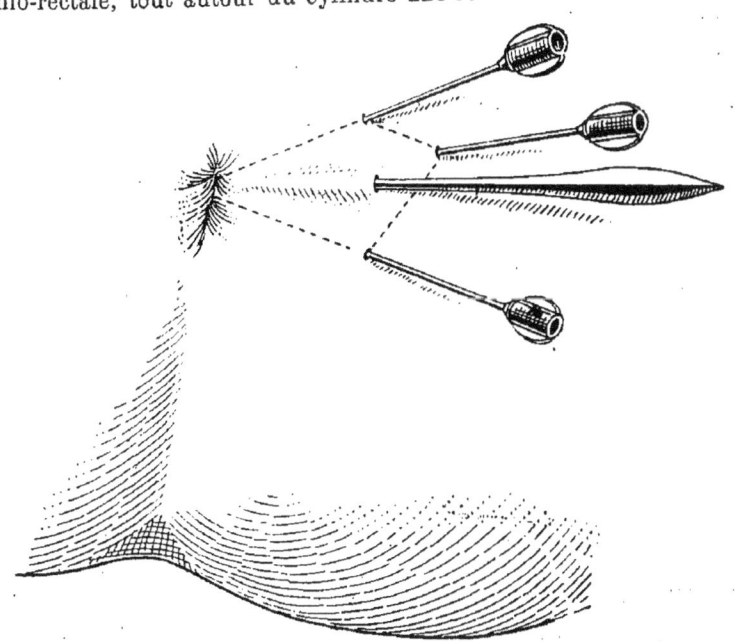

FIG. 172.— *Infiltration périphérique pour débridement d'une fistule anale.*

une hémorragie nulle ou insignifiante. Suivant l'embonpoint du sujet, il faut 50 ou 100 grammes de solu-

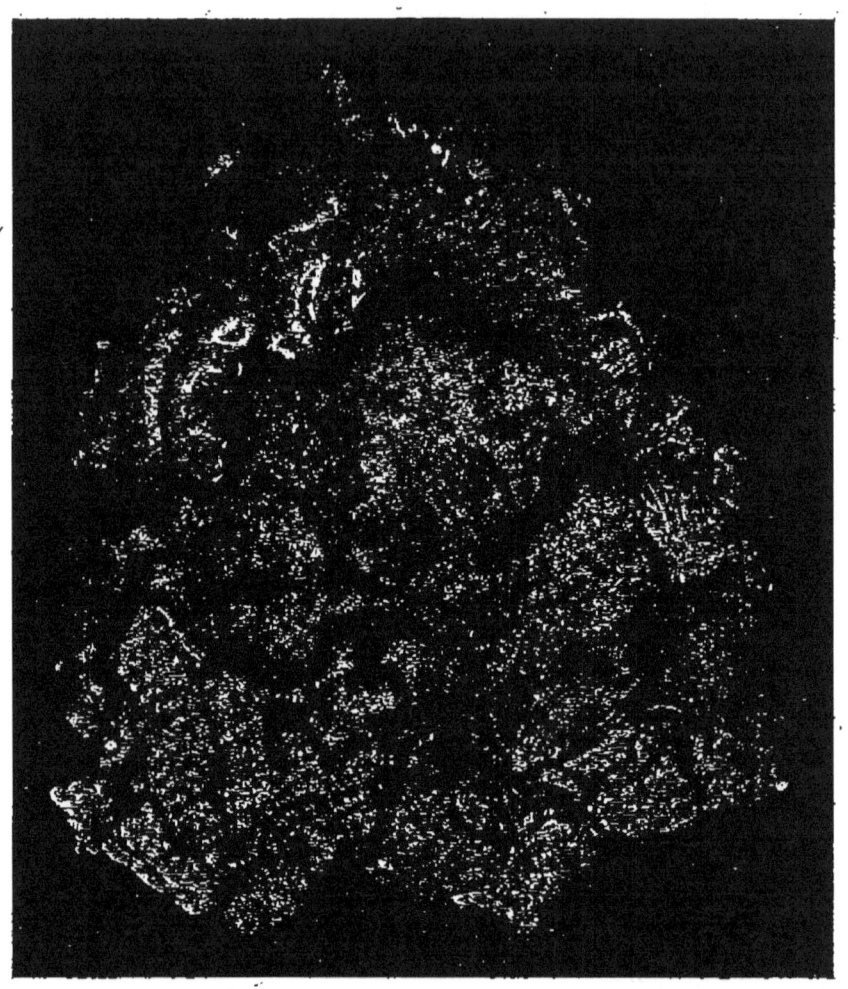

Fig. 173. — *Segment ano-rectal fendu, après extirpation. Sous-anesthésie trans-sacrée.*

La tumeur cancéreuse formait un canal cylindrique.

tion ; les débutants feront bien de mettre un doigt dans le rectum pour guider l'aiguille.

Les opérations de fistules à l'anus seront faites par le même procédé.

Nous avons pratiqué très souvent l'*extirpation du rectum* avec anesthésie absolue, mais toujours par la méthode trans-sacrée. L'infiltration à la Reclus est insuffisante. Nous avons recours à la méthode post-sacrée ou pré-sacrée suivant l'embonpoint du sujet.

VII

OPÉRATIONS SUR LES MEMBRES

A. — Réductions de fractures ou luxations (méthode de Quénu)

En 1907, Quénu préconisa l'emploi de l'anesthésie locale pour la réduction des fractures et des luxations.

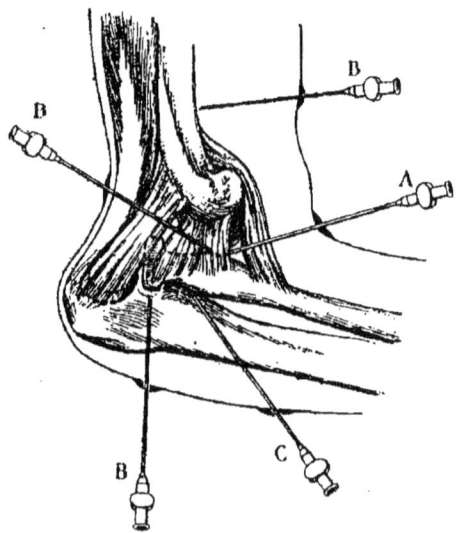

Fig. 174. — *Anesthésie pour réduction d'une luxation du coude.*
Les aiguilles injectent la NS dans la synoviale de l'articulation lésée et infiltrent les insertions des muscles péri-articulaires.

Le procédé consiste à injecter au niveau des extrémités fracturées une solution anesthésiante, de façon à les en baigner. Rapidement, la douleur cesse, le siège de la

fracture devient insensible, les muscles entrent en réso-
lution et l'on peut, sans douleur pour le blessé, procéder
à l'exploration, à la réduction, à la pose d'un appareil,
à l'examen radiographique sous l'écran, etc. Pour les
luxations, la solution est injectée dans la synoviale

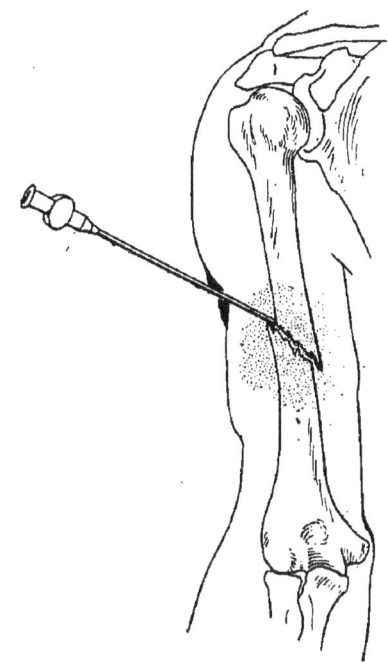

Fig. 175. — *Anesthésie d'une fracture de l'humérus.*
L'aiguille est introduite dans le foyer de fracture et y injecte
la solution NS.

même, puis autour de l'articulation luxée et dans les
insertions des muscles qui entourent l'article, ou s'attachent sur les extrémités osseuses. Les membres raidis
deviennent mobiles et souples, la contracture musculaire cesse et les tentatives de réduction deviennent
aisées et indolores. Injecter la solution NS 1 p. 100 ou
1/2 p. 100 suivant l'embonpoint. Il est inutile de décrire
pour chaque fracture ou pour chaque articulation la

technique de l'injection. Elle est facile et sans danger avec une aiguille fine ; choisir un point où la peau n'est pas distendue, contuse, mâchée, amincie ou éraillée par le traumatisme. Pour les fractures juxta-articulaires, injecter simultanément le foyer de fracture et l'articulation voisine. Aux membres inférieurs, cette méthode est le procédé de choix. Aux membres supérieurs, on peut employer avec de l'entraînement l'anesthésie du plexus brachial.

B. — Opérations sur les membres supérieurs

L'innervation sensitive du membre supérieur tout entier, au-dessous de l'épaule, vient du plexus brachial, réuni à sa sortie de l'interstice des scalènes en un cordon nerveux unique relativement étroit ; les nerfs intercostaux supérieurs participent à l'innervation sensitive de l'aisselle et fournissent une partie de la sensibilité de la peau de la face interne du bras. La peau de la région de l'épaule est innervée par des filets des nerfs susclaviculaires du plexus cervical.

Anesthésie du plexus brachial. Voie axillaire (Hirschel). — Le bras est étendu en forte abduction (fig. 176), la main gauche fixe l'artère axillaire et l'aiguille est enfoncée le plus loin possible en haut, sous le grand pectoral, suivant l'axe longitudinal du bras. En enfonçant l'aiguille, il faut injecter la solution pour repousser les vaisseaux et éviter leur blessure. On baigne ainsi avec quelques seringues de solution, en haut, le nerf médian, et plus en avant, le nerf cubital. Il faut pénétrer plus profondément sous l'artère, à peu près à la hauteur

de l'insertion du muscle grand dorsal pour atteindre
le nerf radial. Ainsi, l'artère est entourée d'injections
et avec quelque précaution sa blessure ou celle de la

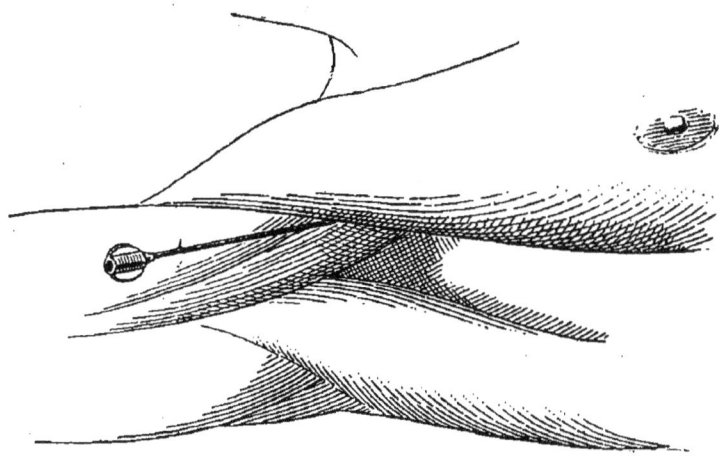

Fɪɢ. 176. — *Infiltration du plexus brachial dans l'aisselle.*
Sous le bord inférieur du grand pectoral, le bras étant en abduction,
l'aiguille est enfoncée, parallèlement à l'axe du membre, vers les troncs
nerveux.

veine sont évitées. Employer 30 ou 40 centimètres cubes
de solution à 2 p. 100.

Voɪᴇ sus-cʟᴀᴠɪᴄuʟᴀɪʀᴇ (Kuʟᴇɴᴋᴀᴍᴘꜰꜰ). — La situation
du plexus est ici bien repérée : en dedans, par l'artère
sous-clavière dont les pulsations sont aisées à sentir ;
en bas, par la première côte ; en avant, par la clavicule.
La figure 178 montre le trajet de la première côte, la
région sus-claviculaire du patient vue de profil ; elle
monte en arrière de la clavicule, qu'elle coupe à angle
droit. C'est un repère important, car elle limite dans la
profondeur l'extrême pénétration de l'aiguille, évitant à
l'opérateur de s'enfoncer profondément sans indice de
la place où se trouve la pointe de l'aiguille. La première

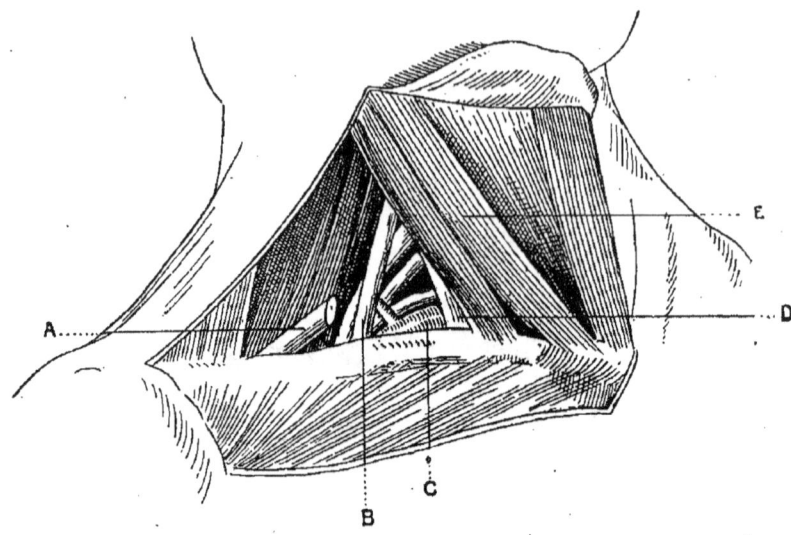

Fig. 177. — *Anesthésie du membre supérieur*.

A, omo-hyoïdien. — B, plexus brachial. — C, artère sous-clavière. —
D, scalène antérieur. — F, sterno-cléido-mastoïdien.

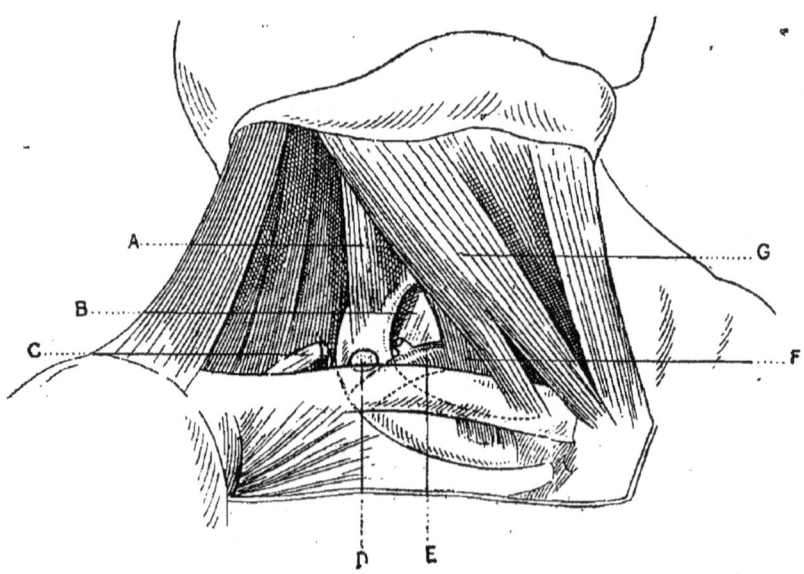

Fig. 178. — *Anesthésie tronculaire du membre supérieur*.

A, scalène postérieur. — B, dôme pleural. — C, omo-hyoïdien. —
D, point où sera fait le « bouton ». — E. artère sous-clavière. — F, scalène antérieur. — G, sterno-mastoïdien.

côte coupe à peu près *le milieu de la clavicule*, c'est
donc là que sera fait le « bouton » dermique. On reconnaît encore l'arc de l'artère sous-clavière qui croise
aussi la clavicule en son milieu. Au delà apparaît le
dôme pleural que cache le plexus ; plus loin, au bord
externe du sterno-cléido-mastoïdien, on aperçoit le sca-

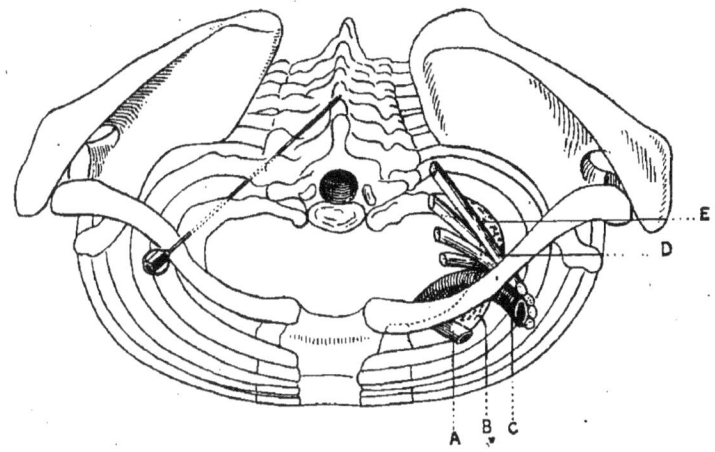

FIG. 179. — *Anesthésie du plexus brachial. Le sommet de la cage thoracique* (KULENKAMPFF).

A gauche, direction de l'aiguille. A droite, rapports des organes
A, veine sous-clavière. — B, insertion du scalène antérieur. — C, artère
sous-clavière. — D, plexus brachial. — E, insertion du scalène postérieur.

lène antérieur, l'omo-hyoïdien, montant obliquement
de la première côte et qui a été coupé pour montrer plus
nettement le trajet de la côte. La figure 177 montre les
parties telles qu'elles se présentent après l'ablation de la
peau et des aponévroses superficielle et profonde ; on voit
l'artère transverse du cou passer à travers les troncs
nerveux serrés étroitement les uns contre les autres et
superposés. Les figures 179 et suivantes montrent le
trajet que doit suivre l'aiguille pour arriver sur la première côte. Suivant que celle-ci est plus ou moins obli-

quement dirigée de la colonne cervicale vers le sternum, le prolongement de l'aiguille viendrait atteindre l'apophyse épineuse de la deuxième ou troisième dorsale. De l'autre côté sont dessinés plexus, artère, insertion du scalène, et enfin le croissant que figure, immédiatement

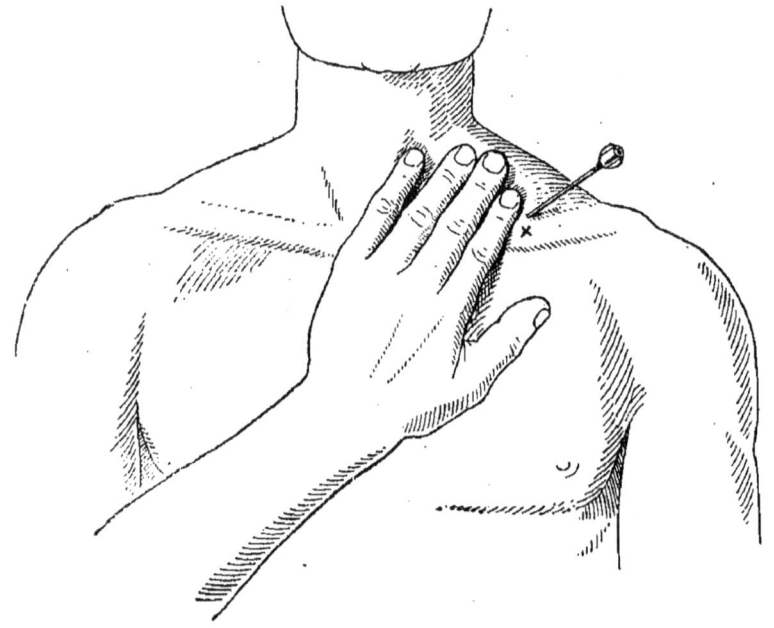

FIG. 180. — *Anesthésie sus-claviculaire du plexus brachial* (Kulenkampff).
L'index de la main gauche repère et protège l'artère sous-clavière. En dehors d'elle, au-dessus du milieu de la clavicule (X), l'aiguille est enfoncée dans la direction de la 3e apophyse épineuse dorsale.

au-dessous de la clavicule, la coupe du paquet de nerfs qui entoure l'artère. Une aiguille piquée juste contre l'artère doit passer au milieu des nerfs, si elle est bien dirigée. Presque toujours, les pulsations de l'artère lui seront transmises. L'étroitesse de la fente des scalènes apparaît aussi clairement.

TECHNIQUE DE L'INJECTION. —Le patient est assis autant

que possible (fig. 180). Il faut le prévenir des paresthésies rayonnant dans les doigts qui se produiront au
moment où l'aiguille pénétrera dans le plexus, et il
devra signaler d'un mot leur apparition. On palpe alors
l'artère sous-clavière en appuyant le doigt très légère-

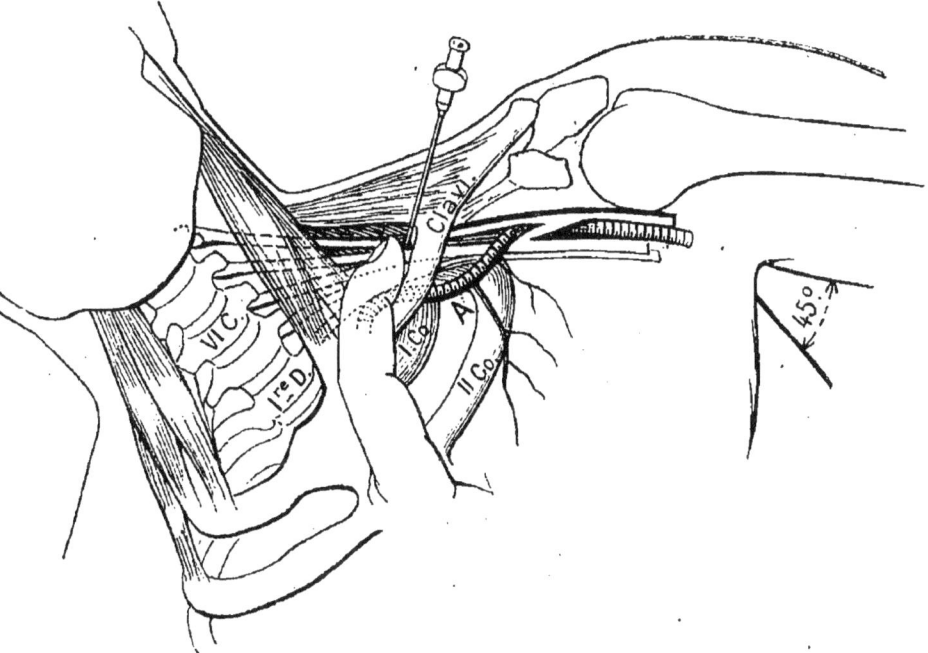

Fig. 181. — *Anesthésie tronculaire du plexus brachial.*

L'aiguille pique la peau au-dessus et au ras de la clavicule ; elle traverse le plexus au niveau de la clavicule, et touche, de la pointe,
la 1re côte ; si la direction était prolongée, elle atteindrait l'apophyse
épineuse de la 3e vertèbre dorsale.

ment. Souvent la pulsation est visible, à droite surtout.
Juste en dehors du point où l'artère s'enfonce derrière
la clavicule, on fait un « bouton » avec la fine aiguille ;
ce point correspond presque sans exception au milieu
de la clavicule. La veine jugulaire externe, souvent
visible vers le bas, couperait la clavicule au même point ;
c'est là qu'on pique une fine aiguille de 4 à 6 centimètres,

en la dirigeant comme si l'on voulait atteindre l'apophyse épineuse de la deuxième ou troisième dorsale. A
une petite profondeur, immédiatement sous l'aponévrose, elle rencontre le plexus ; aussitôt que l'aiguille le
touche se produisent dans les doigts des paresthésies
fulgurantes dans le territoire du médian, qui est plus

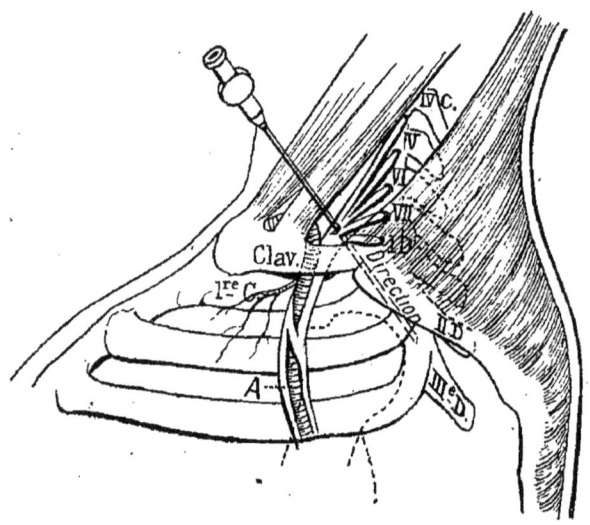

Fɪɢ. 182. — *Anesthésie tronculaire du plexus brachial.*

L'aiguille pique immédiatement au-dessus du milieu de la clavicule ;
l'index gauche sent les battements de l'artère et la refoule ; le bras
écarté à 45° (Louis Bazy), éloigne l'artère qui fait une courbe à concavité supérieure. L'aiguille vise l'apophyse épineuse de la 3ᵉ dorsale, elle
traverse le plexus et bute contre la 1ʳᵉ côte.

superficiel, et du radial situé derrière le médian. Si l'on
heurte à une profondeur de 1 à 3 centimètres la première
côte, on sait que le plexus doit être plus superficiel. Si
l'on n'a pas de paresthésies, on cherche à les provoquer
en modifiant un peu la position de l'aiguille. Très souvent, on conduit l'aiguille, par crainte de l'artère, trop
en dehors. Si du sang afflue dans l'aiguille, il faut
changer la direction. Dès que les paresthésies paraissent,
on adapte la seringue sur l'aiguille et on injecte 10 cen-

timètres cubes de solution à 2 p. 100. Si les paresthésies se sont produites dans le domaine du médian, on injecte une partie de la solution quelques millimètres plus profondément. 10 centimètres cubes encore sont distribués

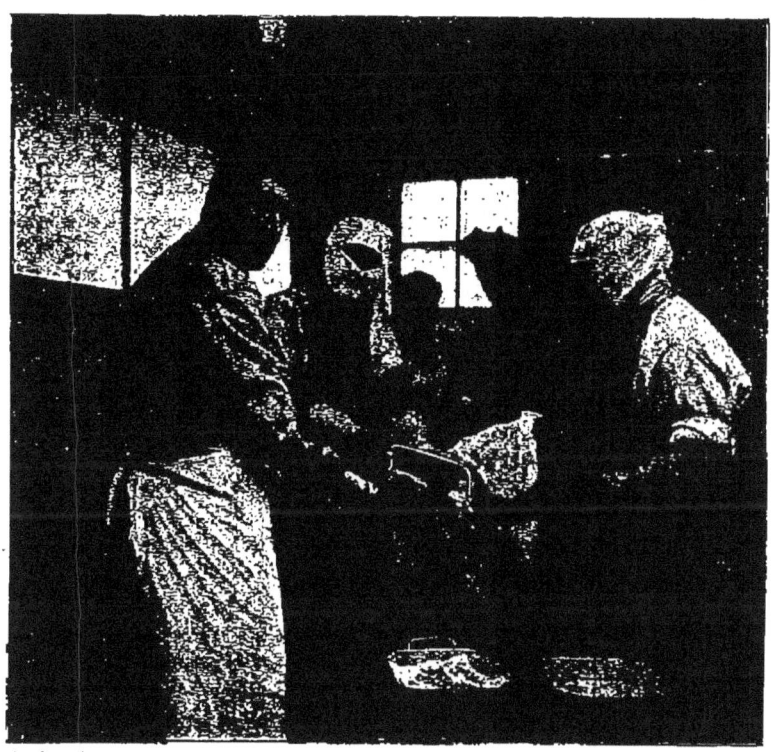

Fig. 183. — *Anesthésie du plexus brachial par voie sus-claviculaire.*

Amputation du bras, faite en Meuse à 6 kilomètres de la ligne de feu. La salle d'opérations a été construite par les infirmiers de l'ambulance. Opérateur : le Dr SOURDAT. Aide : le médecin-auxiliaire LOUET. L'opéré regarde l'objectif.

dans le voisinage immédiat en déplaçant légèrement l'aiguille. Il ne faut pas se laisser entraîner à injecter avant que les paresthésies se soient produites. Si on a obtenu des paresthésies incontestables, tant dans le médian que dans le radial, en une à trois minutes une paralysie complète motrice et sensitive sera établie dans

le bras ; souvent il faut attendre dix à quinze minutes.
Si au bout de ce temps la paralysie n'est pas encore
complète, il est bon d'injecter encore 5 à 10 centimètres
cubes de solution à 4 p. 100. Mais le succès est incertain.
Après l'injection, le garrot peut être appliqué sans que
le malade en souffre ; elle est souvent utile, parce que le
bras, après interruption du plexus brachial, est habituellement hyperémié, les vaso-moteurs, comme après
section des nerfs, étant paralysés. La paralysie motrice
atteint toujours le nerf circonflexe ; mais son territoire
sensitif cutané est seulement hypoesthésié, ou n'est pas
influencé ; d'autres nerfs encore, probablement des filets
sus-claviculaires, participent à l'innervation de cette
région. L'anesthésie dure de une heure et demie à
trois heures.

ANESTHÉSIE DU PLEXUS BRACHIAL. VOIE SOUS-CLAVICULAIRE
(Louis BAZY). — Il faut établir pour les nerfs des « lignes
d'anesthésie » comme on a établi pour les artères des
« lignes de ligature ».

Le plexus brachial affecte la forme d'un éventail dont
l'axe est constitué par la VIIe paire cervicale. L'origine
de cette racine se fait immédiatement au-dessous du
tubercule antérieur de l'apophyse transverse de la
sixième vertèbre cervicale (tubercule de Chassaignac).
Il se trouve au même niveau que le bord inférieur du
cartilage cricoïde.

Le tubercule de Chassaignac est donc le premier
repère.

Après s'être groupées autour de la VIIe racine cervicale les autres branches du plexus brachial s'engagent
dans un défilé compris entre la clavicule et la première

côte, puis passent à l'aplomb de l'apophyse coracoïde.
Lorsque le bras est placé dans une abduction telle que
la tangente passant par le sommet de l'apophyse cora-

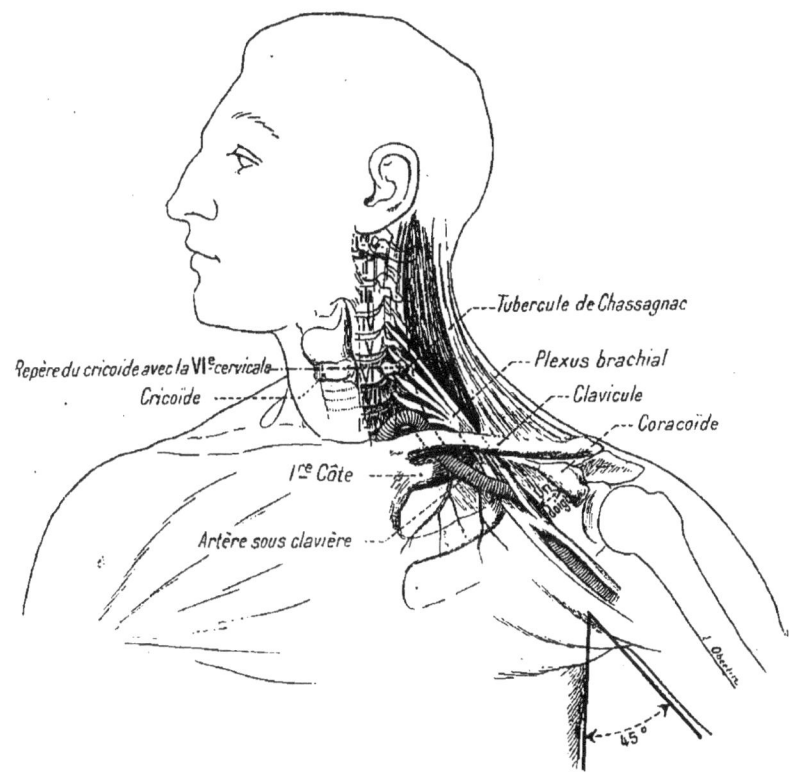

FIG. 184. — *Anesthésie du plexus brachial par voie sous-claviculaire.*

Remarquez que le cartilage cricoïde correspond à l'apophyse transverse de la 6ᵉ cervicale (tubercule de Chassaignac). Celui-ci peut être
repéré par le palper; c'est là que l'aide devra appuyer l'index-repère,
au moment de l'injection. A droite, on voit l'apophyse coracoïde; c'est
à un doigt en dedans que se trouve le plexus brachial, c'est là que
l'opérateur, immédiatement au-dessous de la clavicule, devra piquer
l'aiguille et la diriger dans le sens du tubercule de Chassaignac. On
remarquera que le bras étant écarté à 45°, l'artère axillaire s'éloigne
ainsi du plexus brachial, attirée par les deux branches thoraciques qui
sortent de son bord inférieur; l'artère repose sur la première côte.

coïde vient aboutir au tubercule de Chassaignac, cette
ligne indique exactement la direction du plexus brachial
qui est situé à un travers de doigt au-dessous d'elle. On

peut donc la considérer comme « la ligne d'anesthésie »
et l'apophyse coracoïde constitue le second repère. Notez
que, dans cette position du bras, le bras décrit avec le

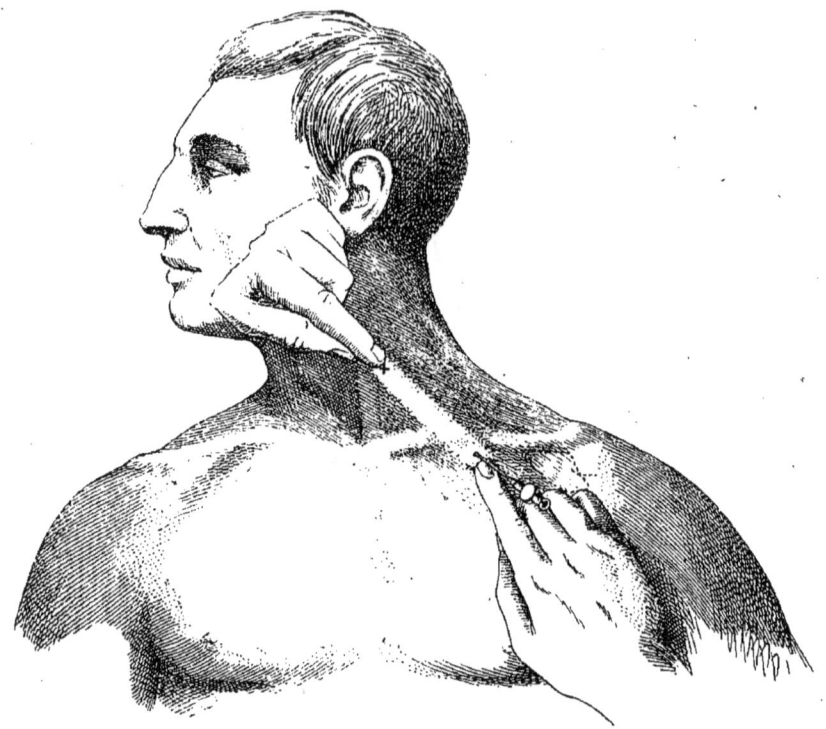

Fig. 185. — *Anesthésie du plexus brachial par voie sous-claviculaire.*
(Louis Bazy).

Les deux mains indiquent « la ligne d'anesthésie ». Le doigt d'un
aide appuie sur le tubercule de Chassaignac ; le doigt du chirurgien est
placé en dedans de l'apophyse coracoïde, qu'on voit en pointillé. Là,
en dedans du doigt, l'aiguille pique immédiatement au-dessous de la
clavicule et se dirige dans le plexus brachial ; il sera bon de pousser
l'injection en haut, à droite, à gauche et dans la profondeur pour être
sûr de baigner les branches du plexus brachial.

tronc un angle égal à la moitié de l'angle droit; l'artère
axillaire, retenue au bras par sa branche acromio-
thoracique s'éloigne du plexus brachial en décrivant une
courbe à concavité supérieure. On a donc peu de chances
de la léser.

TECHNIQUE DE L'INJECTION (Louis BAZY). — *Position de l'opéré*. — L'opéré est couché sur la table. Sa colonne vertébrale repose sur un coussin, de façon que ses épaules soient en porte à faux, comme pour la ligature de la sous-clavière ou de l'axillaire sous la clavicule. Le bras est pendant et en abduction moyenne ; la coracoïde fait une saillie plus appréciable et le plexus devient plus superficiel.

Position de l'opérateur. — L'opérateur se place du côté à opérer entre le bras et le tronc. Il repère le sommet de la coracoïde et immédiatement en dedans d'elle, de l'index de la main gauche, il déprime les parties molles, comme s'il voulait rendre plus apparente encore la saillie de la coracoïde.

Position de l'aide. — Pendant ce temps l'aide repère le tubercule de Chassaignac sur lequel lui aussi il pose son index. Le bras étant placé en moyenne abduction, l'index de l'opérateur et celui de l'aide se font face et l'espace qui les sépare marque le trajet du plexus.

Marquer la ligne d'anesthésie sur la peau avec la solution NS faible.

Injection du plexus brachial. — Sur la bande d'infiltration piquer avec l'aiguille de 9 centimètres, presque immédiatement au-dessous de la clavicule ; diriger l'aiguille de façon à ce qu'elle rase le bord postérieur de l'os. Lorsque l'aiguille a légèrement dépassé le niveau de la face supérieure de la clavicule, injecter 10 centimètres cubes de NS à 2 p. 100. A ce moment, fléchir le bras comme si on voulait le placer sur la poitrine. Ce faisant on relâche le plexus brachial et on le porte au-devant de l'aiguille.

ANESTHÉSIE DE LA MAIN. — La technique de l'anesthésie d'un doigt par injection en bague, sous la peau de
la première phalange, est bien décrite par RECLUS et trop

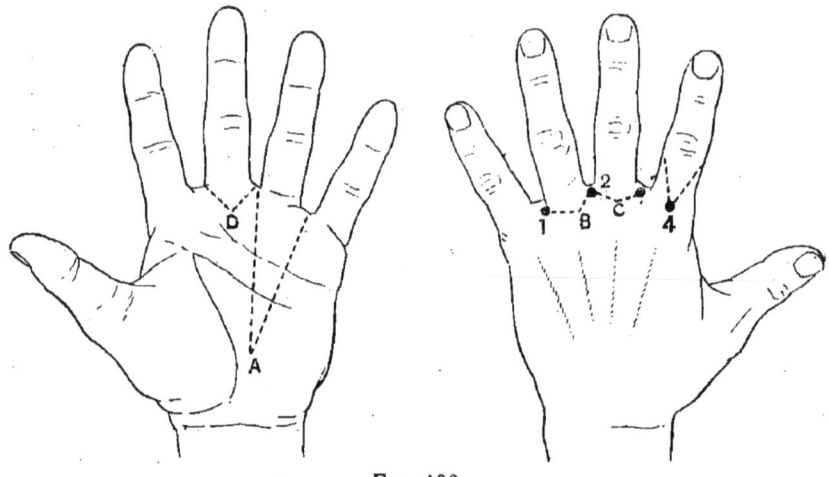

FIG. 186.

connue pour que nous nous y attardions. Mais on peut
anesthésier avec le doigt des parties adjacentes du métacarpe.

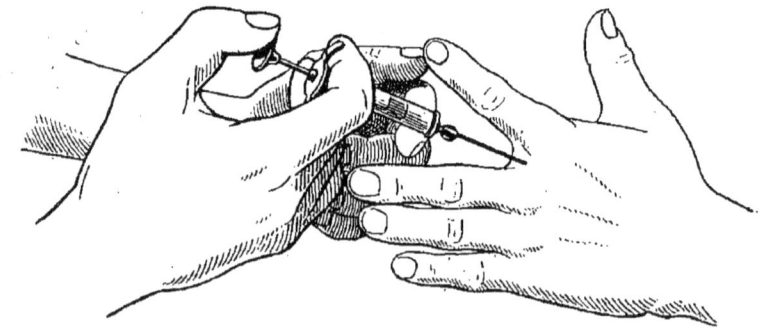

FIG. 187. — *Façon de tenir la seringue pour infiltrer la paume par
une piqûre faite dans l'espace inter-digital.*

ANESTHÉSIE D'UN DOIGT AVEC LA PARTIE ADJACENTE DU
MÉTACARPIEN (fig. 186). — Faites deux « boutons » sur
la face dorsale des espaces interdigitaux correspondant
aux bords interne et externe ; injectez sous la peau

largement la solution à 1/2 p. 100 ou 1 p. 100 dans la
dircction des points A, D dans la paume, B ou C sur le
dos de la main. La figure 187 explique le trajet de l'aiguille pour l'injection dans la paume par un espace
interdigital. Jamais il ne faut faire de piqûre dans la
paume, la peau y est trop dure et trop sensible. On ne
commencera l'opération que quand l'anesthésie aura
gagné la pointe du doigt.

DÉSARTICULATION DU DOIGT DU MILIEU. — OPÉRATION SUR
LE TROISIÈME MÉTACARPIEN. — Faire quatre « boutons »

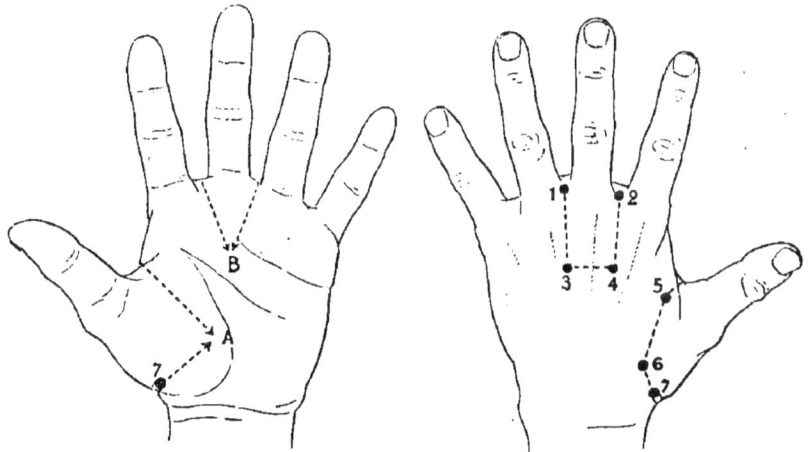

Fig. 188. — *Anesthésie du médius avec la tête de son métacarpien.
Anesthésie du pouce avec son métacarpien.*

(fig. 188), deux dans les espaces interdigitaux, deux sur
le dos de la main, à droite et à gauche du métacarpien,
au-dessus de l'espace interosseux ; on commence par
les injections aux points 3 et 4. La figure 189 montre la
coupe transversale du métacarpe et le trajet de l'aiguille.
Le bout de l'index gauche étant placé dans la paume du
malade, on pique l'aiguille en 3 et 4, en injectant perpendiculairement à travers l'espace interosseux jusqu'à ce

qu'on perçoive la pointe sous la peau de la paume en B
(fig. 189 et 190). Pour chacune des deux injections, il
faut 5 centimètres cubes de solution à 1/2 p. 100. Vient
ensuite l'infiltration sous-cutanée, depuis les points 1 et 2
et dans la paume vers le point B, sur le dos de la main

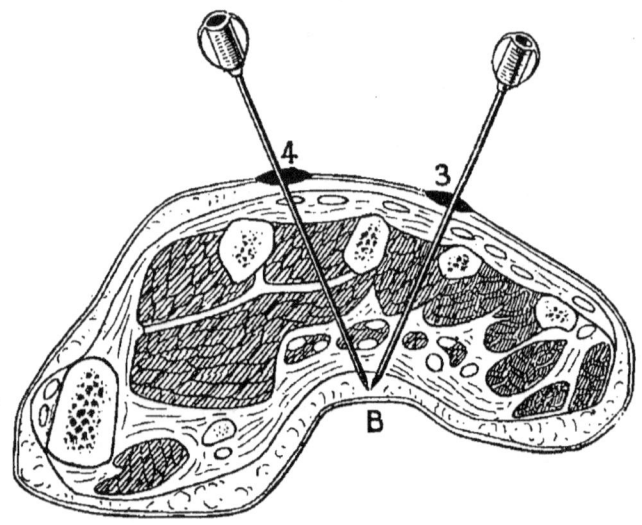

Fɪɢ. 189. — *Infiltration de toute l'épaisseur de la paume de la main par
deux piqûres faites sur la face dorsale.*

vers 3 et 4. Enfin, les points 3 et 4 sont reliés par une
injection sous-cutanée. Il faut en tout 30 à 40 centimètres
cubes de solution à 1/2 p. 100.

Dᴇ́sᴀʀᴛɪᴄᴜʟᴀᴛɪᴏɴ ᴅᴜ ᴘᴏᴜᴄᴇ ᴀᴠᴇᴄ ʟᴇ ᴘʀᴇᴍɪᴇʀ ᴍᴇ́ᴛᴀᴄᴀʀᴘɪᴇɴ
(fig. 188). — On commence par injecter l'espace interosseux en partant du point 6, en conduisant l'aiguille
jusque sous la peau de la paume au point A. Ici, à cause
de l'épaisseur des parties molles, il faut 10 centimètres
cubes à 1/2 p. 100. Vient ensuite l'injection sous-cutanée,
des points 5 et 7 vers la paume en A, sur le dos de la
main en 6. Employer environ 50 centimètres cubes de

solution à 1/2 p. 100. On peut ainsi insensibiliser l'éminence thénar sans piquer la peau très sensible de la
paume. Le procédé peut servir pour le cinquième doigt
et son métacarpien.

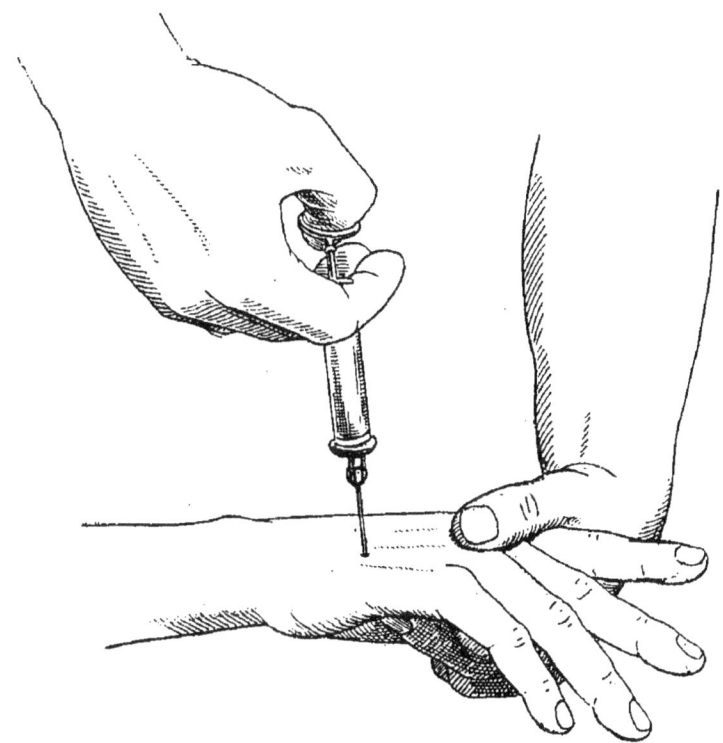

Fig. 190. — *Infiltration de toute l'épaisseur de la paume de la main
par deux piqûres faites sur la face dorsale.*

ANESTHÉSIE DE PLUSIEURS DOIGTS AVEC LEURS MÉTACARPIENS
(fig. 192 et 193). — Des piqûres en 1, 2, 3 servent pour
anesthésier les deuxième et troisième doigts. Du point 2,
il faut pousser l'injection dans l'espace interosseux contre
le point A, des points 1 et 3 dans la paume vers le
point A. Sur le dos de la main, il faut infiltrer sous la
peau vers le point 2. Des piqûres en 4, 5, 6 servent de
même pour anesthésier les troisième et quatrième doigts ;

des parties du métacarpe peuvent à volonté être circonscrites dans le territoire anesthésié, selon que les points

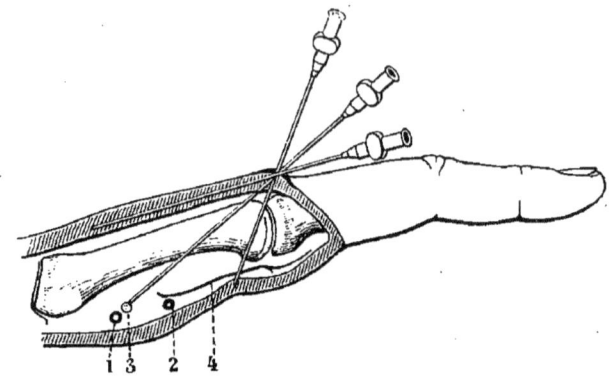

Fig. 191. — *Coupe longitudinale d'un espace interosseux.*
Montrant les diverses directions que l'on doit donner à l'aiguille pour anesthésier un doigt et son métacarpien.
1, arcade palmaire profonde. — 2, arcade palmaire superficielle. — 3, nerf cubital. — 4, filet du médian.

d'entrée 2 ou 6 sont placés plus près des doigts ou du poignet. Solution : 50 centimètres cubes à 1/2 p. 100.

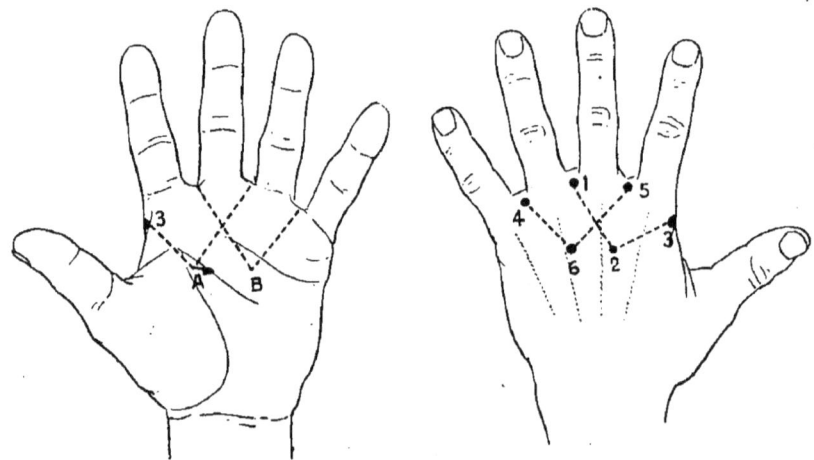

Fig. 192. — *Anesthésie de deux doigts avec la tête de leur métacarpien.*

OPÉRATIONS SUR LES PARTIES MOLLES DE LA PAUME (fig. 194, 195). — En suivant la technique de l'anes-

thésie des éminences thénar et hypothénar par circum-
injection déjà décrite pour la désarticulation du pouce,

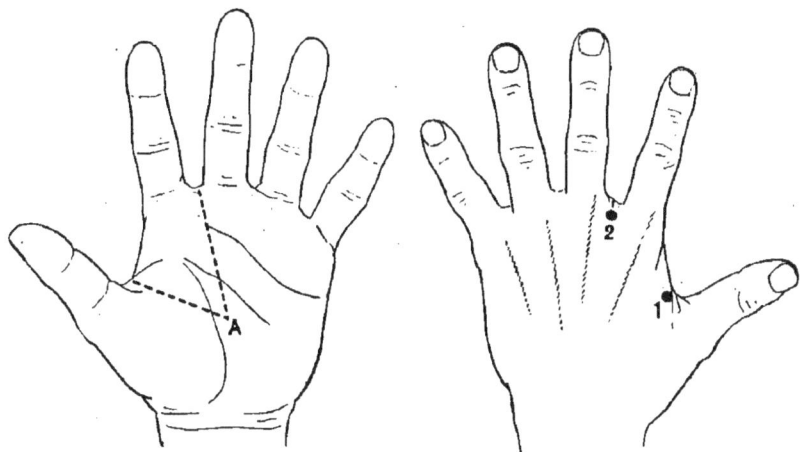

Fig. 193. — *Anesthésie d'un doigt avec la tête de son métacarpien.*
Par les « boutons » 1, 2, 4, piquer suivant les lignes pointillées et circonscrire la région à opérer.

chaque partie de la paume peut être anesthésiée ; mais
toujours les piqûres doivent être faites sur les bords de

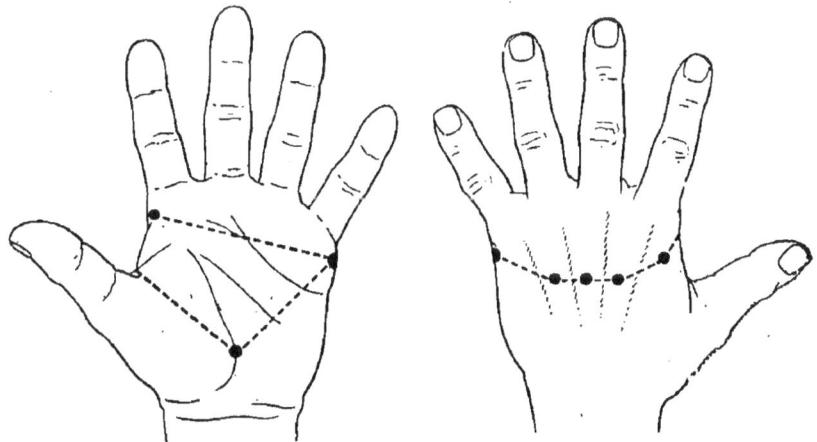

Fig. 194. — *Anesthésie d'une portion de la paume de la main.*

la main et sur la face dorsale des espaces interosseux.
Soit par exemple l'anesthésie de la paume, au-dessus

de l'index (fig. 193). Les « boutons » seront faits en
1 et 2 ; par ces deux points, on injectera largement vers
le point A dans la paume 30 à 40 centimètres cubes de
solution à 1/2 p. 100. Pour les phlegmons de la main,
il ne faut pas faire d'injections à proximité de la partie
malade, mais recourir à l'anesthésie du plexus.

PARTIES MOLLES DU DOS DE LA MAIN : *Plaie, ablation de
ganglions, hygromas et tumeurs.* — On entoure le champ

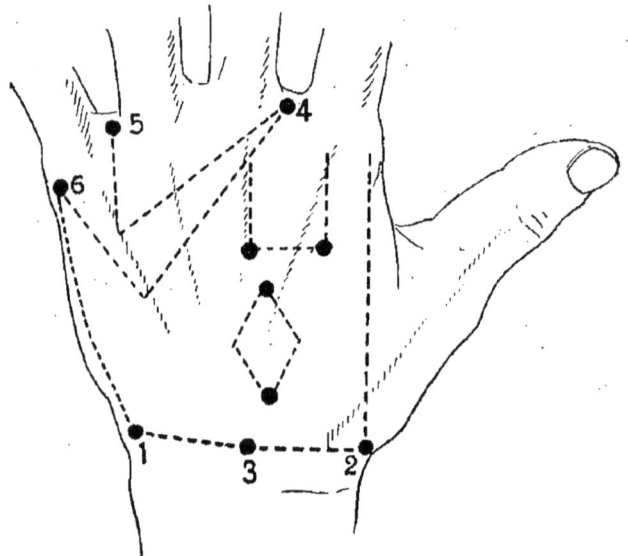

Fig. 195. — *Séries de tracés d'infiltration pour petites opérations sur
le dos de la main.*

opératoire de solution à 1/2 p. 100. La figure 195 montre
les injections répondant à une série d'éventualités. Il
n'est besoin que d'entourer trois côtés du champ opératoire en forme de fourche ou d'U, puisque l'innervation
descend ici exclusivement du bras. L'anesthésie gagne
la périphérie par l'injection de trois côtés et dépasse
souvent en bas le champ opératoire ; en poussant l'injec-

tion d'abord sous les tendons, puis sous la peau, l'anesthésie atteint les parties sous-aponévrotiques.

Anesthésie du nerf cubital au coude. — Le nerf cubital est habituellement perceptible au-dessus de l'épitrochlée, où on le fait rouler sous le doigt. On le fixe avec

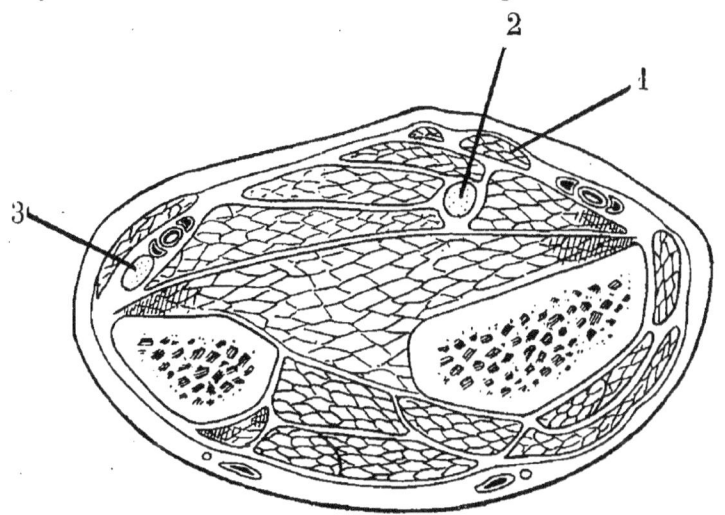

Fig. 196. — *Coupe de l'avant-bras, au-dessus du poignet.*
1, grand palmaire. — 2, nerf médian. — 3, nerf cubital.

le pouce et l'index de la main gauche et on pique l'aiguille contre lui à travers le tissu sous-cutané et l'aponévrose. Au moment où la pointe touche le nerf et y pénètre, le malade ressent les mêmes fourmillements que quand on comprime le nerf, et les accuse. On injecte alors la solution anesthésiante. Remarquer que chez pas mal de sujets le tronc du cubital, le bras fléchi, n'est pas *derrière*, mais *devant* l'épitrochlée et ne passe derrière que dans l'extension de l'avant-bras. L'anesthésie, qui succède généralement très vite à l'injection, s'étend au cinquième doigt, à l'éminence hypothénar, au bord cubital de la main et au cinquième métacarpien. Pour la désarticulation du cinquième doigt et autres opérations dans cette région, il n'y a pas de procédé plus simple.

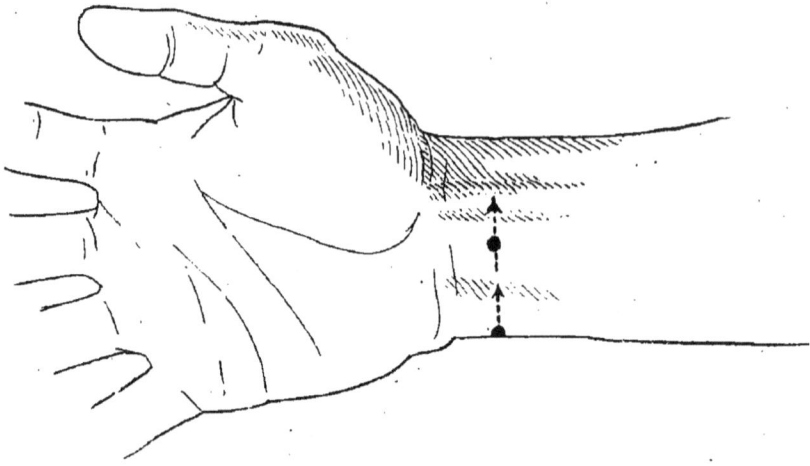

Fig. 197. — *Points où il faut piquer pour atteindre le médian et le cubital au-dessus du poignet.*
Piquer et injecter dans le sens des flèches.

ANESTHÉSIE DE LA MAIN TOUT ENTIÈRE. — La main reçoit de l'avant-bras les nerfs cubital, médian et interosseux, tous les trois sous-aponévrotiques, et les terminaisons du nerf radial, sous-cutanées. La figure 196 montre une coupe perpendiculaire de l'avant-bras au-dessus du poignet, indiquant la direction dans laquelle il faut enfoncer l'aiguille vers le médian et le cubital. Pour atteindre le médian, à cette hauteur, faites un « bouton » au côté cubital du tendon du grand palmaire, et piquez l'aiguille à travers l'aponévrose sous ce tendon. Cherchez alors à toucher le nerf avec la pointe. Le malade accusera les éclairs qui se produisent. A ce moment, injectez 5 centimètres cubes de solution à 2 p. 100. Injectez ensuite 5 centimètres cubes de cette même solution au côté cubital de l'avant-bras, au-dessus du pisiforme, sous le tendon du cubital antérieur (fig. 198). Enfin, infiltrez par deux ou trois autres piqûres en bracelet autour de l'avant-bras, sous la peau, puis, sur la face dorsale, sous l'aponévrose entre les tendons jusqu'au ligament

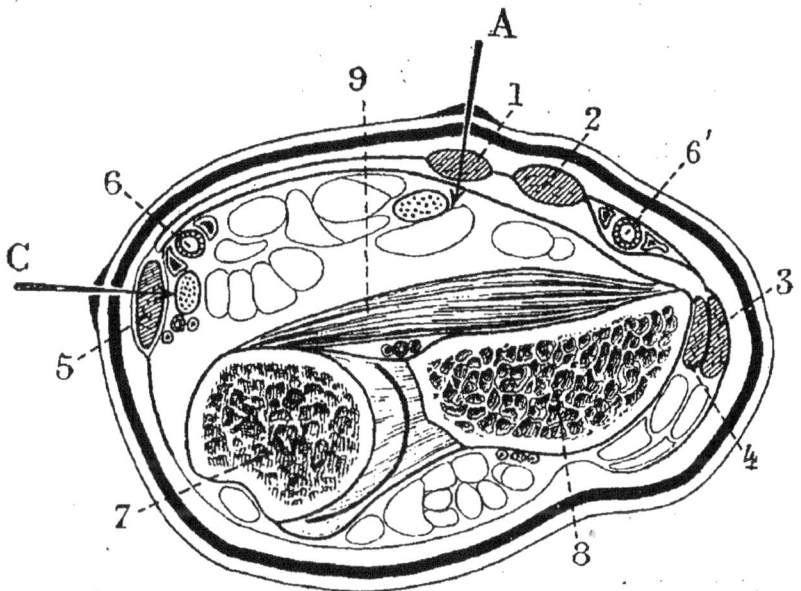

Fɪɢ. 198. — *Anesthésie de la main.*

(Coupe transversale du poignet au niveau de l'articulation radio-car-pienne inférieure.) On remarque le bracelet d'infiltration sous-cutanée figuré par un trait noir épais.
Les filets représentent les injections profondes destinées :
A, au nerf médian. — C, au nerf cubital.
1, tendon du petit palmaire. —2, tendon du grand palmaire. —3, ten-don du long abducteur du pouce. — 4, long supinateur. — 5, cubital antérieur. — 6, artère cubitale. — 6', artère radiale. — 7, cubitus. — 8, radius. — 9, carré pronateur.

interosseux, 50 à 60 centimètres cubes de solution à 1/2 p. 100. L'anesthésie qui s'établit alors dans toute la main est en général complète en dix à quinze minutes. Ce procédé est plus simple que l'anesthésie intravei-neuse.

Oᴘᴇ́ʀᴀᴛɪᴏɴs sᴜʀ ʟ'ᴀᴠᴀɴᴛ-ʙʀᴀs. — La peau et le tissu

sous-cutané de l'avant-bras jusqu'au tiers inférieur sont
exclusivement desservis par de longs nerfs sous-cutanés
qui émergent de l'aponévrose au-dessus du coude ; aussi
l'infiltration d'une bande transversale de tissu sous-
cutané à l'avant-bras donne-t-elle une anesthésie qui
s'étend plus ou moins loin au-dessous de l'injection, et
quand on infiltre un cercle de tissu sous-cutané au-
dessus ou au-dessous du coude, l'anesthésie s'étend de

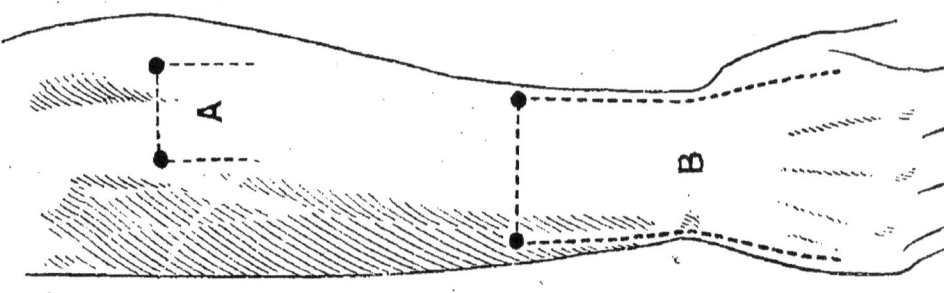

Fig. 199. — *Anesthésie de la face dorsale de l'avant-bras et de la main.*

tous côtés jusqu'au tiers inférieur de l'avant-bras. Pour
les opérations sur la peau des deux tiers supérieurs de
l'avant-bras, circonscrire en U à concavité inférieure,
avec la solution à 1/2 p. 100, le champ opératoire
(fig. 199). L'innervation unilatérale de cette région rend
inutile l'injection musculaire, si l'opération est unilatérale. Au tiers inférieur, à cause des nerfs qui émergent
de la profondeur, l'injection doit être aussi sous-apoé-
vrotique. On anesthésie de grandes surfaces de la face
dorsale du tiers inférieur de l'avant-bras de la façon
suivante : Deux piqûres sont faites sur les bords de
l'avant-bras indiqués par les crêtes osseuses du cubitus et du radius. On infiltre avec la longue aiguille les
parties molles de la face dorsale, d'abord les muscles,
puis le tissu sous-cutané transversalement avec 40 ou

50 centimètres cubes de solution à 1/2 p. 100. Des deux piqûres partent en outre des bandes d'infiltration sous-

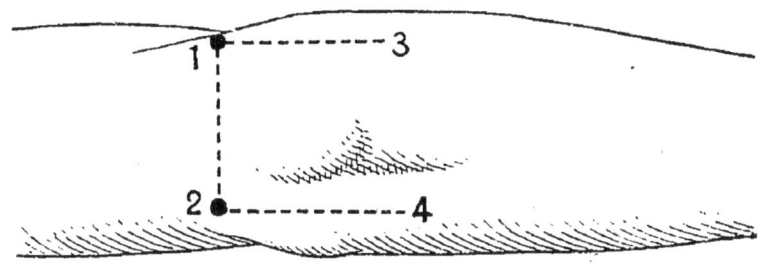

FIG. 200. — *Anesthésie de la région du coude.*

cutanée descendant jusqu'au poignet et, s'il est nécessaire, jusqu'aux doigts. Le procédé sert à traiter des plaies compliquées des parties molles, à extirper les

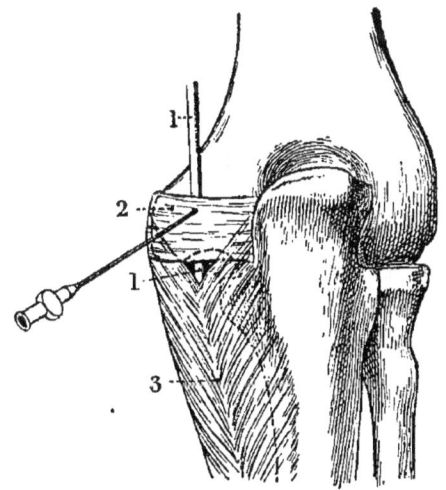

FIG. 201. — *Anesthésie du nerf cubital.*
Le tronc est infiltré dans la gouttière épitrochléo-olécranienne.
1, nerf cubital. — 2, arcade fibreuse épitrochléo-olécranienne. — 3, muscle cubital antérieur.

tumeurs, hygromas, tuberculose des gaines tendineuses. Le procédé correspondant sur la moitié inférieure de la face antérieure de l'avant-bras diffère un peu à cause des nerfs médian et cubital. On fait les deux piqûres aux côtés de l'avant-bras et on les relie en infiltrant transversalement au ras des os et du ligament interosseux d'abord, puis dans le tissu sous-cutané. Inutile d'infiltrer

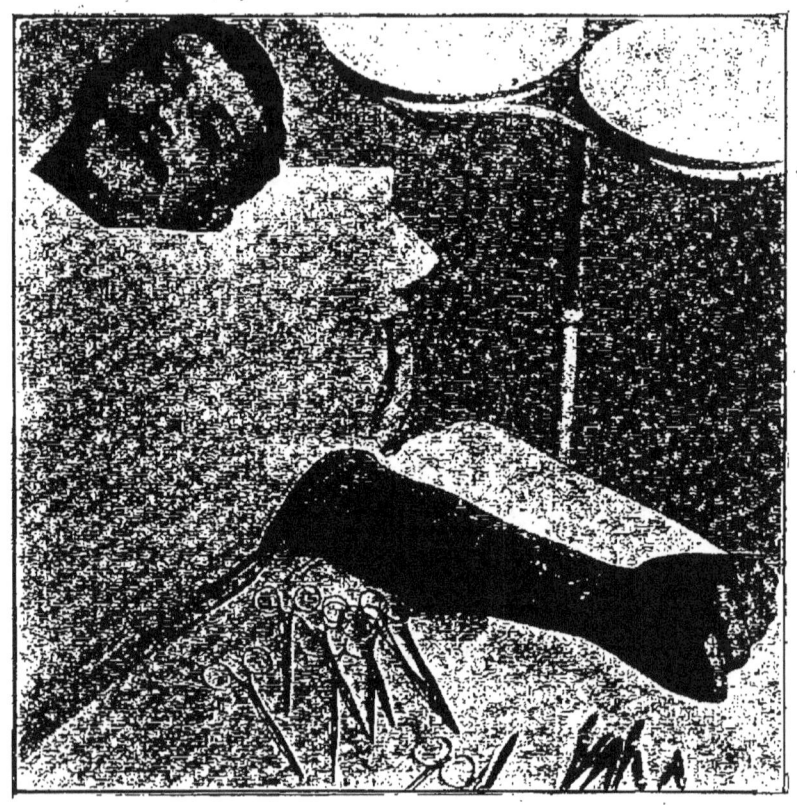

Fig. 202. — *Anesthésie du nerf cubital, au niveau du coude.*
L'anesthésie a été faite au moyen d'une injection de NS forte (dans l'espace épitrochléo-olécranien), et d'un bracelet d'anesthésie sous-cutanée, au pli du coude. La suture du nerf cubital est terminée (blessé de l'hôpital de la Pitié). La dissection du nerf cubital s'est faite sans que le malade éprouve la moindre sensation douloureuse. La plaie a été suturée au crin de Florence.

à part les muscles ; c'est presque impossible, et cela ne donne pas l'interruption du médian et du cubital. Si le champ opératoire est dans le domaine du cubital, il vaut bien mieux injecter celui-ci au coude. S'il est dans le domaine du médian il faut chercher ce dernier, dès qu'on arrive à proximité de lui, à l'extrémité supérieure de l'incision et l'infiltrer directement. Ceux qui ont en main l'anesthésie du plexus la préféreront, notam-

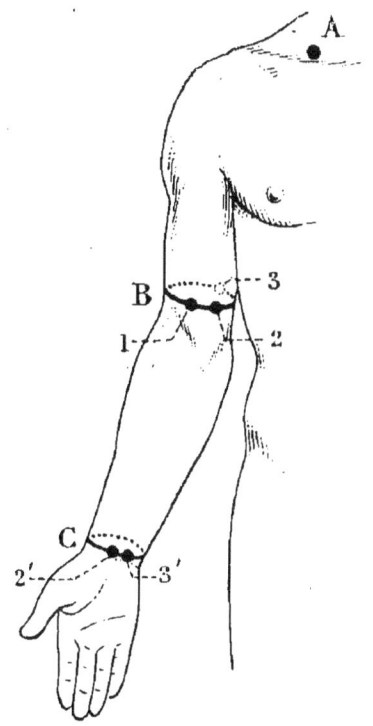

Fig. 203. — *Anesthésie du membre supérieur.*

A, anesthésie tronculaire du plexus brachial, produisant l'anesthésie de tout le membre supérieur. — B, anesthésie de l'avant-bras et de la main. — C, anesthésie de la main seulement. Les points 1, 2, 3, 2', 3' sont les boutons par lesquels l'aiguille fait le bracelet sous-cutané. Par eux aussi pénètre l'aiguille destinée à infiltrer profondément les troncs nerveux. 1, correspond à la *branche antérieure du radial.* — 2 et 2' correspondent au *médian.* — 3 et 3' correspondent au *cubital.*

ment pour les phlegmons, opérations sur les os, amputations, interventions sur la moitié supérieure de l'avant-bras.

Opérations sur le coude. — Une infiltration sous-

cutanée en U à concavité inférieure avec 40 centimètres
cubes de solution à 1/2 p. 100 à la face dorsale du
coude, par deux piqûres (fig. 200), permet d'enlever la
bourse olécranienne. Pour suturer l'olécrâne fracturé,

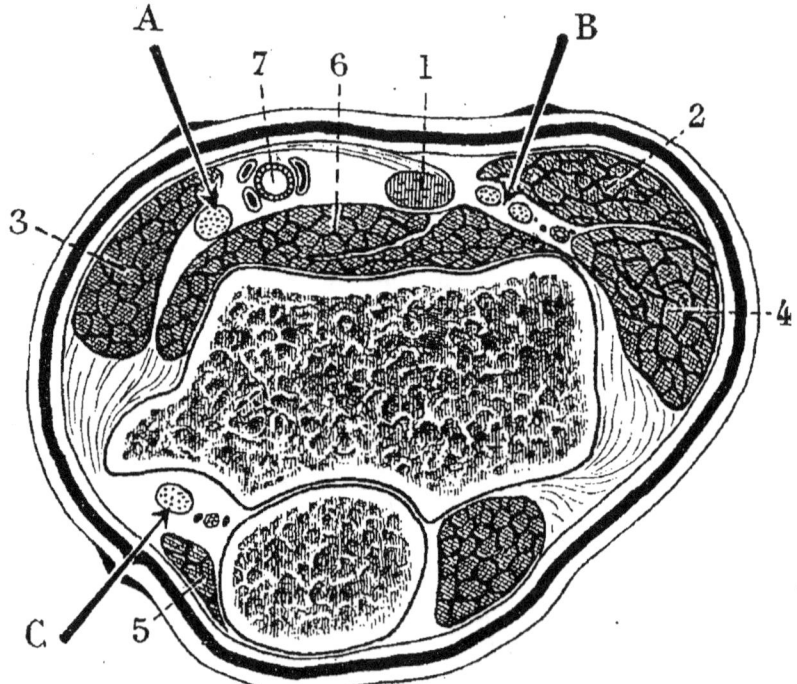

Fig. 204. — *Anesthésie de l'avant-bras et de la main.* (Coupe transversale du coude.)
On remarque le bracelet d'infiltration sous-cutanée, figuré par un trait
noir épais.
A, injection profonde destinée au *nerf médian.* — B, injection profonde pour le *nerf radial.* — C, injection profonde pour le *nerf cubital.*
1, tendon du biceps. — 2, long supinateur. — 3, rond pronateur. —
4, premier radial. — 5, cubital antérieur. — 6, brachial antérieur. —
7, artère humérale.

il faut deux autres piqûres, 3 et 4. On commence par
injecter 20 centimètres cubes de solution à 1/2 p. 100
dans l'articulation, sous les condyles externe et interne.
On injecte 10 centimètres cubes de solution sous le
tendon du triceps, dans les muscles qui recouvrent en

dedans et en dehors l'olécrâne, et on termine par l'injection en U sous-cutanée. Pour une arthrotomie aseptique (ablation de corps étrangers), injectez 20 centi-

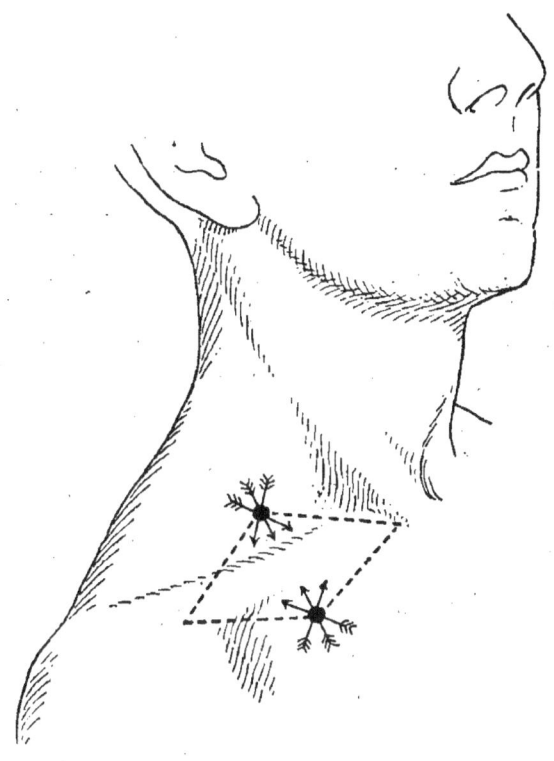

Fɪɢ. 205. — *Suture d'une fracture de la clavicule.*
Par deux piqûres, la clavicule est entourée de la solution anesthésiante
sur la longueur nécessaire.

mètres cubes de solution à 1/2 p. 100 dans l'article et infiltrez la capsule et le tissu sous-cutané sur la ligne d'incision. Les résections et désarticulations nécessitent l'anesthésie du plexus.

OPÉRATIONS SUR LE BRAS. — Les injections locales ne conviennent qu'aux actes opératoires superficiels.

Une simple injection sous-cutanée, à cause de l'émergence irrégulière et multiple des nerfs, ne suffit pas. Il faut toujours faire une injection pyramidale ou en gouttière du champ opératoire. Pour insensibiliser la peau de toute la surface du bras (prélèvement de greffes de Thierch), infiltrez en surface tout le tissu sous-cutané de solution à 1/2 p. 100, comme pour la cuisse. Pour les opérations compliquées sur les os, amputations, etc., injectez le plexus au-dessus de la clavicule (v. fig. 183).

Opérations sur l'épaule. — Les gros lipomes de l'épaule sont très faciles à enlever, en infiltrant tout autour de la tumeur par un nombre variable de piqûres ; la base de la tumeur est atteinte avec de longues aiguilles. Les piqûres sont reliées entre elles par des bandes d'infiltration sous-cutanée : solution à 1/2 p. 100. On peut en employer à volonté 200 à 250 centimètres cubes. Les opérations sur l'articulation de l'épaule sont parfaitement exécutables avec l'anesthésie du plexus. Pour les désarticulations de l'épaule, il faut infiltrer le plexus, puis le tissu sous-cutané à la racine du membre, jusqu'à l'acromion et à travers l'aisselle, de solution à 1/2 p. 100. Pour les petites opérations sur la clavicule, rabotage d'un cal exubérant, injecter (fig. 205) en gouttière par deux piqûres.

C. — Opérations sur les membres inférieurs

Il n'est pas aussi commode d'anesthésier le membre inférieur que le membre supérieur. Celui-là, en effet, reçoit ses nerfs de plusieurs troncs. D'autre part, la rachi-anesthésie rend de grands services pour le membre

inférieur, il en faut une dose peu élevée ; 4 ou 5 centi-
grammes de NS suffisent largement ; cependant dans
un grand nombre de cas, l'anesthésie régionale est tout
à fait indiquée et réussit admirablement.

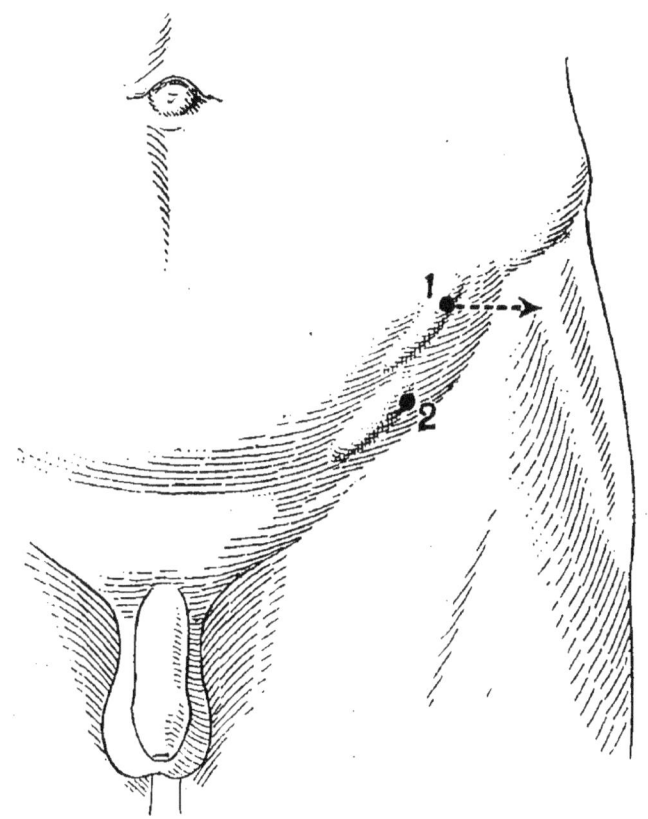

Fig. 206. — *Injection du nerf fémoro-cutané* (1) *et du nerf crural* (2).
1, point où il faut piquer pour atteindre le fémoro-cutané ; du point 1,
injecter dans le sens de la flèche, sous l'aponévrose et sous la peau. —
2, point où il faut piquer, perpendiculairement à la surface pour
atteindre le crural.

Exemples : toutes les opérations du pied : résection,
amputation, ténotomie, suture de la rotule, résection
de varices, opération des ganglions de l'aine ; toutes ces
opérations se font avec anesthésie absolue, simplement
par la méthode régionale ; l'amputation de jambe sur

un sujet pas trop gras réussit également très bien ;
mais nous préférons la rachi-anesthésie pour les grandes
opérations : résection du genou, résection de la hanche,
amputation de cuisse. Autrement dit, sur quatre opérations nous faisons une rachi-anesthésie et trois anesthésies locales.

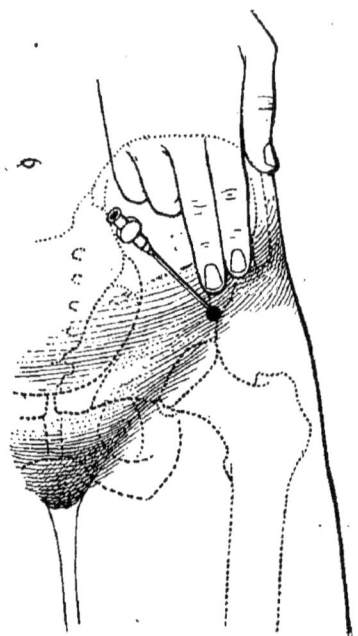

Fɪɢ. 207. — *Anesthésie du nerf fémoro-cutané.*
Le nerf est atteint à deux travers de doigt en dedans et au-dessous de
l'épine iliaque antéro-supérieure.

Le ғéмово-сuтаné émerge immédiatement en dedans
de l'épine iliaque A. S. sous l'arcade crurale ; il se porte
en dehors sous le fascia lata, perfore celui-ci et innerve
la peau. Il est accessible sous l'épine iliaque A. S. à
deux doigts en dedans et au-dessous de celle-ci (fig. 206
et 207).

La technique de son interruption est la suivante :
Faire un bouton dermique, et injecter le tissu cellulaire

sous-cutané suivant une bande transversale de 5 ou 6 centimètres, parallèle à l'arcade crurale ; puis injecter 5 centimètres cubes de la solution forte sous l'aponévrose, dans le même sens que l'infiltration sous-cutanée. Le milieu de l'infiltration correspondra à deux travers de doigt en dedans et au-dessous·de l'épine A. S.

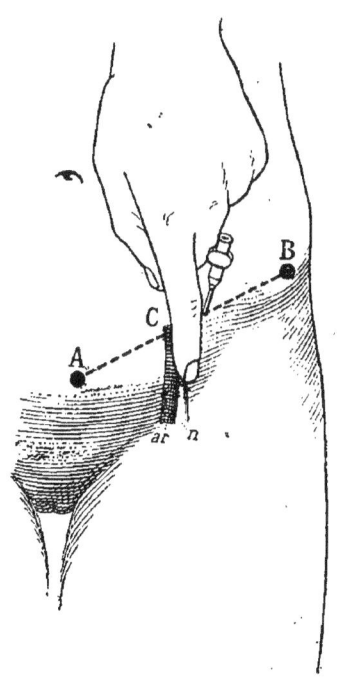

Fig. 208. — *Anesthésie du nerf crural.*

A, épine pubienne. — B, épine iliaque antéro-supérieure. — C, milieu de leur distance, — *ar*, artère fémorale. — *n*, nerf crural.
Le doigt repère l'artère fémorale. L'aiguille est enfoncée à un travers de doigt en dehors d'elle et atteint le nerf crural.

Le NERF CRURAL est situé immédiatement en dehors de l'artère fémorale, il est recouvert par une bande fibreuse (bandelette ilio-pectinée) ; rechercher les battements de l'artère fémorale, avec la main gauche, refouler celle-ci en dedans et piquer immédiatement en dehors de l'artère, exactement au-dessous de l'arcade crurale ; l'ai-

guille rencontre une bandelette fibreuse, sent de la
résistance : c'est le fascia; elle le traverse et immédiatement, elle injecte 5 centimètres cubes de la solution
forte tout en continuant à s'enfoncer encore de 1 centimètre. Il est bon que le malade présente quelques
secousses dans les muscles de la cuisse, secousses qui
prouvent que le nerf crural a été piqué; s'il en est ainsi
d'ailleurs, le muscle quadriceps est immédiatement
paralysé. L'infiltration de ces deux nerfs donne sur la
cuisse une large zone d'anesthésie, qui permet de prélever des lambeaux cutanés pour les greffes épidermiques.

Autant ces deux nerfs précédents sont faciles à
atteindre, autant l'infiltration du GRAND SCIATIQUE est
chose difficile et incertaine; on peut toutefois y réussir
de la façon suivante : Rappelez-vous que le nerf est
situé dans la fesse au milieu d'une ligne allant de
l'ischion au grand trochanter. Faites deux piqûres profondes, l'une à 2 centimètres en dehors de la tubérosité
de l'ischion, et l'autre à 3 centimètres en dedans du
grand trochanter; ou bien enfoncez l'aiguille en un seul
point qui sera à l'intersection d'une ligne horizontale
passant par le sommet du grand trochanter, et d'une
verticale passant par le bord externe de l'ischion. Il est
indispensable que le malade éprouve une sensation douloureuse dans les orteils; dès que cette douleur se sera
produite, injectez 10 centimètres cubes de la solution
forte.

BABITZKI procède ainsi : Il introduit un doigt dans le
rectum, il reconnaît le bord inférieur de là grande échancrure sciatique, et il refoule le contenu de cette dernière, c'est-à-dire le nerf, vers l'extérieur, tandis que

la main droite enfonce l'aiguille au-devant du nerf.

Le NERF PETIT SCIATIQUE passe au-dessous du pli fessier, juste au milieu de la face postérieure de la cuisse, immédiatement sous l'aponévrose, il est donc assez facilement accessible.

Le NERF OBTURATEUR est profondément situé, pour l'atteindre sûrement il est nécessaire d'infiltrer toute la face interne de la cuisse, au niveau de sa racine, sur une épaisseur de 3 ou 4 centimètres. Quand on interviendra sur la racine de la cuisse, il ne suffira pas d'insensibiliser les troncs nerveux du membre inférieur, il faudra encore interrompre les rameaux du génito-crural, des abdomino-génitaux, en infiltrant la peau qui entoure la racine du membre.

ANESTHÉSIE DES ORTEILS. — La technique est la même que pour les doigts (fig. 209, 210, 211). Pour le gros

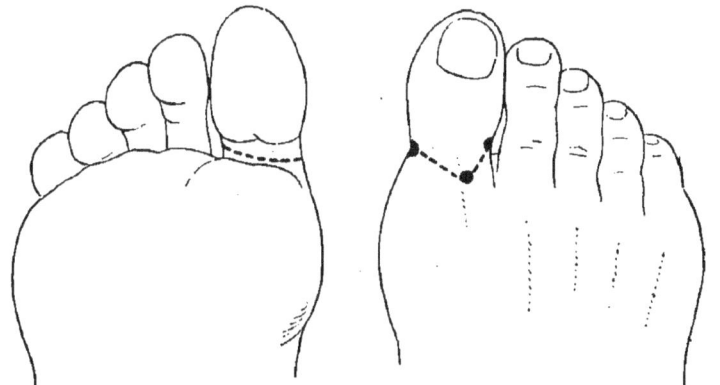

Fɪɢ 209. — *Anesthésie d'un orteil par trois piqûres dorsales.*

orteil, faites trois piqûres, deux sur les faces latérales et une au milieu de la face dorsale ; tracez une injection en bague *sous-cutanée* à la racine du doigt, injectez 4 à 5 centimètres cubes de la solution forte. Pour les autres

orteils les injections sont faites dans les espaces interdigitaux (fig. 211).

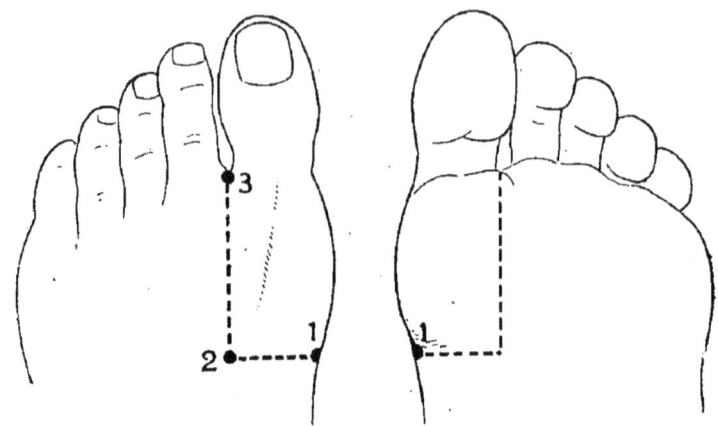

FIG. 210. — *Anesthésie du gros orteil avec la tête de son métatarsien.*

Gros orteil (ongle incarné, amputation, oignon). —
Pour la désarticulation de l'orteil, ou la résection de la

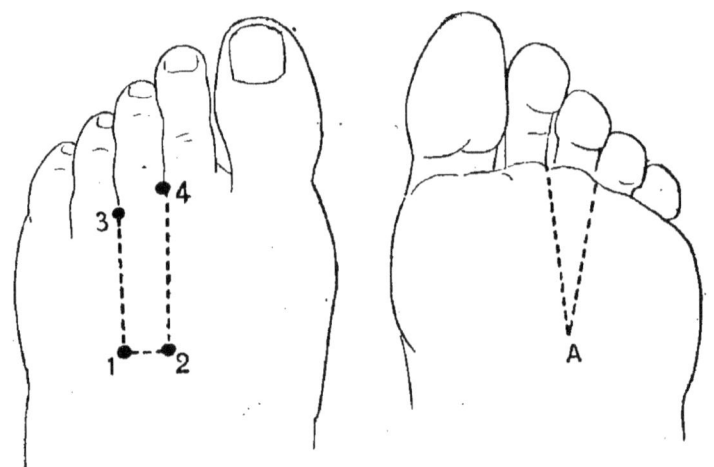

FIG. 211. — *Anesthésie d'un orteil au milieu avec la tête de son métatarsien.*

tête du métatarsien (Hallux valgus) faites trois « boutons » : Un sur le bord interne du pied, un dorsal, au-
dessus du premier espace interosseux, et un troisième

dans le premier espace interdigital; injectez dans l'espace interosseux comme pour la main. Enfoncez l'aiguille dans cet espace jusqu'à ce que la pointe touche la partie profonde de la peau de la plante, puis infiltrez sous la peau, de 1 à 3, suivant la ligne pointillée (fig. 210) 50 grammes de la solution faible.

Troisième orteil. — Opération sur le métatarsien (fig. 211). Faites 4 « boutons » comme pour les opérations de la main ; deux sur la face dorsale des espaces interdigitaux, deux sur le dos du pied au-dessus du deuxième et du troisième espace interosseux. Par 1 et 2, injectez dans l'espace interosseux jusqu'à ce qu'on perçoive la pointe sous la peau de la plante vers 2, sous la peau de la face dorsale vers 1 et 2, 50 grammes de la solution faible.

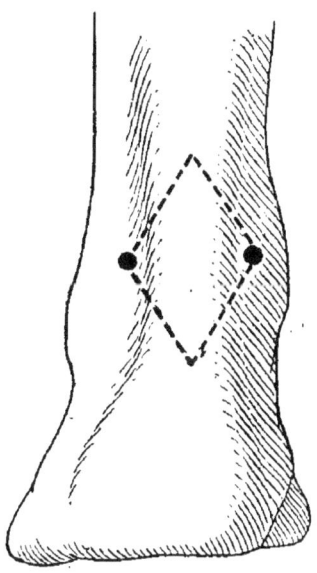

Fig. 212. — *Ténotomie du tendon d'Achille.*

TÉNOTOMIE D'ACHILLE (fig. 212). — Faites un « bouton » de chaque côté ; faites un losange sous-cutané comme le pointillé de la figure, puis infiltrez sous le tendon même.

ANESTHÉSIE DU PIED ENTIER. — Le pied reçoit 5 troncs : Tibial antérieur et postérieur, saphène interne et externe,

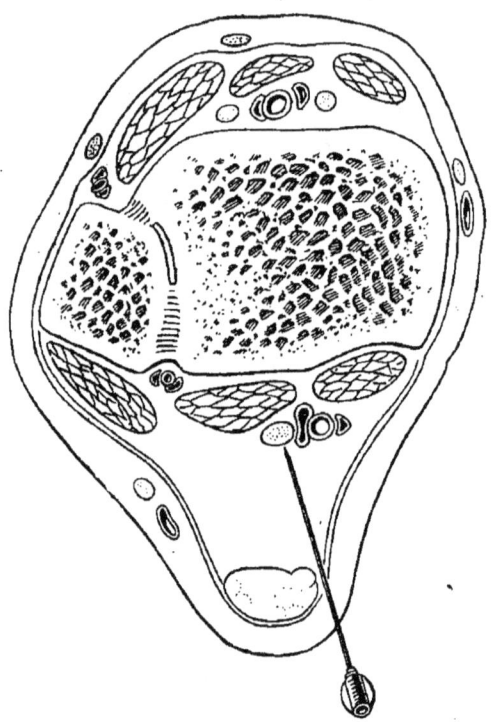

FIG. 213. — *Coupe de la jambe au-dessus des malléoles montrant les nerfs qu'il faut infiltrer pour anesthésier le pied tout entier.*

Il faut une injection profonde pour le tibial postérieur et le tibial antérieur, et un bracelet sous-cutané pour les autres nerfs, saphène, externe et interne, et musculo-cutané.

musculo-cutané (fig. 213). Le tibial postérieur est injecté au point où la malléole interne est le plus épaisse, c'est-à-dire à 1 centimètre du tendon d'Achille (voir fig. 213 la direction de l'aiguille). L'aiguille est piquée d'arrière en avant jusqu'au contact de la face postérieure du tibia, il faut tâtonner pour provoquer un éclair douloureux, puis injecter 5 grammes de la solution forte ; faire les autres boutons à la même hauteur autour de la jambe ; infiltrer un bracelet sous-cutané (50 à 75 grammes de

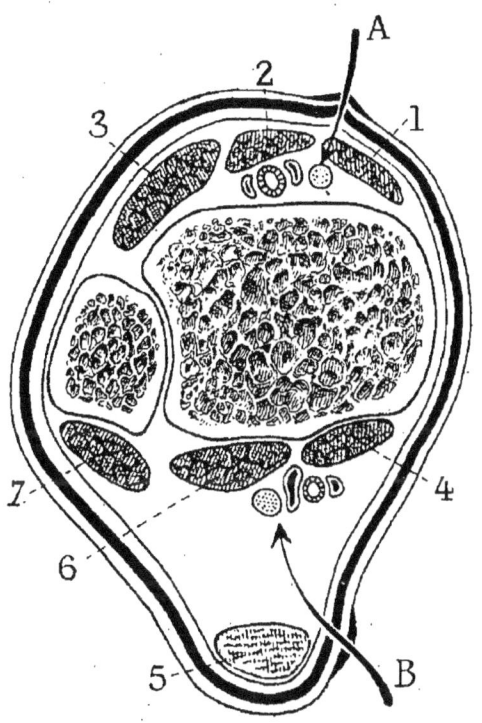

Fɪɢ. 214. — *Anesthésie du pied tout entier.* (Coupe horizontale de la jambe au-dessus des malléoles.)

1, jambier antérieur. — 2, extenseur propre du gros orteil. — 3, extenseur commun des orteils. — 4, jambier postérieur. — 5, tendon d'Achille. — 6, fléchisseur du gros orteil. — 7, péroniers latéraux. La bande noire représente un bracelet d'infiltration sous-cutanée.—A, injection profonde destinée au nerf tibial antérieur. — B, injection profonde destinée au nerf tibial postérieur.

solution faible) et infiltrer de la solution forte au niveau du tibial antérieur, sur le trajet indiqué pour la ligature de l'artère tibiale antérieure. L'anesthésie présente permet de faire des résections et des amputations chez l'enfant et l'adulte (v. fig. 214).

Opérations sur le genou. — Pour un hygroma prérotulien, faire quatre « boutons » dermiques (fig. 215), puis infiltrer le tissu cellulaire sous-cutané dans l'intervalle ; cela suffit aussi pour une suture de la rotule. Infiltrer également le tissu fibreux périrotulien, et la

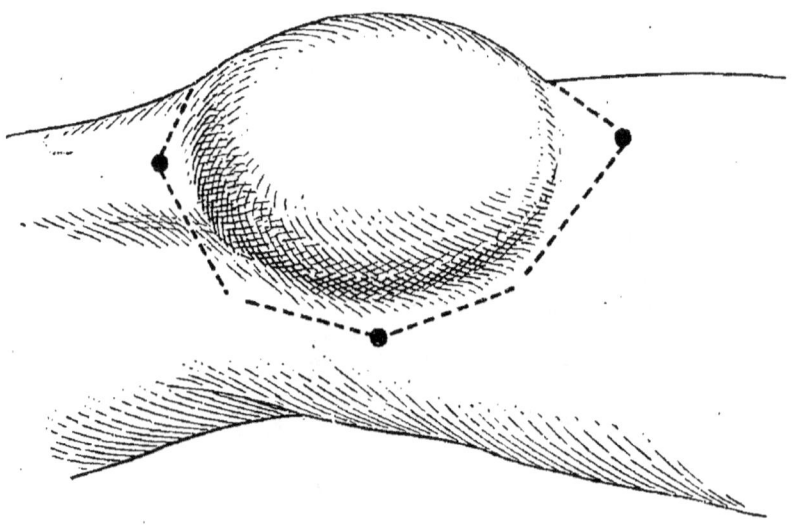

Fig. 215. — *Extirpation d'un hygroma prérotulien.*

cavité articulaire même, avec la solution forte. La suture rotulienne se fait par ce procédé, mais il faut employer 150 ou 200 grammes de solution faible ; la plus grande partie de la solution s'écoule après l'incision.

Pour un *corps étranger du genou*, l'opération se fait ainsi : Par le palper, vous repérez le corps étranger dans un coin synovial et vous le sentez avec le doigt. Là, à travers un « bouton » dermique vous plantez une aiguille, puis deux, puis trois, pour immobiliser le corps étranger ; vous infiltrez la peau qui le recouvre ainsi que l'aponévrose, vous incisez, vous enlevez le corps étranger, et vous suturez ; l'opération est brillante, rapide et indolore.

Par un procédé analogue, il est très facile de prati-

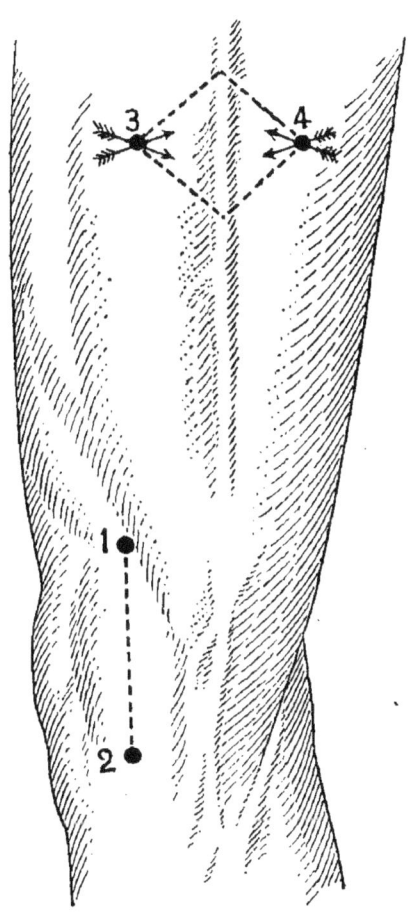

Fig. 216. — 1 *et* 2, *infiltration d'une tranche de tissu pour arthrotomie du genou.* — 3 *et* 4, *anesthésie d'un segment veineux.*

quer l'*arthrotomie transversale*, qui consiste à couper le ligament rotulien et les ligaments latéraux. Nous avons ainsi extrait des projectiles contenus dans les condyles fémoraux. On peut faire également la résection du genou sur un sujet pas trop gros, mais pour cela

nous préférons la rachi-anesthésie. La solution faible
suffit dans tous les cas.

Ostéotomie du fémur. — Les ostéotomies sus-condy-
liennes et sous-trochantériennes sont faites à l'anesthésie

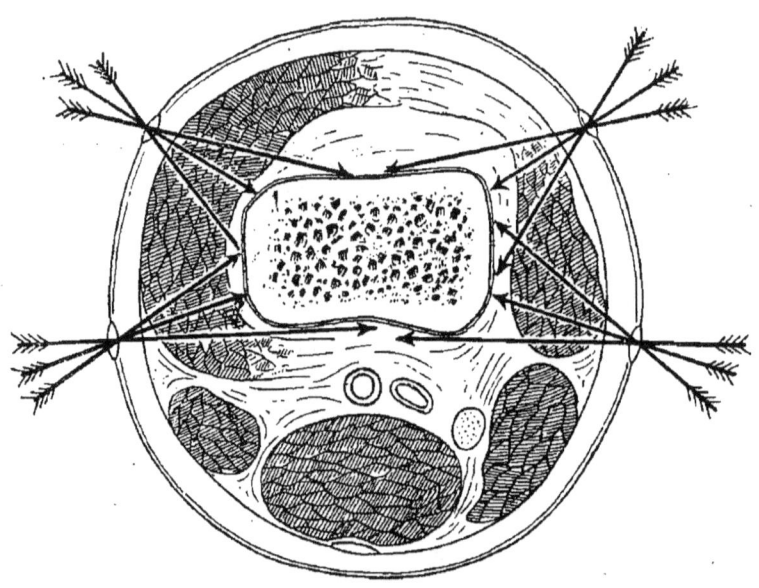

Fig. 217. — *Coupe de la cuisse au quart inférieur, indiquant comment
il faut pousser les injections pour l'ostéotomie du fémur.*

locale par infiltration simple. Nous traçons sur la face
externe de la cuisse, sur une hauteur de 10 centimètres
une bande sous-cutanée, puis sous-aponévrotique ;
ensuite nous infiltrons la tranche musculaire jusqu'à
l'os ; enfin, toujours par la même voie, nous enfonçons
une longue aiguille, en avant et en dehors de l'os que
nous infiltrons largement. L'anesthésie est parfaite, le
seul incident qui émeuve le malade est la rupture du
fémur, parfois les coups de maillet, il est bon de l'en
prévenir.

Même phénomène se produit pour toute la chirurgie

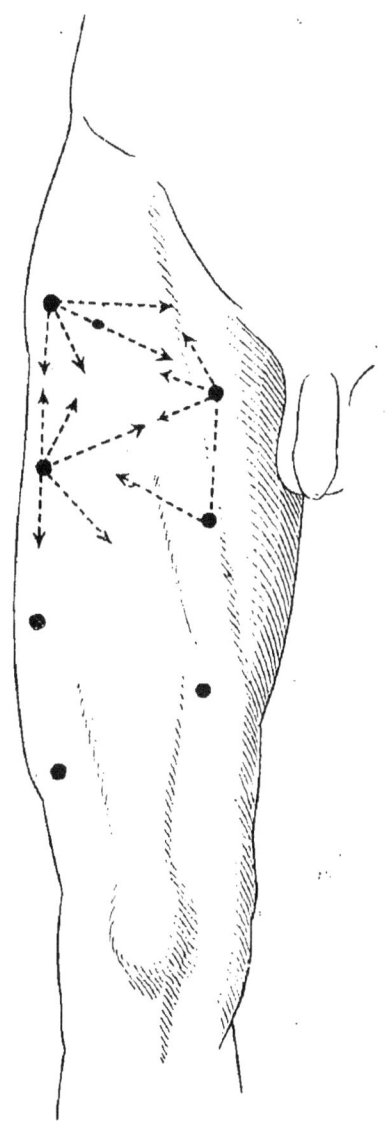

Fɪɢ. 218. — *Infiltration sous-cutanée large par une série de « boutons ».*

osseuse, la section des côtes, l'ablation d'un volet cranien sont indolores, mais il faut avertir le malade du bruit que produit la section osseuse.

Opérations sur les parties molles de la cuisse (adénite, varices). — Commencez par infiltrer le tissu cellulaire

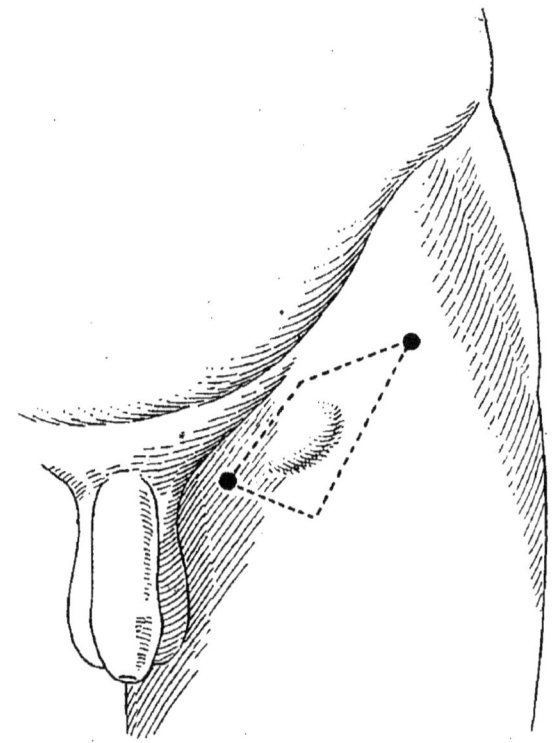

Fig. 219. — *Adénite inguinale. Infiltration périphérique d'un ganglion de l'aine.*

sous-cutané, à la racine de la cuisse ou tout au moins immédiatement au-dessus de la lésion, pour interrompre les nerfs sous-cutanés ; cette opération ne suffit pas, il faut encore infiltrer en avant et en arrière, et souvent au-dessous ; c'est ce que nous faisons pour l'opération des varices ou des ganglions de l'aine (v. fig. 218 et 219). L'opération réussit très bien, mais il faut dépenser une

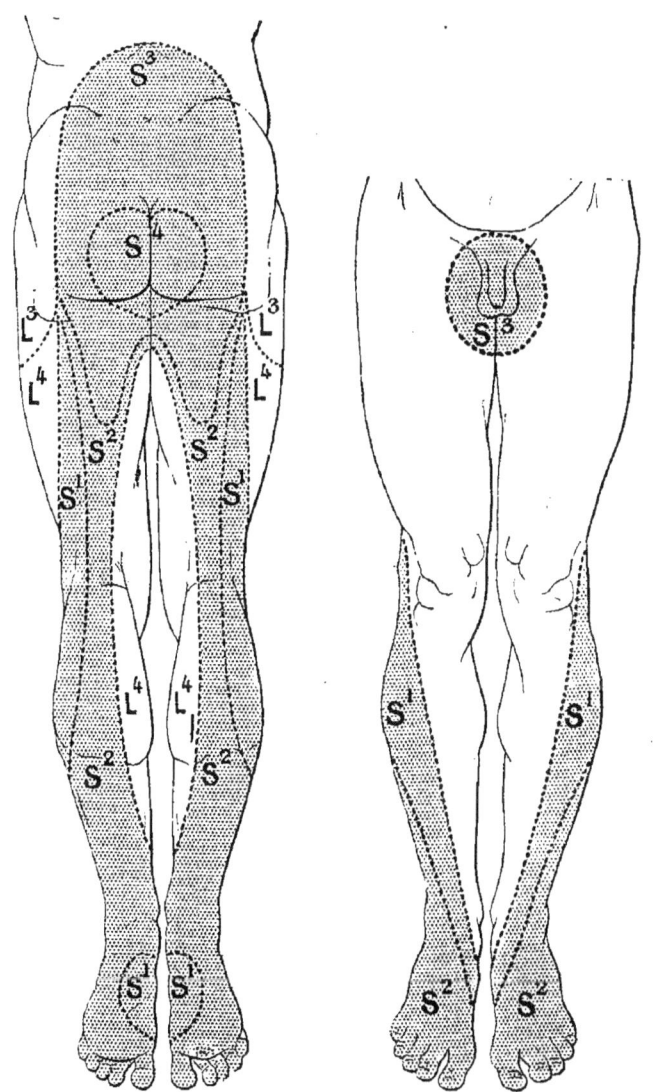

FIG. 220. — *Anesthésie sacrée du membre inférieur.*

Le lecteur voit le tronc sacré qu'il faut injecter pour obtenir la zone d'anesthésie indiquée sur la figure par S ; les chiffres L3 et L4 montrent l'anesthésie obtenue par l'injection paralombaire.

FIG. 221. — *Anesthésie sacrée des organes génitaux externes et des jambes.*

La peau seule est insensible. Le lecteur voit les troncs sacrés qu'il faut injecter, pour obtenir l'anesthésie correspondante.

grande quantité de solution faible ; cela n'a pas d'impor-

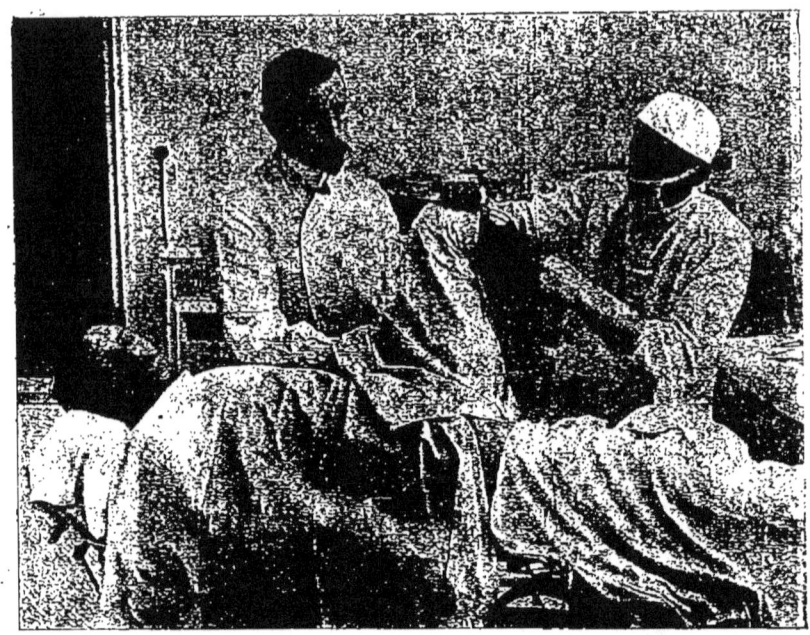

Fig. 222. — *Amputation de jambe après infiltration des troncs du crural, du scialique et du fémoro-cutané.*

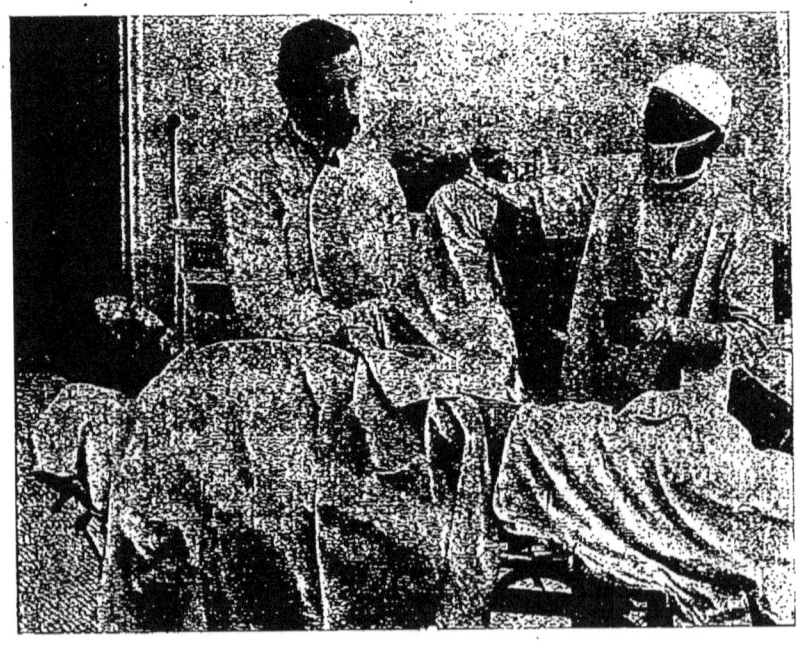

Fig. 223. — *Amputation de jambe après infiltration des troncs du crural, du scialique et du fémoro-cutané.*

tance puisqu'une grande partie de la solution s'écoule
par l'incision. Pour l'ablation des varices ou pour l'extirpation bilatérale des ganglions de l'aine, nous avons
couramment employé 200, 250 et même 300 grammes
de la solution faible ; mais la solution s'écoule pendant
l'opération au moment où nous inondons la plaie de
sérum chaud.

CONCLUSIONS

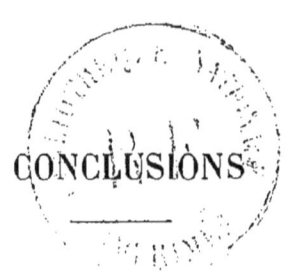

L'anesthésie partielle peut être employée dans 80 p. 100 des opérations chirurgicales. Les succès dépendent surtout de l'habileté et de l'expérience de l'opérateur. Le sujet joue également un rôle appréciable.

Nous engageons les débutants à la pratiquer non pas une fois isolément mais systématiquement dans toutes leurs opérations quittes à compléter par le chloroforme de temps en temps.

L'anesthésie des nerfs craniens, la paravertébrale et la trans-sacrée qui sont les plus efficaces réclament une véritable éducation. Celle-ci sera de courte durée si on suit notre conseil.

Prenez une aiguille à chapeaux et un squelette et entraînez-vous à la planter dans les orifices craniens, paravertébraux et sacrés, en suivant les repères de ce livre. Cet entraînement demande une ou deux heures. Recommencez la même manœuvre sur un cadavre ; c'est encore deux heures bien employées.

Après ces deux épreuves d'entraînement essayez sur le sujet vivant.

Pour les autres anesthésies, il suffit de les exécuter avec le livre à côté de soi ainsi que le faisaient les internes et les externes de notre service.

Soyez doux, patients, persévérants en dépit des échecs et de la répugnance de certains malades et vous réussirez pour le plus grand bien de vos opérés.

TABLE DES MATIÈRES

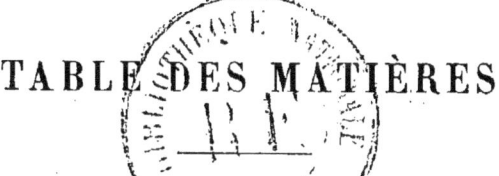

EVREUX, IMPRIMERIE CH. HÉRISSEY

OCTAVE DOIN ET FILS, Éditeurs, 8, place de l'Odéon, Paris-6e.

TRAITÉ
D'ANATOMIE TOPOGRAPHIQUE
AVEC APPLICATIONS MÉDICO-CHIRURGICALES

PAR

L. TESTUT ET O. JACOB

Professeur d'anatomie à la Faculté de Médecine
de l'Université de Lyon.

Médecin principal de l'armée,
Professeur au Val-de-Grâce.

TROISIÈME ÉDITION REVUE, CORRIGÉE ET AUGMENTÉE

2 vol. grand in-8 jésus formant 2100 pages, avec 1477 figures, la
plupart tirées en couleurs dans le texte. — Broché, **55** fr. —
Reliure spéciale, **62** fr.

La nouvelle édition que nous présentons au public est considérablement remaniée. L'ico-
nographie a été spécialement soignée puisque cet ouvrage est un livre d'enseignement.
Cet ouvrage étaut surtout destiné aux élèves, les auteurs se sont efforcés, pour rendre
leurs descriptions à la fois plus simples et plus précises, de multiplier les divisions et, aussi,
de fondre les régions dans un moule commun, autrement dit d'adopter pour chacune d'elles
la même méthode d'étude.
Après une définition sommaire de la région, ils ont indiqué sa situation, fixé ses limites
et décrit sa forme extérieure avec la manière de l'explorer. Puis, ils ont étudié un à un
chacun de ses plans constitutifs, en allant de la surface vers la profondeur, comme le fait
le scalpel à la salle de dissection. Les divers plans de la région une fois connus, ils ont
décrit, dans une division à part, ses vaisseaux et ses nerfs. C'est bien là la méthode topo-
graphique par excellence, la méthode de choix.

CLINIQUE CHIRURGICALE
ANATOMIE
DIAGNOSTIC, OPÉRATIONS
TRAITEMENT

Par O. LAURENT

PROFESSEUR A L'UNIVERSITÉ DE BRUXELLES
CHIRURGIEN DE L'HÔPITAL SAINT-JEAN

TROISIÈME ÉDITION REVUE ET CORRIGÉE

1 vol. grand in 8° cartonné toile de 1250 pages avec 1710 figures.

Prix : **35 francs**

LA MÉDECINE D'URGENCE

SYMPTOMES - DIAGNOSTIC - TRAITEMENT IMMÉDIAT - FORMULAIRE

PAR

Le Dʳ C. ODDO

Correspondant national de l'Académie de Médecine, Professeur à l'École de Médecine de
Marseille, Médecin des Hôpitaux.

Précédée d'une introduction par **M. le Pʳ GRASSET**, de Montpellier.

TROISIÈME ÉDITION, CORRIGÉE ET AUGMENTÉE

1 volume in-8, cartonné toile, de 932 pages. — Prix........ **14 fr.**

MANUEL DE DIAGNOSTIC CHIRURGICAL

Par Simon DUPLAY

Professeur honoraire de Clinique chirurgicale à la Faculté de Médecine de Paris,
Membre de l'Académie de Médecine.

E. ROCHARD   et   A. DEMOULIN

Chirurgien de l'Hôpital Saint-Louis,   Chirurgien de l'Hôpital Boucicaut,
Secrétaire général de la Société de Chirurgie.   Membre de la Société de Chirurgie.

SIXIÈME ÉDITION, REVUE, CORRIGÉE ET AUGMENTÉE

1 volume in-18 gr. jésus, relié peau pleine, de 900 pages, avec 94 figures,
dont 54 en plusieurs couleurs. dans le texte. — Prix.......... **12 fr.**

TRAITÉ DE CLINIQUE THÉRAPEUTIQUE CHIRURGICALE

INDICATIONS PRATIQUES EN PATHOLOGIE EXTERNE

Par Louis BILLON

Ancien chef de clinique chirurgicale à l'École de Médecine de Marseille.

1 volume grand in-8, cartonné toile, de 1220 pages. — Prix ..... **16 fr.**

TRAITÉ

DE

GYNÉCOLOGIE MÉDICO-CHIRURGICALE

PAR

J.-L. FAURE   et   Armand SIREDEY

Professeur agrégé à la Faculté de Médecine   Médecin
Chirurgien de l'Hôpital Cochin.   de l'Hôpital Saint-Antoine.

DEUXIÈME ÉDITION, REVUE, CORRIGÉE ET AUGMENTÉE

1 volume grand in-8 jésus de 1150 pages, avec 630 figures, dont 255 en
couleurs hors texte. — Reliure à coins. — Prix .... **37 fr. 50**

OCTAVE DOIN ET FILS, Éditeurs, 8, place de l'Odéon, Paris-6º.

TRAITÉ DE MÉDECINE

PAR MM.

ENRIQUEZ, LAFFITTE, BERGÉ et LAMY

Médecins des Hôpitaux de Paris

QUATRE volumes grand in-8º formant 5.180 pages

avec 725 figures en noir et en couleurs

PRIX DES QUATRE VOLUMES PARUS LE MÊME JOUR

Brochés, **60** fr. ; cart., fers spéciaux, **72** fr.

La nécessité pour les étudiants comme pour les praticiens d'un traité de pathologie interne, *pratique* et *complet*, intermédiaire comme étendue, d'une part aux manuels, par essence trop écourtés, et de l'autre, aux grands traités compendieux, œuvres d'un grand nombre de collaborateurs, ne nous semble pas douteuse. C'est à cette nécessité que répond la publication de ce nouveau Traité de médecine, par quatre médecins des hôpitaux de Paris, appartenant à la génération active, ayant évolué et travaillé côte à côte, s'inspirant des traditions de la Médecine française et en particulier du Corps médical des hôpitaux de Paris. Exposer la pathologie interne en prenant l'observation clinique pour guide, tel a été le but des auteurs, qui se sont efforcés, en outre, en suivant la même méthode de travail, d'imprimer à leur œuvre commune, l'unité et la cohésion, qualités essentielles de tout travail didactique. Détachés de toute préoccupation théorique, les auteurs ont cherché, avant tout, à réaliser un *traité pratique*, et dans ce but, tout en accordant à la pathogénie la part qui lui revient, ne se sont pas laissé entraîner par les discussions doctrinales. De parti pris également, ils se sont bornés à citer les principaux noms qui s'attachent à l'histoire de chaque maladie, en évitant toute indication bibliographique. Dans le même ordre d'idées, tout en ayant consacré des chapitres spéciaux à tous les cadres nosologiques établis, tout en ayant essayé d'établir un *ouvrage complet*, les auteurs ont cependant développé davantage les maladies les plus fréquentes, celles avec lesquelles le praticien se trouve le plus souvent en contact. De plus, pour accentuer davantage cette note pratique, ils ont insisté sur la description clinique des maladies : chaque fois que la question s'y prêtait, la *séméiologie*, la discussion du *diagnostic différentiel*, les *indications du traitement* comportent un développement qu'on ne trouve pas d'ordinaire dans les traités analogues.

Par son étendue, par les détails précis et complets qu'il contient, par son uniformité et sa cohésion, et aussi par la multiplicité de ses planches, ce traité de pathologie interne comble une lacune constatée depuis longtemps par les étudiants et les praticiens. Il sera également d'une grande utilité à tous ceux qui s'engagent dans la voie des concours élémentaires ou supérieurs.

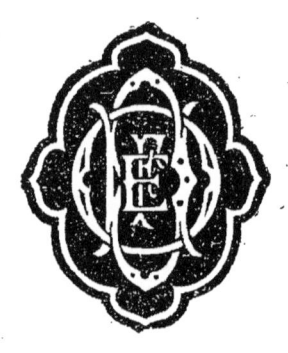

www.ingramcontent.com/pod-product-compliance
Lightning Source LLC
Chambersburg PA
CBHW051241050726
47594CB00001B/255